实用中医方药手册

第5版

编　著　王世民　王永吉　王左希

科学出版社

北　京

内 容 简 介

本书分方剂和中药两部分。方剂部分共精选经方、验方 980 余首，按其功能效用分类，分别介绍其组成及用法、主治和临床应用；中药部分共精选中药 540 余味，以表格形式阐述，包括性味、功能、主治病症和常用剂量等。

本书的特点是内容精练，阐述简明，实用性强。既适用于中医院校学生学习方药之用，又可作为临床医师、基层医务人员临证用药的工具书，还可供中医药爱好者学习参考。

图书在版编目（CIP）数据

实用中医方药手册 / 王世民，王永吉，王左希编著. —5 版. —北京：科学出版社，2023.3

ISBN 978-7-03-074176-9

Ⅰ. ①实… Ⅱ. ①王… ②王… ③王… Ⅲ. ①方剂–手册 Ⅳ. ①R289.2-62

中国版本图书馆 CIP 数据核字（2022）第 235893 号

责任编辑：康丽涛 / 责任校对：张小霞

责任印制：赵 博 / 封面设计：吴朝洪

科学出版社 出版

北京东黄城根北街 16 号

邮政编码：100717

http：//www.sciencep.com

三河市春园印刷有限公司 印刷

科学出版社发行 各地新华书店经销

*

1970 年 7 月第 一 版 由山西人民出版社出版

2023 年 3 月第 五 版 开本：850×1168 1/32

2023 年 3 月第二次印刷 印张：13 3/4

字数：370 000

定价：56.00 元

（如有印装质量问题，我社负责调换）

祝贺王春虎同志编著中医方药手册再版

发古人之长博今人之善择己卓见

乙丑年冬 哈荔田书

序　一

方剂之繁，药物之众，譬若江河，部帙浩博，难于穷极。而方药之要，确为“辨证论治”基础之必具，故医者必当熟知性味，详悉功用，方可在正确辨证的基础上对证处方，投药无误，药证相合，径取良效。王世民同志在北京中医学院读书时，学习勤奋，未尝懈怠。毕业分配到山西省中医研究所，从事临床及西学中教学多年，致力于中医及中西医结合的研究工作，且尤擅长于方药之学，其读书较博，搜资颇多，已有著述。《中医方药手册》初版于“文化大革命”期间成书，具有提纲挈领、简明赅全、使用方便等特点，不仅为中医、西学中医生临床所需，亦可作为乡村医生和中医业余爱好者查阅之必备书籍，故流传甚广。为使该书更好地服务于临床，世民同志又在原书的基础上重加修订，并寄稿至京，征求意见，数易其稿，使内容更加充实。如今该书修订出版，欣慰之际，为使此著为人民健康事业发挥更大的作用，特为之序。

中国医学科学院首都医院　祝谌予

于 1981 年夏

序　二

王世民教授，治学精勤、渊博笃实之士也，1962年于北京中医学院（今北京中医药大学）首届毕业，后分派至山西省中医研究所，1990年调入山西中医学院，从事科研、教学及领导工作。50年来一直孜孜致力于中医方剂学研究，并开创了实验方剂学研究方向，独辟蹊径，试图寻求中西医更完美、更深层次的结合。编写著作多部，发表论文百余篇。世民教授又是山西省早批硕士研究生导师之一，培养弟子多人，现皆成为山西中医药界的栋梁之材。由于上述种种业绩，世民教授虽身居山西，声名却远播国内外。

20世纪60年代，世民教授于省西学中班曾编撰过一部《中医方药手册》，出版问世后深得读者赞誉。人民军医出版社为振兴中医药事业，欲将该书再次修订出版以飨读者。作者命我为其三版作一序言，论年辈，世民教授属于我的学长；论学识，我更是自惭形秽、自愧不如，但我们毗邻而居，时相过从，作为一个后进末学，我深知世民教授的治学精神与态度，故简介作者及著作如上述，预祝是书之三版不胫而走，为振兴中医药事业做出应有的贡献。

学弟　郝印卿

2012年5月

第 5 版前言

这个小册子初印于 1968 年底，修订后 1970 年由山西人民出版社出版，屈指一算，已过去半个世纪了。本书编写的初衷，是本着既可以作学习中医方剂、中药之用，又可作临床手册随时翻检。该书第一版是 64 开的小本子，红塑料皮，曾被当时的“赤脚医生”戏称为中医界的“红宝书”。2003 年第 3 版由人民军医出版社出版，2016 年第 4 版由科学出版社出版发行，转眼又过去了 5 年，仍有读者来信索购，激起了这一次的修订。

此次修订恰逢《中国药典》2020 年版刚刚颁行，因此这一次修改均以新版《中国药典》为准绳。特别是中药部分，其用量、功能悉遵《中国药典》，因为用量是临床疗效和安全的基础，其他部分主要是做些修正或补充，如方剂、中药的分类等。方剂部分的川芎茶调散调到了辛温解表剂类；双黄连原是附方，今改为主方；并有部分方剂割爱删除了，如神效止血丸、强肝丸等。中药部分如蜂蜜原在润下药类，改列在补益药类更为合适。还有关于香连丸和大香连丸的名实考证，根据《太平惠民和剂局方》五卷本（残卷），再三地认真考证后，认定临床上习用的香连丸应是大香连丸，而香连丸属于固涩剂。

《中国药典》2020 年版未收载的中药品种穿山甲、马兜铃、天仙藤等在本书正文中仍予保留，旨在保持方剂及中药的传统原貌和历史渊源，读者在涉及其应用时，可删除或以他品替代。

此次修订，得到裴妙荣教授及其学术继承人聂优爱、郝高庭等的帮助，谨致谢忱。

山西中医药大学　王世民

于 2022 年国庆节

第 3 版前言

本书初稿编写于 1968 年，当时是为了医学院校学生实习和进修生在临床上随手检索之用。初为内部发行，由于不能满足读者的需要，遂交由山西人民出版社出版。1970 年、1984 年先后修订 2 次，总发行量计 62 万余册。转眼又过去了近 20 年，仍时有读者掷函索购，因此，下决心再作修订，荣幸的是得到了人民军医出版社的大力支持，才得顺利付梓。此次修订仍本着既可作为学习方剂、中药之参考书，又可供作医师临床随手检索之用的精神，强调临床实用，兼及理论学习，说明则力求简明扼要，并坚持中医辨证论治、辨证选方用药的特色，同时对方剂、中药的分类和选择做了较多的调整和增删，并将近 20 多年来中医药研究方面的某些新成果、新发现，如某些方剂、中药的新用途和新制剂或新方剂、新中药等，尽可能地在本书中有所体现，这也是本次修订的重要目的之一。尽管在主观上做了很大的努力，但书中的不足和错误之处，仍恐难免，敬希诸位读者指正。

本书在编写和修订过程中参考了诸多编著者的佳作，限于篇幅，恕我不能一一道谢了。此外，本次修订得到不少师友的支持和帮助，其中不能不提的是老友郝印卿教授和师兄吕景山教授，吕玉娥、李毅也做了大量的文字打印工作，谨在此一并致谢!

王世民

2003 年 9 月 5 日

凡　例

一、本手册是本着既可作为学习中医方剂、中药之用，又可作临床手册参考的目的而编写，所以有关方剂和中药尽量收集广泛，以更切于实用。

二、本手册共收方剂 980 余个（不包括不同的制剂）、中药 540 余味。主方或代表性方剂分别列【组成及用法】【主治】【临床应用】【新参】4 项，简要地介绍有关知识。中药则以表格形式列出，便于对照和掌握要点。其中“备注”一项，乃为补表格之不足，介绍其他有关内容。

三、本手册的主方剂按照其主要功能效用分类，以便更好地与临床应用相结合。在主方剂部分都附列有 2 个或 2 个以上的方剂。这些方剂大都与前述主方剂在组成、应用或证候、病位等方面有某些联系，故列在一起。正是由于照顾了证候、病位等方面的联系，方剂的分类不能像中药分类那样详细，请读者谅解。

四、本手册收集的方剂、中药及其有关内容，主要参照《中华人民共和国药典》（2020 年版，以下简称《中国药典》）、《新编国家中成药》（2003 年版）、《中国基本中成药》（Ⅰ部、Ⅱ部）、《中药制剂手册》和《全国中草药汇编》（修订版）等而编写。此外也收集了一些近年已初步证明行之有效的新方、新药及新制剂，如清开灵、连花清瘟胶囊、双黄连颗粒，以及红景天、刺五加、塞隆骨、魔芋等。

五、本手册收录的方剂、中药以《中国药典》及中医学院教材或本草书沿用已久的名称为正名。方剂尽量标明原始出处（除《伤寒论》《金匮要略》的经方外，其他古方，凡已被《中国药典》收录者，不再标注原始出处），中药注明归经，以备参考。

六、本手册所收集诸方都写明了常用剂量和使用方法，组成该方剂的药物，凡属必要和可能者，也都标明了用量（经方加括号者为原书用量，括号外为参考用量）；中药部分亦都列有常用量。但是由于目前各地药品质量、规格尚未完全统一，以及患者的具体情况和医师用药习惯不同，故所列之剂量，仅供参考。

七、本手册中中药的常用量，是指饮片在汤剂中成人一日常用内服量，计量单位是按照国务院规定，无论经方或古方、新方，一律折算成法定单位，即以克为单位。

八、本手册各方药所主治的疾病名称，均以中医为主，但为便于西医同道参考，凡能互相印证者，都标以"可用于"某某病。但由于中西医理论体系的不同，故仅供参考，临床应用时仍需按照中医药理论辨证施治。

九、本手册附有中医药界沿用的"十八反歌""十九畏歌""妊娠服药禁忌歌"，以及公制、旧市制衡量换算表。至于3首歌诀的内容和实际意义虽有争论，但目前在临床上仍有参考价值。

十、本手册为了便于检索，书末附有方药索引，按简化汉字笔画顺序排列，并一一标明页码。

十一、国家保护野生药材资源和中药品种，鼓励培育道地中药材。对于中药材中的野生药材，我国采取分级保护，并在《国家重点保护野生药材物种名录》中列明了具体物种。

目　录

第一部分　方　剂

一、解表剂

二、泻下剂

三、和解剂

四、表里双解剂

五、清热剂

六、开窍通关剂

七、温里回阳剂

八、消导化积剂

九、补益剂

十、安神剂

十一、固涩剂

十二、理气剂

十三、理血剂

十四、治风剂

十五、祛湿剂

十六、治燥剂

十七、祛痰剂

二十、外用诸方

第二部分　中　药

三、清热药

四、芳香化湿药

五、利水渗湿药

六、祛风湿药

十、平肝息风药

十一、理气药

十二、活血药

十三、止血药

十四、补益药

十五、消导药

十六、化痰止咳平喘药

十八、驱虫药

十九、涌吐药

二十、抗肿瘤药

二十一、痈疡与外用药

附录

第一部分　方　剂

一、解　表　剂

麻黄汤（《伤寒论》）

（附：麻黄加术汤）

【组成及用法】　麻黄（3两）9g，桂枝（2两）6g，杏仁（70个）9g，炙甘草（1两）3g，水煎，2次分服，盖被取微汗。

【主治】　风寒外感表实证。症见恶寒重，发热轻，头痛身痛，无汗而喘，苔薄白，脉浮紧。

【临床应用】　本方是一个发汗解表剂。功能为发汗散寒，宣肺平喘。由于性味辛温，发汗作用较强，一般多用于冬季风寒感冒，且体格较强健者。本方加白术名麻黄加术汤（《金匮要略》），治寒湿在表一身烦痛及风湿相搏腰以上肿，宜于发散者。可用于治疗风湿性关节炎。

附　方

三拗汤（《太平惠民和剂局方》）　麻黄、杏仁、生甘草各等份，每次取15g，加生姜5片，水煎服。功能为宣肺止咳。治感冒风寒，头痛身痛，咳嗽胸满，痰稀白等症。可用于治疗冬季的感冒而见咳喘、鼻流清涕、恶寒，以及慢性支气管炎、哮喘病的咳喘痰多等症。

华盖散（《太平惠民和剂局方》） 麻黄、炙桑白皮、苏子、杏仁、赤茯苓、陈皮各30g，炙甘草15g，共研末，每取6g煎服；现用汤剂，水煎服。功能为表散风寒，宣肺平喘。治外感风寒。症见咳嗽上气，胸膈烦满，项背拘急，鼻塞声重，脉浮等。可用于治疗冬季的感冒、喘咳痰多及慢性支气管炎等。

麻杏薏甘汤（《金匮要略》） 麻黄（半两）6g，杏仁（10个）6g，炙甘草（1两）3g，薏苡仁（半两）12g，水煎服。功能为发汗解表，祛风湿。治风湿一身尽痛、发热等。可用于治疗风湿性肌肉痛及风湿性关节炎等。如发热明显，可加金银花藤、桑枝等。

【新参】 现代研究证明，麻黄汤不仅有发汗、平喘的良好作用，还有明显的抗过敏功能，所以也可用于皮肤疾病的治疗。其根据是“其在表者，汗而发之”和“发表不远热”的原则，利用麻黄汤辛温发汗的功能，用于治疗皮肤划痕症和荨麻疹，如头面、手足出现的淡红或苍白色的风团，每遇风寒则皮损加重、瘙痒等；还有人用于治疗周围神经病变，亦取得很好的疗效。有研究报道指出，麻黄加术汤能显著提高血清白介素-2（IL-2）、γ干扰素（IFN-γ）、肿瘤坏死因子-α（TNF-α）的水平，可以提高寒冷环境下和呼吸道合胞病毒感染小鼠的免疫状态，可视作为该方治疗风寒湿痹提供了实验根据。

桂枝汤（《伤寒论》）

（附：桂枝加厚朴杏子汤、桂枝加大黄汤、桂枝加龙骨牡蛎汤）

【组成及用法】 桂枝、生姜、芍药（各3两）各9g，炙甘草（2两）6g，大枣（12枚）4枚，水煎，2次分服。服后进少量热稀粥或开水，盖被取微汗。

【主治】 外感风寒表虚证。症见汗出恶风，鼻鸣干呕，苔白不渴，脉浮缓或浮弱者。

【临床应用】 本方是一个滋补性解表剂。有调和脾胃，鼓舞中气外达，增强机体抵抗力的作用。功能为解肌发表、调和营卫，是治疗伤寒表虚证的要方。可用于治疗体质虚弱的感冒、自汗，以及某些神经衰弱、关节痛等症。本方加厚朴、杏仁，名桂枝加厚朴杏子汤（《伤寒论》），治感冒风寒、咳嗽气喘，可用于治疗慢性支气管炎而又有桂枝汤证者。本方重用芍药，再加大黄，名桂枝加大黄汤（《伤寒论》），治太阳病腹满而痛，大便不行。本方加龙骨、牡蛎，名桂枝加龙骨牡蛎汤（《金匮要略》），治阴阳失调，少腹拘急，男子遗精、女子梦交，可用于治疗神经衰弱所致的失眠多梦，心悸，遗精，阳痿，小儿遗尿等症。

附 方

葛根汤（《伤寒论》） 葛根（4两）12g，炙甘草、芍药、麻黄、桂枝（各2两）各6g，生姜（3两）9g，大枣（12枚）4枚，水煎服。功能解肌发汗。治感冒风寒，无汗恶风，项背强急，以及麻疹初期，疹出不透，发热恶寒，无汗等。可用于感冒及麻疹初起的发热、无汗等有表证者。

新加汤（《伤寒论》） 桂枝（3两）9g，芍药（4两）12g，炙甘草（2两）6g，人参（3两）3g，大枣（12枚）4枚，生姜（4两）10g，水煎服。功能补气阴，散表邪。治桂枝汤证发汗后气阴两伤，时而汗出恶风，时而无汗形寒，微发热，身疼痛，四肢拘挛，心下痞硬，脉沉迟者。

【新参】 桂枝汤一般都归入解表剂中，其实它不仅能解表，而且是一个调和营卫的和解剂。现代研究也表明，桂枝汤对汗腺和体温呈双相调节作用，所以用于治疗某些低热、异常出汗等，如治疗小儿感冒或肺炎在使用大剂量抗生素后余热未清之低热。此外，可用于妇人产后出汗，更年期综合征的怕冷、出汗，证属于表气不和者，现代文明病——空调综合征，症状主要是头痛、头晕、呼吸窘迫、血压下降等，可用桂枝汤合香薷饮。有文献报道用桂枝汤合香薷饮治疗123例空调综合征均有效。

已故《伤寒论》大家刘渡舟老师在论述桂枝汤时指出，桂枝汤调和营卫的作用，是在调和脾胃的基础上建立起来的。由此推论，桂枝汤调和营卫是其末，调和脾胃是其本；发汗解肌是其末，鼓舞中气使谷精内充，揆度阴阳的运行是其本。因此有学者认为，由于脾胃虚弱、营卫不和而引起的小儿厌食症可用桂枝汤加怀山药等，以调和营卫，促进营卫气血运化，使胃气得生，脾气健运，达到健脾开胃、提高食欲的目的，厌食症乃除。

现代研究证明，葛根汤能抗病原微生物、抗变态反应，并有免疫调节和解热的作用，对于治疗上呼吸道感染、颞颌关节症、类风湿关节炎、颈椎病等有效。

小青龙汤（《伤寒论》）

（附：小青龙加石膏汤、小青龙合剂、小青龙颗粒）

【组成及用法】 细辛、麻黄、桂枝、芍药、干姜、炙甘草（各3两）各6g，制半夏、五味子（各半升）各9g，水煎服。

【主治】 风寒束表，水饮内停。症见恶寒发热，无汗，咳嗽短气，痰白而稀；或背脊拘急，发凉；或头面四肢水肿；舌苔白润，脉浮紧。

【临床应用】 本方是一个发汗祛痰剂。功能为解表化饮，止咳平喘。治感冒风寒，恶寒发热，喘咳多痰有水气者，可用于治疗慢性支气管炎、哮喘性支气管炎和支气管哮喘等。本方加石膏，名小青龙加石膏汤（《金匮要略》），治心下有水气，咳而喘，发热烦躁者，可用于治疗慢性支气管炎合并感染，咳嗽吐痰、发热等症。另有小青龙合剂、小青龙颗粒（《中国药典》），其组成及功用与小青龙汤相同。

附　方

从龙汤（《医学衷中参西录》） 生龙骨、生牡蛎各30g，生杭芍15g，清半夏、苏子各12g，牛蒡子9g，水煎服。治外感痰喘咳嗽服小青龙汤病未痊愈，或愈而复发，或为防止复发者。可用于慢性支气管炎咳喘症状控制后，以此汤巩固疗效。

桂龙咳喘宁胶囊（《中国药典》） 桂枝 143.7g，龙骨 287.4g，白芍 143.7g，生姜 143.7g，大枣 143.7g，炙甘草 86.2g，牡蛎 287.4g，黄连 28.7g，法半夏 129.3g，瓜蒌皮 143.7g，炒苦杏仁 129.3g。依法制为胶囊剂，每粒 0.3g，每次服 5 粒，每日 3 次。服药期间忌烟、酒、猪肉及生冷食物。功能为止咳化痰，降气平喘。用于治疗外感风寒，痰涎阻肺引起的咳嗽气喘、痰涎壅盛等症。可用于治疗急慢性支气管炎见此证候者。另有桂龙咳喘宁颗粒（《中国药典》），组成及主治与桂龙咳喘宁胶囊相同。

射干麻黄汤（《金匮要略》） 射干、细辛、紫菀、款冬花（各 3 两）各 9g，麻黄、生姜（各 4 两）各 12g，制半夏、五味子（各半升）各 9g，大枣 7 枚，水煎服。功能为温肺化痰，止咳平喘。治咳嗽气短，喉中如水鸡声。可用于治疗慢性支气管炎、哮喘、哮喘性支气管炎等，症见咳嗽气喘，不得平卧，而干鸣音显著者。

【新参】 小青龙汤临床上广泛应用于治疗呼吸道感染、咳嗽、变异性哮喘和预防慢性阻塞性肺疾病的急性发作及慢性支气管炎等症，均有良好的效果。实验研究认为，其平喘的机制主要是直接松弛气管平滑肌，但也有报道认为其能抗过敏，对过敏性鼻炎有效。用本方治疗结肠过敏，疗效相当不错，从中医学的角度来说，肺与大肠相表里，因而可以说是有根据的。

麻黄附子细辛汤（《伤寒论》）

【组成及用法】 麻黄（2 两）6g，熟附子（1 枚）6g，细辛（2 两）3g，水煎服。

【主治】 少阴病，始得之，反发热，脉沉者。

【临床应用】 本方是一个强壮性发汗剂。功能为助阳解表。治阳虚外感，身微热，恶寒甚剧，虽厚衣重被，其寒不解，精神倦怠，脉沉微。

附　方

麻黄附子甘草汤(《伤寒论》)　麻黄(2两)6g,炙甘草(2两)6g,炮附子(1枚)6g,水煎服。功能为助阳解表。治水气病水肿、气短、小便不利、脉沉小者。《金匮要略》有麻黄附子汤,即本方麻黄加1两,治水肿而脉沉者。

再造散(《伤寒六书》)　黄芪6g,人参、桂枝、芍药、熟附子、细辛、羌活、防风、川芎、煨生姜各3g,甘草2g,大枣2枚,水煎服。功能为助阳益气解表。治阳虚感冒风寒,头痛,发热恶寒,热轻寒重,四肢发凉,神疲嗜卧,面色苍白,舌淡苔白,脉沉无力。

【新参】　近年来,麻黄附子细辛汤用于治疗虚寒型窦房结综合征,心动过缓,还可用于寒中少阴的少腹痛、阴茎抽痛、挛缩,此方有效。与二陈汤化裁,可治疗虚寒性慢性支气管炎,咳嗽吐痰色白而多者。

银翘散(《中国药典》)

(附:银翘解毒丸、银翘解毒片、银翘解毒颗粒、羚翘解毒丸)

【组成及用法】　金银花、连翘、芦根各100g,桔梗、牛蒡子、薄荷各60g,淡竹叶、甘草、荆芥各40g,淡豆豉50g,以上十味,粉碎成细粉,过筛,混匀,即得。温开水吞服或开水泡服,每次1袋,每日2～3次。

【主治】　辛凉透表,清热解毒。用于外感风寒,发热头痛,口干咳嗽,咽喉疼痛,小便短赤。

【临床应用】　本方是一个消炎解热剂。功能为辛凉透表,清热解毒。治风热感冒,发热头痛,咳嗽口干,咽喉疼痛。可用于治疗感冒、流行性感冒、急性扁桃体炎、支气管炎,以及某些急性传染病的初起有上呼吸道感染表现者,眼睛、牙龈的急性炎症也可加减应用。成药银翘解毒丸、银翘解毒片、银翘解毒颗粒（《中国药典》）的组成及主治均同本方。羚翘解毒丸（《简明中医辞典》）即银翘散加羚羊角（多用山羊角代替）制成的蜜丸，每次服 6～12g，每日 2 次。功能为辛凉解表，清热解毒。治外感风热，憎寒发热，四肢酸懒，头痛咳嗽，咽喉肿痛。可用于治疗上呼吸道感染、流行性感冒及多种传染病初起，邪在卫分，症情较重者。

附　　方

清瘟解毒丸（《中国药典》）　桔梗、羌活、连翘各 75g，玄参、葛根、天花粉、黄芩、淡竹叶、大青叶、牛蒡子各 100g，防风、柴胡、白芷、川芎、赤芍各 50g，甘草 25g，依法制为蜜丸，每丸重 9g，每次服 2 丸，每日 2 次；小儿酌减，白开水送下。功能为清瘟解毒。治温病发热，头痛无汗，口渴，咽干，以及流行性感冒、流行性腮腺炎等。

感冒退热颗粒（《中国药典》）　大青叶、板蓝根各 435g，连翘、拳参各 217g，依法制成颗粒剂，每袋 18g 或 4.5g（无蔗糖）。每次冲服 1～2 袋，每日 3 次。功能为清热解毒。治上呼吸道感染、急性扁桃体炎、咽喉炎。另有感冒清热颗粒（《中国药典》），系由苦地丁、荆芥穗各 200g，紫苏叶、白芷、桔梗、薄荷各 60g，防风、柴胡、葛根各 100g，苦杏仁 80g，芦根 160g 依法制成的颗粒剂，每袋 12g 或 6g（无蔗糖），每日 2 次，每次 1 袋。功能为解表清热，疏风散寒。用于治疗感冒头痛，发热恶寒，全身酸重，鼻流清涕，咳嗽咽干。

【新参】　银翘散是一首名方，由它衍化的成药不少，疗效也不错。现代研究证明，银翘散有抗菌、抗病毒、抗过敏作用，且有量效关系；还有报道证明它是一种中枢性解热药，但作用与解热镇痛药不同；其抗过敏作用是通过抗组胺来实现的，与 5-羟色胺（5-HT）和前列腺素关系较小。研究还表明，在本方的剂型中以袋泡剂为上，其解热、抗过敏和促进巨噬细胞吞噬功能都优于煎剂和片剂。

桑菊饮（《温病条辨》）

（附：桑菊感冒片）

【组成及用法】 桑叶 9g，连翘、芦根、菊花、杏仁、桔梗各 6g，甘草、薄荷各 3g，水煎服。

【主治】 风温初起，咳嗽，微发热，口微渴，舌苔薄白，脉浮数。

【临床应用】 本方是一个消炎解热剂。功能为疏风清热，宣肺止咳。适用于风热外感轻症。可用于治疗一般伤风感冒及流行性感冒，亦可用于治疗急性支气管炎属于风热犯肺的咳嗽、痰少或黏，伴有轻度发热恶寒者。若咳嗽较重，肺热痰黄而黏，可加黄芩、瓜蒌皮、贝母等；发热较重，加生石膏、知母等。成药桑菊感冒片（《中药制剂手册》），即桑菊饮原方，用薄荷冰代替薄荷，依法制成的片剂，每次服 4～8 片，主治同桑菊饮。

附　方

葱豉桔梗汤（《通俗伤寒论》） 葱白 3～5 根，淡豆豉 9～15g，山栀子 6～9g，桔梗、薄荷各 3～4.5g，甘草 2～3g，连翘 5～6g，鲜竹叶 30 片，水煎服。功能为通阳解表，清热。治风温初起，头痛身热，微恶风寒，无汗或有汗不多，咳嗽咽痛，口渴等。可用于治疗轻度感冒、喉炎等症。

葱豉汤（《肘后方》） 葱白（连须）5 根，淡豆豉 9g，水煎服。功能为通阳解表。治外感风寒，或见微热头痛，鼻塞、流涕、打喷嚏，舌苔薄白，脉浮，可用于感冒初起，症情轻浅者。

活人葱豉汤（《类证活人书》） 葱白 5 根，豆豉 9g，麻黄 1.5g，葛根 2g，水煎服。功能为发表散寒。治伤寒初起，头项腰背痛，恶寒，无汗，脉紧。

麻黄杏仁甘草石膏汤（《伤寒论》）

（又名麻杏石甘汤，附：止嗽定喘口服液、止嗽定喘丸、小儿清热止咳口服液）

【组成及用法】 麻黄（4两）6g，杏仁（50个）9g，石膏（半升）24g，炙甘草（2两）6g，水煎服。

【主治】 邪热闭肺，或表邪化热，热壅于肺，发热口渴，咳逆气喘，甚或鼻翼扇动，无汗或有汗，舌苔薄白或黄，脉浮滑而数者。

【临床应用】 本方是一个消炎止咳平喘剂，有显著的解热、止咳平喘作用。可用于治疗大叶性肺炎、支气管肺炎及小儿麻疹合并肺炎等。止嗽定喘口服液（《中国药典》）、止嗽定喘丸（《中药制剂手册》）都是本方制成的不同剂型，功能和主治相同。小儿清热止咳口服液（《中国药典》）即本方加黄芩、板蓝根、北豆根制成。功能为清热、宣肺、平喘、利咽，用于治疗小儿外感，邪毒内盛，发热恶寒，咳嗽痰黄，气促喘息，口干音哑，咽喉肿痛。

附 方

大青龙汤（《伤寒论》） 麻黄（6两）6g，桂枝（2两）3g，炙甘草（2两）6g，杏仁（40枚）6g，生石膏（如鸡子大）24g，生姜（3两）6g，大枣（10枚）4枚，水煎服。功能为发汗解表，清热除烦。治外感风寒，寒热俱重，不汗出而烦躁，身疼痛，舌苔薄白或微黄，脉浮紧而有力。可用于流行性感冒初起、肺炎及其他热性病寒热较重而需发汗者。

越婢汤（《金匮要略》） 麻黄（6两）6g，石膏（半升）18g，生姜（3两）9g，大枣（15枚）5枚，甘草（2两）6g，水煎服。功能为发表行水。治风水病，症见一身悉肿、脉浮不渴、恶风、身无大热者。可用于治疗急性肾炎的全身水肿、发热等症。

【新参】 麻杏石甘汤是治疗呼吸系统炎症性疾病的有效方剂。实验研究证实，本方可以缓解实验动物呼吸道阻力，降低炎症，因此用于治疗支气管炎、肺炎、麻疹合并肺炎等都有良效。近年来采用现代制剂工艺制成了不少改进剂型，其中麻杏石甘汤栓和微型灌肠液适用于不能口服的患儿；还有的改制成气雾剂或超声雾化剂，以适应小儿呼吸系统感染传变快的特点，尤以后者制备较实用、简单，使药物直接吸入呼吸道，取效迅速。咳嗽变异性哮喘是一种特殊类型的哮喘，咳嗽是其唯一或主要临床表现，无明显喘息、气促等症状或体征，但有气道高反应性，研究发现本方治疗本病疗效显著，毒副作用小，有较大的发掘潜力。

连花清瘟颗粒（《中国药典》）

【组成及用法】 连翘、金银花、炙麻黄、炒苦杏仁、石膏、板蓝根、绵马贯众、鱼腥草、广藿香、大黄、红景天、薄荷脑、甘草，依法制为颗粒剂，每袋 6g，口服，每次 6g，每日 3 次。

【主治】 流行性感冒。发热，恶寒，肌肉酸痛，鼻塞流涕，咳嗽，头痛，咽干咽痛，舌偏红，苔黄或黄腻等。

【临床应用】 本方是清热解毒的消炎剂。功能为清瘟解毒，宣肺泄热。临床上用于各种感冒，适用于流行性感冒热毒袭肺证，表现为发热、恶寒、肌肉酸痛、鼻塞流涕、咳嗽、头痛、咽干咽痛、舌偏红、苔黄或黄腻等症。实验研究证实，本品具有广谱抗病毒、抑菌、解热消炎、止咳化痰、提高细胞免疫功能等作用。国家卫生健康委员会推荐用于人禽流感和甲型 H1N1 流感（“甲流”）的治疗，循证医学结果证明该药的治疗效果确切，不仅如此，对“甲流”还有预防的作用。

附　方

小儿速热清口服液（《中国药典》） 柴胡、黄芩、板蓝根、葛根、金银花、水牛角、连翘、大黄，依法制为口服液，每支 10ml。1 岁内，每次服 2.5～5ml；1～3 岁，每次服 5～10ml；3～7 岁，每次服 10～15ml；7～12 岁，每次服 15～20ml。每日 3 次。功能为清热解毒，泻火利咽。用于小儿外感高热，头痛，咽喉肿痛，鼻塞，流涕，咳嗽，大便干燥。

复方鱼腥草片（《中国药典》）　鱼腥草583g，黄芩、板蓝根各150g，连翘、金银花各58g，依法制为糖衣片，口服，每次4～6片，每日3次。功能为清热解毒。用于治疗外感风热引起的急喉痹、乳蛾。可用于咽喉肿痛，急性咽炎、急性扁桃体炎，有风热症候者。

双黄连口服液（《中国药典》）

【组成及用法】　金银花、黄芩各375g，连翘750g，依法制为口服液，每支10ml。口服，每次20ml，每日3次，小儿酌减。

【主治】　外感风热、咳嗽、咽痛。

【临床应用】　本方是一个清热利咽剂。功能疏风解表、清热解毒，用于治疗外感发热、咳嗽、咽喉肿痛等证。与此同类的还有双黄连颗粒、双黄连片、双黄连栓，都是《中国药典》方，其药物组成、功用相同；用法、用量则不尽相同，颗粒剂口服或温水冲服，每次10g，每日3次；无蔗糖者剂量减半；片剂，口服，每次4片，每日3次，小儿斟减；栓剂，直肠给药，小儿每次1粒，每日2～3次。

附　　方

芩连片（《中国药典》）　黄芩213g，连翘213g，黄连85g，黄柏340g，赤芍213g，甘草85g，依法制片。口服，每次4片，每日2～3次，功能为清热解毒、燥湿，主治湿热壅盛的头痛目赤，口鼻生疮；湿热泻利；带下；疮疡肿痛等症。

芩翘口服液（《国家中成药》）　黄芩、连翘、荆芥、野菊花、玄参、水牛角、大黄、皂角刺、蜂房，依法制为口服液，每支10ml，口服，每次20ml，每日3次。功能为疏风清热，解毒利咽，消肿止痛。主治急性咽炎、扁桃体炎等内有郁热，外感风邪者。

柴葛解肌汤（《伤寒六书》）

（附：程氏柴葛解肌汤）

【组成及用法】 柴胡、葛根、黄芩各9g，甘草、芍药、羌活、白芷、桔梗、石膏各3g，生姜3片，大枣2枚，水煎服。

【主治】 感冒风寒，寒郁化热，恶寒轻，发热重，头痛眼痛，身体困楚，鼻干，眼眶痛，心烦不眠，脉浮微数者。

【临床应用】 本方是一个解热镇痛剂，功能为解肌清热。可用于治疗阳明经热，而表邪未解者。可用于感冒、三叉神经痛；也可用于眼源性头痛，如屈光不正引起的头痛、眼肌麻痹性偏头痛、青光眼引起的头痛等，都可加减应用。另有程氏柴葛解肌汤（《医学心悟》），即本方去羌活、白芷、桔梗，加重石膏用量，可知意在清里热。

附　方

清眩丸（《中国药典》） 川芎、白芷各200g，薄荷、荆芥穗、石膏各100g，共研细粉，炼蜜为丸，每丸重6g，每次服1～2丸，每日2次。功能为散风清热。治头晕目眩，偏正头痛，鼻塞不通，牙痛。

防风苍术汤（《证治准绳》） 炙甘草、防风各15g，苍术、生石膏各30g，川芎、黄芩各6g，共研细末，每次用6g，加生姜3片，薄荷2g，水煎服。功能发表清热，宣毒透疹。治小儿邪热在表，恶风恶寒，疮疹未出。

竹叶柳蒡汤（《先醒斋医学广笔记》）

【组成及用法】 西河柳15g，荆芥穗、蝉蜕、知母、甘草、薄荷各3g，葛根、炒牛蒡子各4.5g，玄参6g，麦冬9g，竹叶心1.5g，水煎服。

【主治】 痧疹透发不出，咳嗽，打喷嚏，眼泪汪汪，恶寒轻，发热重，烦乱不宁，咽喉肿痛，舌苔薄黄而干，脉浮数。

【临床应用】 本方是一个发汗解热剂。功能为透疹解毒，清泄肺热。治麻疹不透，可用于治疗小儿麻疹初起，疹出不透而伴有发热津伤等症。

附 方

升麻葛根汤（《阎氏小儿方论》） 升麻、葛根、芍药、炙甘草各等份，水煎服。功能为解肌透疹。治麻疹未发，或发而未透，发热恶风、头痛，身痛，打喷嚏，咳嗽，目赤流泪，口渴，舌红苔干，脉浮数。

麻疹合并喉炎方（《农村医生手册》） 生甘草、桔梗、生地黄、麦冬各 6g，金银花 12g，射干 3g，玄参 9g，水煎服。功能为清热，解毒，利咽。适用于小儿麻疹合并喉炎。

加减葳蕤汤（《通俗伤寒论》）

【组成及用法】 葳蕤（玉竹）6～9g，葱白 2～3 枚，薄荷、桔梗各 3～4.5g，白薇 1.5～3g，淡豆豉 9～12g，炙甘草 1.5g，大枣 2 枚，水煎服。

【主治】 阴虚外感，头痛身热，微恶风寒，无汗或有汗不多，咳嗽痰稠难出，口干而渴，舌红脉数等。

【临床应用】 本方是一个滋阴解表剂。功能为滋阴清热，发汗解表。治素体阴虚，感冒风热，病情较轻浅而需要发汗解表者。可用于体虚之人、肺结核患者感冒而口干燥渴有阴伤表现者。

附 方

葱白七味饮（《外台秘要》） 葱白 3 枚，生麦冬、葛根各 12g，淡豆豉 9g，生姜 6g，生地黄 15g，水煎服。功能为滋阴解表。治病后阴血亏虚，或失血及产后体虚血亏，感受外邪，头痛发热，微恶寒、无汗等症。

玄麦甘桔颗粒（《中国药典》） 玄参、麦冬、甘草、桔梗各 400g，依法制为颗粒剂，每次服 10g，每日 3～4 次，开水冲服。功能为清热滋阴，祛痰利咽。用于治疗阴虚火旺、虚火上浮、口鼻干燥、咽喉肿痛。

败毒散（《太平惠民和剂局方》）

（又名人参败毒散、正元丹，附：荆防败毒散、银翘败毒散）

【组成及用法】 柴胡、甘草、桔梗、人参、川芎、茯苓、枳壳、前胡、羌活、独活各 9g，为粗末。每服二钱（6g），水一盏，入生姜、薄荷各少许，同煎七分，去滓，不拘时候，寒多则热服，热多则温服（现代用法：加生姜 3g，薄荷 2g，水煎服）。薄荷少许煎服，或用汤剂，水煎服。

【主治】 恶寒发热，头项强痛，肢体酸痛，胸膈痞满，鼻塞声重，咳嗽有痰，舌苔白腻，脉浮而重取无力，辨证属于正气不足、外感风寒湿邪者；以及时疫、痢疾、疟疾、疮疡等。

【临床应用】 本方是一个强壮性的解热剂。功能为益气解表，散风祛湿。治素体气虚，卫外不固的感冒风寒湿邪。可用于治疗体虚感冒，无力鼓邪外出者。市售成药正元丹即是本方改制成的颗粒剂。过去曾以本方加地榆、紫竹根，并配合金霉素等治疗狂犬病、破伤风获效。本方去人参、生姜、薄荷，加荆芥、防风，名荆防败毒散（《摄生众妙方》），治感冒风寒湿邪和痈肿初起而有表证者。可用于治疗荨麻疹、疮疖等皮肤病初期。本方去人参加金银花、连翘，名银翘败毒散（《医方集解》），治痈疮初起、红肿疼痛而有表证者。

附　方

消风散（《太平惠民和剂局方》） 荆芥、炙甘草、人参、白僵蚕、白茯苓、川芎、防风、藿香叶、羌活、蝉蜕各 60g，陈皮、厚朴各 15g，共研末，每用 6g，茶叶 1 撮，水煎服。功能为扶正，消风清热。治风邪上攻，头目昏痛，项背强急，肢体烦痛，眩晕耳鸣，鼻塞多嚏，瘙痒瘾疹等。可用于治疗荨麻疹、湿疹等皮肤病。

参苏饮(《太平惠民和剂局方》)(附：参苏丸、参苏理肺丸） 人参、苏叶、葛根、前胡、姜半夏、茯苓各23g，陈皮、甘草、桔梗、炒枳壳、木香各15g，切碎，每用12g，加生姜7片，大枣1枚，水煎服；或作汤剂服。功能为益气解表，理气化痰。治素体虚弱，外感风寒，内有湿痰，恶寒发热，无汗，头痛鼻塞，咳嗽痰多，胸膈痞闷，苔白脉浮弱者。市售成药参苏丸(《中药制剂手册》)，又名参苏理肺丸，即本方制成的水丸，每次服3～9g，每日2次。

香苏散(《太平惠民和剂局方》)

（附：香苏葱豉汤）

【组成及用法】 香附、紫苏叶各120g，陈皮60g，炙甘草30g，依法制为散，每次取9g，水煎服。

【主治】 外感风寒，内有气滞。症见形寒身热，头痛无汗，胸脘痞闷，不思饮食，舌苔薄白。

【临床应用】 本方是一个理气解表剂。功能为理气解表，化痰。治外感风寒，内有痰阻气滞者。胃肠型感冒，某些神经衰弱所致食欲缺乏、胸脘胀满、精神抑郁，以及女性月经不调等，均可加减应用。本方加葱白、淡豆豉，名香苏葱豉汤(《通俗伤寒论》)，治症同香苏散，但发汗解表作用较强。

附 方

小儿四症丸(《常用中成药》) 苏叶45g，藿香、陈皮、川厚朴、苍术、白术、茯苓、麦芽各30g，猪苓、山楂、六神曲、天花粉、泽泻、半夏各22.5g，白芷、桔梗、滑石、砂仁各15g，木香6g，依法制为蜜丸，每丸重3g，每次服1丸，每日2～3次。功能为发散风寒，消食止泻。治小儿感受风寒，发热恶寒，食积停滞，消化不良，脘腹胀闷，大便泄泻等症。

午时茶颗粒（《中国药典》） 苍术、羌活、白芷、广藿香、连翘各 50g，炒麦芽、桔梗、紫苏叶、厚朴各 75g，柴胡、防风、川芎、前胡、陈皮、枳实、甘草、炒六神曲各 50g，红茶 1600g，依法制为颗粒剂，每袋重 6g，每次服 1 袋，开水冲服。每日 1～2 次。功能为解表和中、化湿，用于治疗外感风寒、内伤食积的恶寒发热、头痛身楚、胸脘满闷、恶心呕吐、腹痛腹泻。

川芎茶调散（《中国药典》）

（附：川芎茶调丸、菊花茶调散）

【组成及用法】川芎、荆芥各 120g，白芷、甘草、羌活各 60g，细辛 30g，防风 45g，薄荷叶 240g，共研为面，每次服 3～6g，每日 2 次，饭后清茶冲服。

【主治】 风邪头痛，或发热恶寒，鼻塞。

【临床应用】 本方是一个解热镇痛剂。功能为疏风止痛。治外感风邪及头风头痛等症。可用于治疗感冒及血管神经性头痛，慢性鼻炎引起的头痛，而偏于风寒者。本方依法制为水丸，名川芎茶调丸（《中国药典》），功用同川芎茶调散。菊花茶调散（《医方集解》）即本方加菊花、僵蚕。主治同上，但用于偏风热者。

附　方

清空膏（《兰室秘藏》） 又名青空膏 炒黄芩 90g，炒黄连、羌活、防风各 30g，柴胡 21g，川芎、炙甘草各 15g，共研为面，每次服 6g，白开水送下。功能为清热散风止痛。治偏正头痛，日久不愈，以及外感头痛，目眩口渴，脉弦者。可用于治疗感冒、神经性头痛及高血压等；用于高血压治疗时，加龙胆草、钩藤等为好。

清颠丸（《中药制剂手册》） 川芎、柴胡、白芍、白芷、煅石决明、当归、天麻、白茅根、煅磁石各 9g，菊花 12g，黄芩、法半夏、甘草各 6g，依法制为蜜丸，每丸重 6g，每次服 2 丸，温开水送下。功能为清热散风。治风热上攻的头晕目眩、恶心、欲吐。可用于治疗某些梅尼埃病。

【新参】 川芎茶调散是治疗各种头痛的基本方，目前制剂有多种，据报道，就临床所用的丸剂、片剂、颗粒剂、袋泡剂而言，以配制成颗粒剂冲服为好，乃因本方的主要药物川芎、白芷中极性小的有效成分难于用水浸出，影响袋泡剂的疗效。

二、泻　下　剂

大承气汤（《伤寒论》）

（附：三一承气汤）

【组成及用法】 大黄（4两）12g，炙厚朴（半斤）、炙枳实（5枚）15g，芒硝（3合，冲）9g，水煎服。

【主治】 阳明腑实证。症见便秘不通，腹痛拒按，潮热，舌苔黄燥而厚，脉滑数有力，以及热结旁流，一切时病邪热里实证。

【临床应用】 本方是一个峻烈的泻下剂。功能为峻下热结。治阳明燥热，便秘不通。可用于治疗里热实证的便秘、腹满痛、拒按，而形体壮实者。现代用于急性单纯性肠梗阻、粘连性肠梗阻、蛔虫性肠梗阻、急性胆囊炎、急性阑尾炎等，以及某些热病过程中出现高热、神昏、谵语、惊厥、发狂而见大便不通，苔黄脉实者，本方加减效果很好。本方加甘草30g，名三一承气汤（《宣明论方》），重用甘草，使峻泻剂变为平剂，适用于老年人及病后体虚需用下法者。动物实验表明，大承气汤不仅直接作用于肠壁肌肉，促进肠蠕动，还能改善肠壁营养和消炎。对肾功能亦有保护作用。

附　方

小承气汤（《伤寒论》） 大黄（4两）12g，炙厚朴（2两）6g，炙枳实（3 枚）9g，水煎服。主治与大承气汤略同，适用于燥实较轻，或痢疾初起，里急后重者。

调胃承气汤（《伤寒论》） 大黄（4 两）12g，炙甘草（2 两）6g，芒硝（半升，冲）12g，水煎服。治阳明病口渴便秘，腹痛拒按，舌苔黄，脉滑数。可用于治疗胃肠功能紊乱和消化不良之便秘，牙龈肿痛、口臭等症。

三化汤（《素问病机气宜保命集》）（附：三化复遂汤） 厚朴、大黄、枳实、羌活各等份，共研末，每取 90g，水煎，频服，微利为度。功能为通下祛风，治中风而兼便秘者。三化复遂汤（《方剂心得十讲》）即三化汤加全瓜蒌、半夏、防风、桃仁泥、钩藤、元明粉，能通腑化痰、活血通络。治中风病神志清楚，半身不遂，肌力下降而兼大便秘结者。

【新参】 三承气汤（大承气汤、小承气汤、调胃承气汤）治疗急腹症的效果早已熟知，近年来用于治疗挤压综合征导致的急性肾衰竭也有良效。有实验表明大承气汤对肺和多脏器损伤有保护和促进修复的作用，对脑出血急性期动物的脑组织也有明显的保护作用，这可能是临床上用通腑醒脑法治疗脑血管意外急性期有良效的机制之一。有资料表明，288 例住院患者中，腑实型占 53%；病情越重，腑实证出现越早，所以早用“釜底抽薪”以醒脑是一个有效的方法。北京地坛医院将调胃承气汤用乌梅替代甘草之水煎剂保留灌肠治疗代谢性肝性脑病，治疗 35 例，有效率达 88.6%（显效 13 例，有效 18 例），并特别指出灌肠药液必须达到结肠，否则影响疗效。近年另有报道，在腹腔镜全子宫切除术围术期应用大承气汤颗粒剂（冲剂）保留灌肠，不仅能提高手术的治疗效果，还能减轻术后的急性应激反应，其机制与促进术后血浆胃动素浓度恢复，使分泌高峰提前出现有关。随着这些研究的深入，近些年有些学者认为，肠道菌群数以亿万计，与人体的生理病理密切相关，因而就有了“肠-脑轴”“肠-肾轴”等学说。故有学者认为，肠道菌群应视同机体的一个器官、组织。1998 年国外学者即提出了“第二脑”（the second brain）之论。由此以观，肠道菌群可能是中西医结合研究的切入点。

桃核承气汤（《伤寒论》）

【组成及用法】　桃仁（50个）12g，大黄（4两）12g，桂枝（2两）6g，炙甘草（2两）6g，芒硝（2两，冲）6g，水煎服。

【主治】　下焦蓄血。症见少腹拘急胀满，大便色黑，小便自利，或谵语烦躁，以及血瘀经闭、痛经。

【临床应用】　本方是一个泻下性活血剂。功能为祛瘀活血攻下。治瘀热血结于下焦，大便秘结、色黑或干结如羊屎，或黑而如胶漆，腹中时痛，口渴低热，脉带涩象或舌色青紫、瘀斑。可用于妇女的月经不调、胎盘残留不下的出血、经闭、子宫内膜异位症和附件炎，以及习惯性便秘、脑震荡后遗症而头痛眩晕，或头面部充血、衄血，或眼目红赤、龋齿疼痛，而兼有便秘者。亦可用于会阴部的跌打仆伤等症。现代研究证明，本方能改善血流变，并能降血脂，常用于治疗肝硬化、脑血栓后遗症等。孕妇忌服。

附　　方

复方大承气汤（《新急腹症学》）　桃仁、枳实各12g，炒莱菔子45g，厚朴、赤芍、生大黄（后下）各15g，芒硝（冲）9～15g，水煎服。适用于急性肠梗阻、肠腑热结而正气尚盛者。实验表明，本方能促进胃肠蠕动，并能增加胃肠道容积，改善肠管的血液循环，降低肠道毛细血管的通透性。

肠粘连缓解汤（《新急腹症学》）　炒莱菔子、厚朴各9～15g，桃仁、赤芍、木香、番泻叶（泡服）、乌药各9g，芒硝（冲）6g，水煎服。适用于轻型粘连性或部分性肠梗阻，亦可用于胃肠道术后，调整胃肠功能。

【新参】　桃核承气汤实际应用是很宽泛的，凡瘀血而又血热互结者皆可应用。现代用该方加鳖甲、三七、土鳖虫、益母草治疗子宫内膜异位症，经前7～10日服用，每日1剂，连用2个月经周期，治疗89例，临床痊愈加显效者68例，无效仅5例，证型分析以气滞血瘀型效果较好。名老中医李翰卿先生采用中西医结合治疗急腹症——异位妊娠，倡用本方去桂枝、加生地黄、地骨皮治疗屡治无效的牙痛，确有良效。

大陷胸汤（《伤寒论》）

（附：大陷胸丸）

【组成及用法】 大黄（6两）、芒硝（1升，冲）各21g，甘遂（1钱匕，研末冲）1～1.5g，水煎服。一般先服1/2量，如得泻则停服余药，服后1～2小时未泻者，可再服。

【主治】 结胸症。症见心下至少腹痞硬拒按，大便不通，短气烦躁，午后小有潮热，口干舌燥，脉沉而紧，按之有力。

【临床应用】 本方是一个泻下逐水剂。功能为泻热逐水、破结。治水热郁结的结胸症，心下满硬而痛不可近，大便数日不行。可用于某些胸腔积液、腹腔积液和急性出血坏死性胰腺炎，病变波及周围脏器，影响胃肠道功能而出现麻痹性肠梗阻，心窝部满硬、便秘，辨证属于水热结胸，形体壮实者。本方加葶苈子、杏仁，炼蜜为丸，名大陷胸丸（《伤寒论》），治胸胁痞满结痛，肩背牵引疼痛，喘息咳逆。大抵与大陷胸汤症相似，但病位偏膈上，似与呼吸系统疾病有关。

附　方

复方大陷胸汤（《新急腹症学》） 大黄（后下）9～24g，厚朴15～24g，枳实9g，芒硝（冲）9～15g，甘遂末（冲）0.9～1.5g，水煎服。功能峻下热结。适用于急性肠梗阻，肠腑热结，正气不衰者。

甘遂通结汤（《新急腹症学》） 甘遂（冲）0.6～0.9g，赤芍、厚朴各15g，大黄（后下）9～24g，桃仁、生牛膝、木香各9g，水煎，2 次分服，或由胃管注入。功能逐水通结。适用于肠腔积液较多的重型肠梗阻。

控涎丹（《三因极一病证方论》）

（又名控涎丸、子龙丸、妙应丸）

【组成及用法】 甘遂、大戟、白芥子各等份，共研细面，面糊为丸，每次服 2～3g，每日或隔日 1 次，以能泻下为度。

【主治】 悬饮水肿，咳嗽胁痛，瘰疬痰核，关节痹痛，而形体壮实者。

【临床应用】 本方是一个泻下利尿剂。功能为涤痰逐水。治停痰伏饮，咳喘胸痛。可用于治疗胸腔积液、腹腔积液、淋巴结核和某些精神病而体质壮实者。孕妇忌服。

附 方

十枣汤（《伤寒论》） 甘遂、大戟、芫花各等份，大枣 10 枚，共研为面，每次用 1.5～3g，空腹时服下，每日 1 次。功能为峻逐水饮。治悬饮，水肿腹胀。可用于各种胸腔积液及腹腔积液，而形体壮实者。现代报道，本方用于结核性胸膜炎、胸腔积液有效。孕妇忌服。

疏凿饮子（《重订严氏济生方》） 羌活、秦艽、槟榔、大腹皮、商陆、茯苓皮、椒目、木通、泽泻、赤小豆、姜皮各等份，水煎服。功能为行气逐水。治遍身水肿，二便不利，喘促短气。

己椒苈黄丸（《金匮要略》） 防己、椒目、葶苈子、大黄各等份，共研细面，炼蜜为丸，每次服 1 丸。功能为逐水通便。治水走肠间，饮邪内结，腹满便秘，口舌干燥。可用于治疗肺源性心脏病的水肿、慢性肾炎、肝硬化腹腔积液等，证属实证者。

【新参】 控涎丹、十枣汤都是泻水峻剂，民间医生常用于治疗某些精神疾病，笔者亦曾用十枣汤治疗过青春期的抑郁型精神分裂症，确有效果，但不知其所以然。据近年来国内外“肠-脑相关”的研究表明，一些精神病可能与肠道菌群异常有关，有研究指出肠道菌群失调会导致脑源性神经营养因子（BDNF）增加，并认为 BDNF 与抑郁和焦躁有关。如此看来，峻泻剂治疗某些精神疾病可能是有一定道理的，这也可能是中西医结合治疗精神疾病的一个切入点。但从中医学观点来说，应当是身体壮实者才是适用人群。

温脾汤（《备急千金要方》）

【组成及用法】　大黄 10g，炮附子、干姜、人参各 6g，甘草 3g，先煎参附姜草，后入大黄，3 次分服。

【主治】　寒积便秘、脘腹痞满；或久痢赤白，脐腹疼痛、拒按，手足不温，苔白口和，脉沉弦者。

【临床应用】　本方是一个强壮性泻下剂。功能为温中通下。本方配伍之妙在假姜附辛热以回阳温中，并制大黄苦寒之性，泻下冷积，所谓“去性取用”，以治中阳不振的冷积腹痛，大便秘结，或久泻不爽等症。或用于治疗慢性肠炎和慢性痢疾；或体质虚弱的人误食生冷，凝滞不化，脐腹疼痛，按之作痛，但却又能耐受，排便不畅，杂有少量黏液，舌苔白厚或浊者。先用此方，常能使其排便畅利，腹痛减轻或完全消除，然后根据具体情况，治本除根。考《备急千金要方》温脾汤有三方：卷 15 下有二方，一为本方，另一方无甘草有桂心；卷 13 下有一方，本方加当归、芒硝。《普济本事方》另有一温脾汤，较本方多厚朴，而无人参。

附　　方

大黄附子汤（《金匮要略》）　大黄（3 两）9g，附子（3 枚）9g，细辛（2 两）6g，水煎服。功能为温阳通下。治素体阳虚，寒邪内结成实。证见胁下偏痛或腹痛，大便秘结，四肢发凉，舌苔浊腻，脉紧弦等。

保赤散（《中国药典》）又名保赤万应散　炒六神曲、朱砂各 250g，巴豆霜 150g，制天南星 400g，依法制为散剂，每瓶装 0.09g。

1～12 个月小儿，每次服 0.09g；2～4 岁，每次服 0.18g。功能为消食导滞，化痰镇惊。治小儿冷积，停乳停食，腹部胀满，大便秘结，痰多，惊悸不安。

三物备急丸（《金匮要略》）　大黄（1 两）30g，巴豆（去皮心，压，去油）、干姜（1 两）各 30g，共研细末。每次服 0.3～1.5g，米汤或白开水送下。功能为攻逐寒积。治猝然心腹胀满，痛如锥刺，口噤暴厥者。适用于急性单纯性肠梗阻，辨证属于寒邪内结、体质壮实者。孕妇忌用。

【新参】　温脾汤临床上常用于急性单纯性肠梗阻或不全梗阻，证属虚寒冷积内阻者；与温阳利水药加减化裁，用于治疗慢性肾炎后期、氮质滞留而症见消瘦、面色萎黄、腰酸、呕恶等。药理研究表明该方能改善实验动物的氮质血症和电解质代谢紊乱，并能增加肾血流量等。

黄龙汤（《伤寒六书》）

（附：新加黄龙汤）

【组成及用法】　当归、大黄各 9g，芒硝（冲）12g，人参、枳实各 6g，厚朴、甘草各 3g，生姜 3 片，大枣 2 枚，桔梗 1 撮，水煎服。

【主治】　热病应下未下，正气已虚，邪实不去，腹痛硬满，身热口渴；或素体亏弱而又便秘不通，不宜纯用攻下者。

【临床应用】　本方是一个滋补性泻下剂，能扶助正气、攻下大便。治热病过程中的便秘而又兼正气虚衰者。另有新加黄龙汤（《温病条辨》），由生地黄、玄参、麦冬各 15g，大黄 9g，芒硝、人参（另煎）各 3g，当归 4.5g，甘草 6g，海参 2 条，姜汁 6 匙组成，水煎，分 3 次冲入人参汤、姜汁送服。功能为补气阴，通大便。治阳明温病，气血两虚，热邪耗伤津液过甚，大便燥结不通者。

附　方

承气养荣汤（《瘟疫论》）　大黄、枳实、厚朴、白芍、知母、生地黄、当归（原书无用量）。水煎服。功能为养阴通下。治数下亡阴或高热阴耗，唇燥口裂、咽干多饮、发热、腹满痛拒按而便秘者。

增液承气汤（《温病条辨》）　玄参 30g，麦冬、生地黄各 24g，大黄 9g，芒硝（冲）4.5g，水煎服。功能为滋阴增液、泄热通下。治温病热结阴亏，津液枯槁，大便燥结不行，下之不通者。可用于热性传染病的高热、便秘不通，而阴津耗伤较重者。

麻子仁丸（《伤寒论》）

（又名麻仁丸、脾约丸）

【组成及用法】　麻子仁（2 升）20g，炙厚朴（1 斤）、芍药（半斤）、炙枳实（半斤）各 8g，大黄（1 斤）12g，杏仁（去皮尖，1 升）10g，依法制为蜜丸，每次服 9g，每日 2 次，空腹时白开水送下。

【主治】　肠胃燥热，大便不通，或痔疮便秘等。

【临床应用】　本方是一个缓泻剂。功能为润肠泻热，行气通便。治胃肠燥热所引起的脾约便秘，故又名脾约丸。可用于痔疮、肛裂及习惯性便秘等。《中国药典》也收载此方，名麻仁丸，功能、主治与麻子仁丸相同。

附　方

麻仁润肠丸（《中国药典》）　大黄、陈皮、火麻仁各 120g，苦杏仁（去皮炒）、木香、白芍各 60g，依法制为蜜丸，每丸重 6g。每服 1～2 丸，每日 2 次。功能为润肠通便，主治肠胃积热，胸腹胀满，大便秘结。

清宁丸（《中国药典》）（附：新清宁片）　大黄 600g，绿豆、车前草、白术（炒）、黑豆、半夏（制）、香附（醋制）、桑叶、厚朴

（姜制）、麦芽、陈皮、侧柏叶各 25g，桃枝 5g，牛乳 50g，依法制为大蜜丸，每丸重 9g，每次服 1 丸。水蜜丸每袋 6g，每服 1 袋，每日 1～2 次。功能为清热消肿、泻火通便。用于火毒内蕴的咽喉肿痛，口舌生疮，头晕耳鸣，目赤牙痛，腹中胀满，大便秘结，辨证属于肠胃有热所致者。尤适宜于形体肥盛，面色红赤而便秘者，服之能清热、泻火、通便。孕妇忌服。另有新清宁片，亦为《中国药典》方，系由熟大黄加工而成的糖衣片，每次服 3～5 片。功能为清热解毒，活血化瘀，缓下，治证基本相同，还能治疗感染性炎症、发热等。若用于便秘则临睡前服用，每次 5 片。

五仁丸（《世医得效方》）

【组成及用法】　松子仁 10g，杏仁 30g，桃仁、柏子仁各 15g，郁李仁 9g，陈皮 120g，依法制为蜜丸，每次服 9g，白开水送下，每日 1～2 次。

【主治】　津枯肠燥，大便不通，舌燥欠津，脉细涩。

【临床应用】　本方是一个滋养性润肠通便剂，最适宜于老年人或产后津枯血少，体弱便秘者。

附　方

济川煎（《景岳全书》）　当归 9～15g，牛膝 6g，肉苁蓉 6～9g，泽泻 5g，升麻、枳壳 3g，水煎服。功能为补肾益精，润肠通便。治肾虚便秘，大便秘结，小便清长，腰膝酸软，舌淡苔白，脉沉迟。可用于治疗老年人肾虚及产后血亏的便秘和习惯性便秘等，证属肾虚肠燥者。

芪黄通秘软胶囊（神威药业）　黄芪、当归、何首乌、肉苁蓉、熟大黄、黑芝麻、核桃仁、决明子、苦杏仁（炒）、桃仁。依法制为软胶囊，每粒 0.5g，饭后半小时服用，每次 3 粒，每日 2 次。功能为益气养血、润肠通便，治疗习惯性便秘。本方原名耄塞通，最适用于老年人便秘，辨证属于气虚血燥、精津亏少、虚中夹实证。据临床观察，有效率为 81.82%，并有缓解心绞痛的作用。

三、和解剂

小柴胡汤（《伤寒论》）

【组成及用法】 柴胡（半斤）、黄芩（3 两）、生姜（3 两）、制半夏（半斤）各 9g，炙甘草、人参（各 3 两）各 6g，大枣（12 枚）4 枚，水煎服。

【主治】 少阳病。症见寒热往来，胸胁苦满，心烦喜呕，默默不欲饮食，口苦咽干，目眩，舌苔薄白，脉弦者；以及疟疾，妇人热入血室等。

【临床应用】 本方是一个消炎解热、健胃剂。药性平和，适用范围广泛，祛邪扶正兼而有之。对于消化系统疾病、肝胆系统疾病、神经衰弱、疟疾，以及妇女的月经不调等，均可加减应用。食欲缺乏、胸脘痞满者，加炒枳壳、炒三仙；肝炎初期湿热较盛，纳呆口苦、尿黄者，加茵陈、栀子，转氨酶升高或持续不降者，加龙胆草；神经衰弱、失眠多梦、遗精者，加入龙骨、牡蛎；妊娠恶阻，呕恶不止者，与旋覆代赭汤加减化裁，常能获效。现代研究表明，本方有利胆作用，能促进胆汁分泌，增加其排泄量，提高胆汁中胆酸及胆红素含量，增大胆固醇-胆盐系数；还能抑制平滑肌痉挛，胆道系统声像图表明有利胆作用。临床上有医师以本方为基础加减治疗胆汁反流性胃炎有效。

附　方

柴胡桂枝汤（《伤寒论》） 桂枝、黄芩、人参（各 1 两半）各 6g，炙甘草（1 两）3g，制半夏（2 两半）8g，芍药（1 两半）6g，柴胡（4 两）10g，生姜（1 两半）6g，大枣（6 枚）3 枚。水煎服。本方是小柴胡汤与桂枝汤的合方，主治寒热往来或发热微恶寒，胸胁苦满，微呕，不能食，口苦、肢体烦痛，舌苔薄白，是太阳、少阳并病，功能为调和营卫气血，又能和解表里、舒利肝胆。现代临床上常用于治疗某些慢性肝炎、早期肝硬化，以及妇人多见的胸胁脘腹或四肢疼痛、肝气窜痛等症。

柴胡枳桔汤（《重订通俗伤寒论》）　柴胡 3～5g，黄芩 3～4.5g，半夏、枳壳、陈皮各 4.5g，桔梗、雨前茶、生姜各 3g，水煎服。治往来寒热，两头角痛，耳聋目眩，胸胁满痛，舌苔白滑，脉右弦滑，左弦而浮大。可用于治疗高血压、神经衰弱所致头晕目眩等症。

蒿芩清胆汤（《重订通俗伤寒论》）　青蒿 4.5～6g，赤茯苓、碧玉散（包）、淡竹茹各 9g，生枳壳、陈皮、仙露半夏各 4.5g，黄芩 4.5～9g，水煎服。功能为清胆利湿、和胃化痰。治寒热如疟，寒轻热重，口苦呕恶，胸胁胀痛，舌红苔白腻，脉数而左弦右滑，辨证为湿浊较重者。可用于治疗肝炎初起、胆囊炎尿黄赤，有隐性黄疸者。

【新参】　小柴胡汤既祛邪又扶正，药性平和，是和解剂的代表方，应用广泛，凡肝胆系统及精神神经系统的一些病大多可以加减使用。近年来研究报道小柴胡汤能诱导产生肿瘤坏死因子，抑制肿瘤生长，对肝癌术后、放化疗并发症都有防治作用；也能用于肝硬化的治疗。小柴胡汤冲剂可加快甲苯磺丁脲的吸收，两药联用可使血糖快速下降，这是临证时需要特别注意的。柴胡桂枝汤是小柴胡汤与桂枝汤的合方，早年日本汉医相见三郎等就有用柴胡桂枝汤治疗癫痫的报道（东洋医学杂志，1976），尔后菅谷英一等曾就柴胡桂枝汤加芍药及小柴胡汤合桂枝加芍药汤的抗癫痫效果做了较详细的动物实验。我国研究报道认为，约有 1/2 的癫痫患者用本方有效，并指出本方对外伤及颅脑手术后遗症的癫痫均有效。还有报道认为患儿反复呼吸道感染患儿是由于其免疫功能低下，而柴胡桂枝汤可以纠正其 IgG 亚群缺陷状态，改善免疫功能，从而防治儿童反复呼吸道感染，并通过对 23 例患儿的观察，发现确有效验。

四逆散（《伤寒论》）

【组成及用法】 柴胡、芍药、炙甘草、炒枳实各等份，共为散，米汤和服方寸匕，日三服。现代一般用汤剂，水煎服。

【主治】 气郁“热厥”，手足不温；或脘腹作痛，泻利下重，脉弦者。

【临床应用】 本方是一个调和肝脾之剂。功能为疏肝脾，缓急止痛。治肝郁或肝脾不和，阳气不能达于四肢的手足不温，脘腹胀痛。可用于治疗神经衰弱、肝炎的胸胁疼痛和妇女的月经不调等症。

附　方

柴胡疏肝散（《景岳全书》） 芍药9g，炙甘草3g，川芎、柴胡、枳壳、香附各6g，水煎服。功能为疏肝解郁，行气止痛。治肝气郁结的胁肋满痛，寒热往来。可用于治疗慢性肝炎、神经衰弱的胁肋满痛，食欲缺乏，头晕头痛等症。

痛泻要方（《丹溪心法》） 原名白术芍药散　炒白术、炒白芍各60g，炒陈皮45g，防风30g，可作散剂或丸剂，亦可作汤剂，水煎服。功能为疏肝补脾，祛湿止泻。治肝旺脾虚引起的肠鸣腹痛，腹泻，舌苔薄白，脉弦。本证的特点是先有腹胀肠鸣、腹痛，继而泄泻，泻后则舒，反复发作，脉来弦细。本方的配伍特点是用风药防风以胜湿，兼以升阳而醒脾止泻。据临床所见，方中再加甘草，止痛缓急作用更好。可用于治疗某些过敏性结肠炎的腹痛腹泻。瑞金医院将本方去陈皮，加乌梅、炙甘草，治肠易激综合征有效。

芍药甘草汤（《伤寒论》）

【组成及用法】 芍药（4两）18g，炙甘草（4两）9g，水煎服。

【主治】 脚挛急，腹中痛。

【临床应用】 本方是一个解痉镇痛剂。功能为缓急止痛。治肝木乘脾土的腹中拘急而痛；或筋脉失养的手足拘挛等。据现代研究，该方能缓解胃肠平滑肌痉挛之腹痛及腓肠肌痉挛等。本方与牵正散合方，治面肌痉挛有效，名牵正芍药甘草汤。

附　方

芍药甘草附子汤（《伤寒论》）　芍药、炙甘草（各3两）各9g，炮附子（1两）3g，水煎服。治阴阳俱虚，腹痛，恶寒，脚拘挛，足冷，脉沉缓者。

芍药甘草香附红花汤（《江苏中医》1962年第11期）　芍药、甘草、香附各30g，红花9g，水煎服。治胸腹、胁背的肌肉及神经痛。

逍遥丸（《中国药典》）

（原名逍遥散，附：加味逍遥散、八味逍遥散、丹栀逍遥散、黑逍遥散）

【组成及用法】　柴胡、当归、炒白术、白芍、茯苓各100g，炙甘草80g，薄荷20g，研为细面，生姜100g，水煎取汁，以汁为丸，每次服6～9g，每日1～2次；或作汤剂，水煎服。或依法制为大蜜丸，每丸9g，每次服1丸，每日2次。

【主治】　肝郁脾虚所致的郁闷不舒，胸胁胀痛，头晕目眩，食欲减退，月经不调，乳房作胀，舌淡红，脉弦而虚。

【临床应用】　本方是一个疏肝理脾的名方，也是一个抗抑郁剂，原名逍遥散（《太平惠民和剂局方》）。功能为疏肝健脾，养血调经。治血虚肝郁，累及脾土而引起的胁肋胀痛，头晕目眩，食欲减退，月经不调。可用于治疗多种疾病，如慢性肝炎、慢性胃炎、神经衰弱，尤其多用于治疗妇女因肝失疏泄引起的月经不调、经前期紧张症等，凡见到胸胁不适，体倦无力，神经过敏，易于激动等症，均可加减应用。临床上常用的加减方为加味逍遥散（《内科摘要》），又名八味逍遥散、丹栀逍遥散，即本方加牡丹皮、栀子。功能为舒肝养血清热。治肝郁血虚而有热者。可用于治疗肺结核浸润期潮热盗汗及月经不调，辨证属肝郁血虚血热者。黑逍遥散（《医宗已任篇》）即本方加生地黄或熟地黄，以滋肾养血。功能为疏肝养血。治肝郁血虚，月经不调，临经腹痛，脉弦者。

附　方

舒郁清肝饮（《中医治法与方剂》）　柴胡、白芍、白术、茯苓、生地黄、山栀子、益母草。功能为清热舒肝，止血安胎。治妊娠经血时下，口苦咽干胁胀，心烦不寐，手足心热，舌红苔微黄，脉弦数而滑。

治乳房胀痛经验方（《中医治法与方剂》）　当归、白芍、柴胡、茯苓、白术、薄荷、王不留行、鸡血藤、丹参、香附、生姜，水煎服。治乳腺管囊性扩张的乳房胀痛。

半夏泻心汤（《伤寒论》）

【组成及用法】　制半夏（半升）12g，黄芩、干姜、人参各（3两）9g，炙甘草（3两）6g，黄连（1两）3g，大枣（12枚）4枚，水煎服。

【主治】　胃气不和，寒热互结，心下痞满但不痛，或干呕，或呕吐，肠鸣下利，舌苔薄黄而腻，脉弦数。

【临床应用】　本方是一个消炎健胃剂。功能为和胃降逆，开结除痞。治寒热互结，虚实并见的痞满呕恶。可用于急、慢性胃炎及消化不良、胃液滞留等症。本方能调节免疫功能（主要是增强体液免疫），对胃肠道蠕动有双相调节作用，还能抗幽门螺杆菌和抗放化疗对胃肠的损伤，故近年来的用途很广，对放化疗和胃肠手术引起的胃肠功能紊乱、妊娠恶阻等都有效。

附　方

生姜泻心汤（《伤寒论》）　生姜（4两）12g，制半夏（半升）12g，甘草（3两）6g，黄芩、人参（各3两）各9g，干姜、黄连（各1两）各3g，大枣（12枚）4枚，水煎服。功能为消痞，散水治利。

治水热互结，胃中不和而见心下痞硬，干噫食臭，腹中雷鸣下利等。可用于治疗急性胃炎、消化不良及呕恶而有酸臭味者。

甘草泻心汤（《伤寒论》）　炙甘草（4 两）12g，制半夏（半升）12g，黄芩、干姜（各 3 两）各 9g，黄连（1 两）3g，大枣（12 枚）4 枚，水煎服。功能为补虚消痞。治胃气虚弱，气结成痞。症见心下痞硬、纳呆，干呕心烦不得眠，腹中雷鸣下利等。可用于治疗慢性胃肠炎、肠鸣腹泻及某些神经衰弱。有学者根据其治狐惑的记载而用于治疗贝赫切特综合征（白塞病）。

黄连汤（《伤寒论》）　黄连、炙甘草、干姜、桂枝（各 3 两）各 9g，制半夏（半升）9g，人参（2 两）6g，大枣（12 枚）4g，水煎服。功能为平调寒热，和胃降逆。治寒热不调引起的胸中烦热，痞闷不舒，气逆上冲，恶心呕吐，腹痛，或肠鸣腹泻等。可用于治疗急性胃炎或消化不良，胸脘痞闷，泛恶，腹痛腹泻，舌苔白滑，脉弦等上热下寒者。

达原饮（《瘟疫论》）

（附：柴胡达原饮）

【组成及用法】　槟榔 6g，甘草、草果各 2g，厚朴、知母、芍药、黄芩各 3g，水煎服。

【主治】瘟疫或疟疾邪伏膜原，憎寒壮热，或一日发 3 次，或一日发 1 次，发无定时，胸闷呕恶，头痛烦躁，舌边深红，苔垢腻如积粉，脉弦数。

【临床应用】　本方是一个抗疟剂。功能为辟秽化浊，开达膜原。治瘟疫，疟疾挟湿，邪浊交阻，寒热往来，发无定时。可用于治疗流行性感冒、疟疾，寒热呕恶，舌苔白腻等湿浊中阻者。柴胡达原饮（《重订通俗伤寒论》）由柴胡、厚朴、枳壳、黄芩、青皮各 4.5g，桔梗 3g，荷梗 5 寸，槟榔 6g，草果、甘草各 2g 组成，水煎服。治痰湿阻于膜原，胸膈痞满，心烦懊憹，头眩口腻，咳痰不爽，间日发疟，舌苔粗如积粉，扪之糙涩者。

附　方

宣透膜原方（《时病论》）　炒黄芩、藿香叶、厚朴（姜制）各3g，制半夏、槟榔各5g，草果仁（煨）、粉甘草各2g，生姜3片，水煎服。治湿疟寒甚热微，身痛有汗，肢重脘满。

清脾饮（《重订严氏济生方》）　青皮、姜厚朴、白术、草果仁、柴胡、茯苓、制半夏、黄芩、炙甘草各等份，研为粗末，每次用12g，加生姜5片，水煎温服；现用汤剂，疟发前2小时温服。功能为和肝健脾，化痰祛湿。治痰湿阻遏之疟疾。症见热多寒少，胸膈痞满，不思饮食，口苦咽干，心烦口渴，小便黄，大便不利，舌苔白腻，脉弦数者。

【新参】　达原饮是治疗瘟疫一类疾病的方剂，病毒性脑炎即属瘟疫，有学者用此方治疗21例小儿病毒性脑炎，显效加有效计19例，仅2例无效。

截疟七宝丹（《杨氏家藏方》）

（又名七宝散）

【组成及用法】　常山3g，厚朴、青皮、炙甘草、槟榔、草果仁、陈皮各1.5g，用水酌加酒煎，疟发前2小时服。

【主治】　疟疾数发不止，体壮痰湿甚，舌苔白腻，寸口脉弦滑浮大。

【临床应用】　本方是一个抗疟剂，能燥湿祛痰、截疟。治疟疾偏于寒湿者。

附　方

常山饮（《张氏医通》）　炒常山、槟榔、炒青皮、甘草、当归各3g，煅穿山甲2.5g（一方用木通），黑豆40粒，生姜7片，水酒各半煎，露 1 宿，早晨热服。治疟发晡时，热不止，脉实邪盛者。

疟疾丸（《中医杂志》1959 年第 4 期）　槟榔、黄芩各 240g，龟甲、常山各 500g，青皮、法半夏、草果各 120g，依法制为丸，每服 15g，温开水送下。治疟疾。

四、表里双解剂

九味羌活丸（《中国药典》）

（附：九味羌活颗粒）

【组成及用法】　羌活、苍术、防风各 150g，细辛 50g，川芎、白芷、地黄、甘草、黄芩各 100g，依法制为水丸，每次服 6～9g，姜葱汤或温开水送下，每日 2～3 次。

【主治】　恶寒发热，无汗，头痛且重，肢体酸痛。

【临床应用】　本方是一个解热、祛风湿剂。功能为疏风解表，散寒除湿。治风寒湿邪束于肌表而又内有蕴热的四时感冒，发热恶寒，无汗，头痛微渴，肢体酸痛，苔白脉浮。可用于流行性感冒、风湿性关节炎等，外有风寒，内有里热者。《中国药典》方九味羌活颗粒，即本方改制的颗粒剂，功能主治相同。

附　　方

大羌活汤（《此事难知》）　羌活、独活、防风、细辛、防己、黄芩、黄连、苍术、炙甘草、白术各 9g，知母、川芎、生地黄各 30g，共为粗末，每用 15g，水煎服。功能为发表祛风湿，清热生津。治风寒湿邪在表而兼有里热的头痛发热、恶寒、口干烦满而渴等症。

神术汤（《阴症略例》）　又名海藏神术散　制苍术、防风各 60g，炒甘草 30g，研粗末，加生姜、葱白，水煎服。功能为解表调中。治内伤冷饮，外感寒邪而无汗者。

大柴胡汤（《金匮要略》）

【组成及用法】 柴胡（半升）9g，黄芩（3两）9g，炒枳实（4枚）9g，制半夏（半升）9g，芍药（3两）9g，大黄（4两）6g，生姜（5两）12g，大枣（12枚）4枚，水煎服。

【主治】 少阳、阳明合病。症见寒热往来，胸胁苦满，呕不止，郁郁微烦，心下满痛，大便不解或协热下利，舌苔黄，脉弦有力。

【临床应用】 本方是一个解热消炎泻下剂。功能为和解少阳，内清热结。治少阳、阳明俱病，发热恶寒，腹满便秘；或协热下利，胸胁满痛，呕恶不止，舌苔黄，脉弦有力属实者。可用于急性胃肠炎、急性热病过程中的呕吐、便秘，以及急性或慢性胆道感染和胆石症、急性腹膜炎等有胁肋疼痛、发热、便秘、黄疸者，皆可辨证加减使用。

附　方

复方大柴胡汤（《新急腹症学》） 柴胡、黄芩、川楝子、延胡索、白芍各9g，生甘草、枳壳、木香各6g，大黄9～15g，蒲公英15～30g，水煎服。第1剂由胃管注入，以后每日1～2剂，晚上服或早、晚分服。本方具有恢复胃肠功能、抑菌减毒和促进腹腔渗液吸收等作用，适用于胃及十二指肠急性穿孔的第2期，表现为舌苔黄、脉数、便燥、发热、尿黄等郁而化热者。实验研究表明，本方能明显增加胆汁流量，降低胆道括约肌张力，还能明显降低实验动物的胆石形成率，使胆石形成之体积减小，也可降低三酰甘油等。临床上用此方加减治疗胆石症、急性胰腺炎等，道理即在于此。

清胰汤1号（《新急腹症学》） 柴胡、大黄（后下）、白芍各15g，木香、延胡索、黄芩、胡黄连、芒硝（冲）各9g，水煎服。适用于辨证为肝郁气滞、脾胃实热及脾胃湿热之急性胰腺炎。

清胰丸（《新急腹症学》） 柴胡、黄芩、半夏、薤白、枳实、川楝子、白芍各30g，生大黄15～30g，全瓜蒌60g，共研细面，炼蜜为丸，每丸9g，早、晚各服1丸。适用于急性胰腺炎的恢复期遗留不同程度的腹痛、胁痛、背痛、胸满等，服本方可消除此残余症状，巩固疗效。

凉膈散（《太平惠民和剂局方》）

【组成及用法】 大黄、朴硝、甘草各 600g，山栀子仁、黄芩、薄荷叶各 300g，连翘 1200g，共研末，每用 6～12g，加竹叶 3g，蜂蜜少许，水煎服；现用汤剂，水煎服。

【主治】 烦躁口渴，面热唇焦，口舌生疮；或咽痛吐衄，便秘尿赤；胃热发斑、发狂；以及小儿惊风，舌边红，舌苔或黄或白，脉数。

【临床应用】 本方是一个消炎解热缓泻剂。功能为清热，泻火，通便。治疗上、中二焦邪热炽盛，胸膈烦热、口舌生疮、便秘尿黄等所谓的膈热症。可用于治疗眼、口、鼻及上呼吸道的一些卡他性炎症而兼有便秘者；急性感染性疾病，如溃疡病穿孔引起的急性腹膜炎等，表现为表里俱热者。

附 方

黄连上清丸（《中国药典》）（附：牛黄上清丸、芎菊上清丸）黄连 10g，荆芥穗、白芷、黄芩、桔梗各 80g，菊花 160g，防风、薄荷、川芎、石膏、黄柏（酒炒）、甘草各 40g，酒大黄 320g，旋覆花 20g，连翘、姜制栀子、炒蔓荆子各 80g，依法制为大蜜丸，丸重 9g，每服 1～2 丸，每日 2 次；水丸或水蜜丸，每次服 3～6g，每日 2 次。功能为散风清热、泻火止痛，治上焦风热，头昏脑胀，牙龈肿痛，口舌生疮，咽喉红肿，耳痛耳鸣，暴发火眼，大便干燥，小便黄赤。同类的还有牛黄上清丸（《中国药典》），主治证大体相似。而芎菊上清丸（《中国药典》），则属于表散类方剂，用于外感风邪引起的恶风身热，偏正头痛，鼻流清涕，牙痛头痛，使用时应予以辨别。

牛黄降压丸（《中国药典》） 羚羊角（多用山羊角代替）、珍珠、水牛角浓缩粉、人工牛黄、冰片、白芍、党参、黄芪、决明子、川芎、黄芩提取物、甘松、薄荷、郁金，依法制为蜜丸，每丸1.6g，小蜜丸每20丸重1.3g。小蜜丸，每次20～40丸，每日2次；大蜜丸，每次1～2丸，每日1次。腹泻者忌服。功能为清心化痰、平肝安神。用于治疗心肝火旺，头晕目眩，烦躁不安，痰火壅盛的高血压。

厚朴七物汤（《金匮要略》）

【组成及用法】　生姜（5两）15g，厚朴（半斤）15g，大黄、甘草（各3两）各9g，枳实（5枚）6g，桂枝（2两）6g，大枣（10枚）4枚，水煎服。

【主治】　外感未解，里已成实，发热，胸腹痞满，腹胀痛，大便不通，舌苔厚腻，脉浮而数者。

【临床应用】　本方是一个调理性泻下剂。功能为解肌发表，疏泄里实。治表里俱病，但以治肠胃实热、气滞腹满便秘为主，兼以解表散寒，调和营卫。

附　方

前胡枳壳汤（《重订瑞竹堂经验方》）　前胡30g，枳壳、赤茯苓、大黄、炙甘草各15g，研为末，每用9g，水煎服。功能为散风通里。治疮疹，痰实壮热，胸中烦闷，大便不通，卧则喘急。可用于治疗感冒、咳嗽胸满、二便不利者。

防风通圣丸（《中国药典》）（附：清心汤）　防风、连翘、麻黄、薄荷、大黄、芒硝、川芎、当归、白芍各50g，荆芥穗、炒白术、栀子各25g，石膏、黄芩、桔梗各100g，甘草200g，滑石300g，研末，依法制为水丸，每次服6g，每日2次；或做汤剂，水煎服。功能为解表通里，清热解毒。治外寒内热，表里俱实的恶寒发热、头痛咽干、便秘尿赤；以及外科疮疡初起、湿疹、荨麻疹、瘙痒，舌苔黄腻，脉弦滑而数者。由于本方具有消炎、解热、缓泻之功，可用于感冒、头面部的小疖肿、痤疮，以及形体肥盛的高血压等患者，症见腹满便秘、头晕目眩、头痛、目赤、口鼻干燥等。亦可用于常在火旁工作，而饮食又较肥甘所致的面赤、口干、便秘等症。本方能加速脂肪代谢和代谢产物的排泄而治疗肥胖病。实验还表明，本方能降低实验动物血清胆固醇，减少脂肪堆积，防止动脉粥样硬化，对酒精性脂肪肝有保护作用。本方加黄连做汤剂，名清心汤（《外科发挥》）。治疮疡肿痛，发热饮冷，脉沉实，睡语不宁。

【新参】　防风通圣丸是临床上的常用中成药，俗有“有病没病，防风通圣”，可见其用途之广。除了能降胆固醇、降血压、降血糖、抗血栓形成，还可用于治疗脂肪肝。治疗肥胖时，与防己黄芪汤合用效果更好。近年来还用于抗心律失常及慢性砷中毒与面部的蝴蝶斑，通常用量是每次 6g，每日 2 次，连服 2～6 个月。

葛根黄芩黄连汤（《伤寒论》）

（又名葛根芩连汤，附：葛根芩连片、葛根芩连微丸、七物黄连汤）

【组成及用法】　葛根（半斤）15g，黄芩、黄连（各 3 两）各 9g，炙甘草（2 两）6g，水煎服。

【主治】　下利身热，口干口渴，胸脘烦热；喘而汗出，舌红苔黄，脉数。

【临床应用】　本方是一个消炎止泻剂。功能为解肌清热、解毒，利湿止泻。治表症未解、热邪入里之热利，舌苔黄腻脉数者。可用于治疗急性肠炎、痢疾和肠伤寒的腹泻、发热等症。成药葛根芩连片及微丸（《中国药典》）组成、功用与本方相同。七物黄连汤（《备急千金要方》）即本方加芍药、茯苓、小麦。治证基本相同，亦是解表清里热而治下利。

附　方

三黄石膏汤（《伤寒总病论》）　又名石膏汤　石膏 30g，黄连、黄柏、黄芩、栀子各 6g，淡豆豉、麻黄各 9g，共研末，每用 30g，加姜3片，枣2枚，细茶1撮，水煎热服。功能为解表，清热，解毒。治表里俱病，高热无汗，烦躁口渴，面目红赤；或身目俱黄，或鼻衄发斑，或神志昏糊，脉洪数有力。可用于治疗普通感冒、流行性感冒、斑疹伤寒等热病过程中见高热无汗者；亦可用于治疗急性黄疸型传染性肝炎而身热发黄者，此时宜去麻黄，加茵陈、龙胆草等，以清泄湿热。

葛根黄芩汤（《证治准绳》） 干葛根、黄芩各6g，黄连、芍药、石膏各3g，五味子11粒，甘草1.5g，水煎服。治喘咳有汗发热。

【新参】 葛根黄芩黄连汤早在20世纪50年代即用于治疗肠伤寒，随症加减；现在用于治疗嗜酸性胃肠炎、非特异性溃疡性结肠炎，也收到良好的疗效。近年来本方对心血管疾病、高血脂、糖尿病等的作用受到人们的重视。有报道本方的颗粒剂和二甲双胍、水飞蓟宾一样，都能降低血糖，并有抗氧化活性。

五、清 热 剂

白虎汤（《伤寒论》）

（附：白虎加人参汤、人参石膏汤、白虎加桂枝汤、白虎加苍术汤、犀羚白虎汤）

【组成及用法】 石膏（1斤，打碎）30g，知母（6两）9g，炙甘草（2两）6g，粳米（6合）9g，水煎，至米熟汤成，去渣温服。

【主治】 高热头痛，口干舌燥，烦渴引饮，面赤恶热，大汗出，舌苔黄燥，脉洪大有力。

【临床应用】 本方是一个有效的消炎解热剂。功能为清热生津。治阳明热盛或急性热病邪在气分的大热、大渴、大汗出、脉洪大等四大症状，确有良效。可用于治疗流行性乙型脑炎、流行性脑脊髓膜炎、肠伤寒、斑疹伤寒、中暑、大叶性肺炎、小儿麻疹等而有高热烦渴者。本方加人参，名白虎加人参汤（《伤寒论》），治高热、中暑的津气两伤，身热口渴，脉大无力者；可用于各种热病，以及日射病、糖尿病表现为津气两伤者。《素问病机气宜保命集》有人参石膏汤，其组成与白虎加人参汤同，但用量略有出入，治上消症。本方加桂枝，名白虎加桂枝汤（《金匮要略》），治温疟，其脉如平，身无寒但热，骨节烦痛，时呕，可用于治疗风湿性关节炎，关节红肿作痛，辨证属于热痹者。本方加苍术，名白虎加苍术汤（《类证活人书》），治湿温病多汗、身重、足冷者，可用于风湿性关节炎及夏秋季高热属于湿困热甚者，症见关节肿痛、头痛如裹、烦热、胸闷、口渴不引饮、汗多、舌苔白腻、舌红等症。本方加羚羊角（多用山羊角代替）、水牛角浓缩粉（代替犀角）、菊花、钩藤，名犀羚白虎汤（《中医治法与方剂》），治小儿温热化燥，症见鼻窍无涕、目干无泪、面色枯焦、神昏抽搐者；若再加大青叶、板蓝根，效果更佳。

附 方

竹叶石膏汤（《伤寒论》） 竹叶（2两）6g，石膏（1斤）30g，制半夏（半两）9g，人参（2两）5g，麦冬（1升）18g，炙甘草（2两）3g，粳米（半升）15g，水煎服。功能为清热生津，益气和胃。治伤寒余热未尽，气津两伤的烦热口渴、咳呛呕哕、身倦无力、舌红少苔、脉虚数等。可用于治疗流行性感冒、麻疹、肺炎、流行性乙型脑炎、流行性脑脊髓膜炎、伤寒、中暑等热病过程中烦热不解，口渴汗出，身疲无力，舌红而干，脉虚数等症。有时也可用于治疗肺结核、糖尿病的烦热咳逆、干渴多饮等。

化斑汤（《温病条辨》） 石膏 30g，知母 12g，甘草、玄参各 9g，水牛角浓缩粉（代替犀角，冲）3g，粳米 15g，水煎服。功能为清热凉血、滋阴解毒。治热邪深入气血，高热，神昏谵语，发斑，舌绛苔黄，脉数等症。可用于治疗流行性乙型脑炎、流行性脑脊髓膜炎所致的高热昏迷、皮肤有出血点等。亦可加藏红花或紫草，以增强凉血化斑之力。

【新参】 白虎汤是中医治疗诸般热证的首选方剂。解热机制虽然不甚清楚，但既往用于多种感染性疾病的发热，中医辨证属气分实热者均有良效，其加减方有白虎加人参汤、竹叶石膏汤、化斑汤等，使其应用的范围更加宽泛，如中暑、中毒，乃至某些放射病引起的发热均可加减应用。过去，白虎汤是治疗乙型脑炎的首选方剂，现在又用于治疗流行性出血热，据文献报道治疗 47 例，痊愈 38 例，好转 8 例，仅 1 例无效。

尤妙是用本方加味漱口治疗口腔科的固定正畸引起的不良反应，如黏膜灼痛、牙龈红肿等亦有良效。儿科用其加味方治疗小儿夏季热 200 例，服药 3 日退热者 126 例，5 日退热者 65 例，无效仅 9 例。《国际中医药杂志》报道，白虎加人参汤软膏可直接用于炎症局部，对感染性脓疱病有止痒作用。10 名健康的志愿者涂抹软膏（浓度 30%），证明该品外用是安全的。竹叶石膏汤除清热外，尚有益气生津之功，用于治疗小儿单核细胞增多症，在西医常规对症支持疗法的基础上，加用竹叶石膏汤煎剂，少量频服治疗该症 21 例，均获得满意疗效。

犀角地黄汤（《备急千金要方》）

（又名芍药地黄汤，附：增损犀角地黄汤）

【组成及用法】 水牛角浓缩粉（冲）3g，生地黄 30g，芍药 12g，牡丹皮 9g，水煎服。

【主治】 热入血分，吐血、衄血、便血、尿血，以及热扰心营，神昏谵语，斑色紫黑，舌绛起刺，脉细数等。

【临床应用】 本方是一个消炎解热止血剂。功能为清热解毒，凉血散瘀。治瘟毒热邪深入血分，迫血妄行的吐衄发斑，以及热扰神明的神志昏迷。临床上对于各种急性热病的出血，或因高热而造成的脑部症状，本方能促使其消炎退热而回苏。可用于治疗急性热性传染病，如斑疹伤寒；以及亚急性重型肝炎、肝性脑病、慢性肾炎、慢性肾衰竭、血液病等，而出现大热、神昏及血热妄行者。据考本方出自《小品方》，名芍药地黄汤。近世之增损犀角地黄汤（《临床实用中医方剂学》）即本方去牡丹皮，加龙胆草、川黄连、菊花、当归身、全蝎。可用于治疗流行性脑脊髓膜炎的神志昏迷、抽搐。

附 方

清营汤（《温病条辨》） 竹叶心、水牛角浓缩粉（冲）各3g，生地黄15g，玄参、麦冬、金银花各9g，连翘、丹参各6g，黄连4.5g，水煎服。功能为清营解毒，透热养阴。治热邪传营，身热夜甚，烦渴或不渴，时有谵语，烦躁不眠；或斑疹隐隐，舌绛而干，脉数。可用于治疗流行性乙型脑炎、流行性脑脊髓膜炎、败血症等辨证属于营分有热者。

清瘟败毒饮（《疫疹一得》） 生石膏（先煎）24～250g，生地黄12～30g，水牛角浓缩粉（冲）1～3g，黄连3～18g，栀子、桔梗、黄芩、知母、玄参、连翘、甘草、牡丹皮、鲜竹叶各适量，水煎服。功能为泻火解毒，凉血救阴。治一切火毒热证。症见大热烦躁，渴饮呕，头痛如劈，昏狂谵语，或吐衄发斑、舌绛唇焦、脉洪数或沉数。可用于治疗流行性乙型脑炎、流行性脑脊髓膜炎、败血症等。

【新参】 犀角地黄汤是热入血分，热伤血络引发的多种出血症的一线方剂，也是治疗原发性紫癜、过敏性紫癜、血小板减少性紫癜的有效药物。据报道以犀角地黄汤合桃核承气汤治疗流行性出血热肾衰竭，辨证为热毒炽盛，配合西药酚妥拉明、多巴胺、呋塞米等，疗效满意；对激素抵抗性肾病综合征属热盛而水瘀互结者，本方合五味消毒饮有良效；亦可用于治疗热毒疮痈、多发性疖肿等症。

黄连解毒汤（《外台秘要》）

（附：黄连解毒丸）

【组成及用法】 黄芩、黄柏各6g，黄连、栀子各9g，水煎服。

【主治】 火毒邪热，大热烦扰，口燥咽干，错语不眠；或吐衄发斑，痈疡疔毒，热痢等。

【临床应用】 本方是一个消炎解毒剂。功能为泻火解毒。治三焦热盛，邪火妄行，狂躁心烦，吐衄发斑等。现代研究表明，本方有较强的抗菌作用，并能降低中毒性肝病小鼠的血清转氨酶。可用于治疗各种感染性疾病，如败血症、脓毒血症、痢疾、肺炎等毒热火盛的高热面赤、出血、烦躁神昏、舌红苔黄、脉数有力等属于毒热火盛而津液未伤者。中成药黄连解毒丸（《中药制剂手册》），即本方再加升麻、金银花、防风、牛蒡子、大黄、当归、赤芍、甘草。功能为清热解毒，消肿止痛，兼通便秘。治心胃热毒引起的疮疡、无名肿毒，丹毒，红肿疼痛，烦躁发热，大便燥结。

附　方

清胃黄连丸（《中国药典》） 黄连、地黄、桔梗、玄参、牡丹皮、石膏、知母、天花粉、连翘、赤芍各 80g，黄柏、黄芩、栀子各 200g，甘草 40g，依法制为水丸或大蜜丸，每次服 9g，每日 2 次，温开水送下。大蜜丸每丸 9g，每次 1～2 丸，每日 2 次。功能为清胃泻火，解毒消肿。治口舌生疮，齿龈、咽喉肿痛，可用于咽炎、扁桃体炎等。

万应锭（《中国药典》） 胡黄连、黄连、儿茶各 100g，冰片 6g，香墨 200g，熊胆粉 20g，麝香、牛黄各 5g，牛胆汁 160g，依法制成锭，每 10 锭重 1.5g，每次服 2～4 粒，每日 2 次；3 周岁内小儿酌减。功能为清热，镇惊，解毒。治小儿邪毒内蕴高热烦躁，易惊，口舌生疮，牙龈、咽喉肿痛。可用于口腔黏膜的炎症及吐血、鼻出血等。

温清饮（《万病回春》）又名解毒四物汤 当归、地黄各 4g，芍药、川芎、黄芩各3g，黄连、黄柏、山栀子各2g，水煎服。功能为养血，清热解毒。主治妇人血崩及各种出血。本方系四物汤与黄连解毒汤之合方，故又名解毒四物汤（《沈氏尊生书》）。日本汉医十分看重此方，主要用于治疗各种皮肤病，如皮肤瘙痒、慢性湿疹、癣、白塞病及某些慢性肝炎等。

【新参】 黄连解毒汤是著名的消炎解毒方，其组成药物仅四味，全是苦寒药，一般认为中药的苦寒药都有一定的抑菌或杀菌作用，但据近年的研究，本方在体内很难达到抑杀病原微生物的浓度，因此它良好的治疗作用可能是由于增强了免疫功能，也确有报道称该方的抗炎作用主要与抑制IL-1、一氧化氮（NO）、前列腺素E_2（PGE_2）等炎症因子有关，这是临证时一个值得注意的问题。但这似乎也不影响它的广泛应用，有报道用其制成巴布剂外敷，应用于皮肤科的痈肿疮疖，可能就避免了这个缺憾，也能取得直接的疗效。还有报道本方能完全抑制幽门螺杆菌感染，还能预防复发。更重要的是，近年来发现其还有降糖、降压、降脂和益智的作用，在日本就有用本方的提取物治疗原发性高血压、脑血管疾病及狂躁性抑郁症，并且本方也是治疗酒精性肝病的常用药。我国也有报道，对心肝火旺型老年性痴呆10例观察表明，本方可改善患者智力和生活能力，其机制可能与其抗氧化损伤有关。

泻心汤（《金匮要略》）

（又名三黄汤、三黄泻心汤，附：一清颗粒、三黄片、三黄膏、附子泻心汤）

【组成及用法】 大黄（2两）6g，黄连、黄芩（各1两）各3g，水煎服。

【主治】 热毒火盛，迫血妄行，以致吐血、衄血、便秘；或三焦积热，壮热烦躁，口疮，疮疡肿痛及湿热黄疸等。

【临床应用】　本方是一个消炎解毒剂。功能为清热泻火解毒，化瘀凉血止血。治心胃火炽的血热妄行和三焦实热的高热，以及疮疡黄疸，舌苔黄腻，脉数有力而便秘者。现代研究表明，本方对痢疾杆菌和大肠埃希菌都有抑制作用，并有降压、镇静和降血脂之功效。可用于治疗多种感染性疾病的发热、出血，以及高血压等。一清颗粒（《中国药典》）的药物组成与本方相同，用量略有出入，功能主治相似。每次服 7.5g，每日 3～4 次，开水冲服。服后若有腹泻，可酌情减量。三黄片即泻心汤的现代制剂，功用相同，也是《中国药典》方，其组成是大黄 300g，盐酸小檗碱 5g，黄芩浸膏 21g（相当于黄芩苷 15g）。每次服 4 片，每日 2 次。《新编药物学》的三黄膏即本方药研粉调以植物油而成，局部涂敷用于治疗皮肤化脓性感染。本方加附子，名附子泻心汤（《伤寒论》），治寒热互结的心下痞而恶寒汗出者。

附　方

栀子金花丸（《中国药典》）　大黄、栀子各 116g，黄连 4.8g，黄芩 192g，天花粉、黄柏各 60g，金银花、知母各 40g，依法制为水丸，每次服 9g，每日 1 次。功能为清热泻火、凉血解毒。治肺胃热盛，口舌生疮，牙龈肿痛，目赤眩晕，咽痛，吐血，鼻出血，大便秘结。可用于治疗牙周炎、口腔溃疡而属于胃热兼有便秘者。孕妇忌服。《汤头歌诀》的栀子金花丸则是泻心汤加栀子、大黄而成。

黄玉膏（《中药制剂手册》）　大黄、黄柏各 15g，黄芩、栀子、当归各 17g，依法制为软膏，患处局部涂敷。功能为清热解毒，消肿止痛。治疮疡肿毒，红肿坚硬，以及唇角干裂，鼻孔生疮等症。

牛黄解毒丸（《中国药典》）（附：牛黄解毒片）　人工牛黄 5g，冰片 25g，石膏、大黄各 200g，黄芩 150g，桔梗 100g，雄黄、甘草各 50g，依法研粉，炼蜜为丸，每丸重 3g，每次服 1 丸，每日 2～3 次。功能为清热解毒。治火热内盛，咽喉肿痛，牙痛，口舌生疮，目赤肿痛。可用于治疗牙周炎、口腔溃疡等属于胃热兼有便秘者；也可用于痢疾初起。市售之牛黄解毒片（《中国药典》）即本方之糖衣或薄膜衣片剂，功用及主治与本方相同。孕妇忌用。

【新参】　泻心汤药用大黄、黄连、黄芩，所以也称三黄泻心汤、黄连泻心汤，其清热解毒主要是利用大黄泻下导热下行，“以泻代清”。它的衍化方很多，其中以牛黄解毒丸和牛黄解毒片最常用，其组成药物也相同，都含有雄黄，近年有用于治疗慢性白血病、原发性血小板增多症，每日 3～4g，分 2 次饭后服，因其含有雄黄，不能多服或过久服用，以免引起骨髓抑制。

银花甘草汤（《外科十法》）

（附：金银花酒、回毒金银花汤）

【组成及用法】　鲜金银花 30g（干者 15g），甘草 3g，水煎服，亦可外用洗涤创面。

【主治】　疮疡而有热毒者。

【临床应用】　本方是一个抗菌消炎剂。功能为清火解毒。治疮疡初起，加酒服，其效尤佳；药渣罨敷患处，有助于痈肿之消散。可用于烫伤、急性乳腺炎等。《医方集解》有金银花酒，其药物组成与本方同，只是强调用量要大，每剂金银花 150g，甘草 30g，用水一碗，加酒一碗煎，分 3 次服，24 小时服完，重者 2 剂。服之大小肠通利，则药力达。治一切痈疽恶疮，不问发在何处，或肺痈肠痈，初起便服奇效。另外用银花 60g，甘草 30g，黄芪 120g 加酒 1 升，重汤煮服，名回毒金银花汤（《医方集解》），治痈疡色变紫黑者。

附　　方

银黄口服液（《中国药典》）（附：银黄含片、银黄注射液）　金银花提取物（以绿原酸计）2.4g，黄芩提取物（以黄芩苷计）24g，依法制为口服液。每支 10ml，口服每次 10～20ml，每日 3 次，小儿酌减。功能为清热疏风，利咽解毒。用于上呼吸道感染、急性扁桃体炎、咽炎。其含化片，组成及功用与银黄口服液相同。药理研究证明，本品有明显的抗炎、抑菌、抗病毒和解热作用。另有银黄注射液（《中药成药学》），由金银花提取物（以绿原酸计）12.5g，黄芩提取物（以黄芩苷计）20g，依法制成注射剂，每支2ml，肌内注射，每次2～4ml，每日1～2次。功用同前。有发生过敏反应者，需加以注意。

通肠解毒汤（《辨证录》） 金银花、生甘草各20g，大黄3g，水煎服。治断肠草中毒。加重大黄用量，治疗各种感染性发热等。

五福化毒丸（《中国药典》）（附：五福化毒丹） 水牛角浓缩粉、青黛各20g，芒硝、黄连各5g，牛蒡子（炒）、地黄、桔梗、赤芍各50g，连翘、玄参、甘草各60g，依法制成水蜜丸、小蜜丸或大蜜丸。口服：水蜜丸、小蜜丸每次2g，大蜜丸每次3g，每日2～3次。功能为清热解毒，凉血消肿。用于血热毒盛，小儿疮疖、痱毒，咽喉肿痛，口舌生疮，牙龈出血，痄腮。《中药制剂手册》的五福化毒丹，其组成、功用与本方同，而《常用中成药》的五福化毒丹仅由七味药组成，也是儿科用药，功用基本相似。

普济消毒饮（《东垣试效方》）

【组成及用法】 酒炒黄芩、酒炒黄连各15g，陈皮、甘草、柴胡、桔梗、玄参各6g，连翘、板蓝根、马勃、牛蒡子、薄荷各3g，僵蚕、升麻各2.1g，上药研末，汤调时时服之；现用汤剂，水煎服。

【主治】 大头瘟。症见恶寒发热，头面红肿热痛，目不能开，咽喉不利，舌燥口渴，舌红，苔白兼黄，脉浮数有力。

【临床应用】 本方是一个有效的消炎解毒剂。功能为清热解毒，疏风散邪。治风热疫毒上攻的大头瘟和痄腮。可用于颜面丹毒、流行性腮腺炎、扁桃体炎。

附　方

清震汤（《素问病机气宜保命集》）又名升麻汤 升麻、苍术各30g，干荷叶1张，共为末，每次用15g，水煎服。治雷头风。症见头面疙瘩肿痛，憎寒壮热，状如伤寒，头胀，头重或有响声等。

治水痘方(《农村医生手册》)　连翘、金银花各9g，赤芍、板蓝根各4g，蝉蜕、甘草各3g，地丁6g，水煎服，连服1～2日。治水痘。

六神丸(《中国医学大辞典》转引自《中药制剂手册》)

（附：六应丸）

【组成及用法】　牛黄、珍珠粉、蟾酥、麝香、冰片、雄黄，依法制为微丸，百草霜为衣。成人每次服10粒，每日2次。小儿1岁服1粒，4～8岁服5粒，9～15岁服8粒，温开水送下，或噙化服。外用适量，以醋或温水调成糊状局部涂敷。孕妇忌用。

【主治】　咽喉肿痛，单双乳蛾及无名肿毒。

【临床应用】　本方是一个有多方面功用的制剂。功能为清热解毒，消肿止痛。常用于口腔咽喉肿痛、白喉、扁桃体炎、腮腺炎等。现代药理研究证明，本方主要作用是抗炎、抑菌、镇痛、强心，并发现本药还能抗癌，治疗消化道肿瘤和白血病。日本人以此方加减，制成了“救心丸”，用于治疗心脏疾病。与本方相类似的还有不少，如六应丸(《中国药典》)，其组成是上方去麝香，加丁香，也是微丸，用量及功效两者基本相同。

附　　方

梅花点舌丸(《中国药典》)原名梅花点舌丹　冰片、硼砂、葶苈子、沉香、血竭、制乳香、雄黄、熊胆、制没药各30g，麝香、牛黄、朱砂、制蟾酥各60g，珍珠90g，依法制为水丸，每10粒重1g，每次服3粒，每日1～2次；外用以醋化开，敷于患处。功能为清热解毒，消肿止痛。治疗疮痈肿毒初起，咽喉、齿龈肿痛，口舌生疮。可用于化脓性炎症，局部红肿疼痛者；也可用于胃癌等肿瘤。孕妇忌服。

解毒消炎丸(《常用中成药》)（附：消炎解毒丸）　丁香135g，

雄黄、蟾酥各60g，朱砂45g，依法制成小丸，每16粒重0.3g，成人每次服4～6粒，小儿2～3粒，每日3次，饭后吞服（本药不宜空腹时服用，也不要研碎服）；外用可取数粒，用少许冷开水或米醋化开，涂于患处（溃烂后禁外涂）。功能解毒，消肿，止痛。治痈、疖、疔疮、毒虫咬伤、乳蛾、咽喉肿痛等。可用于一般咽喉部炎症、扁桃体炎及皮肤化脓性炎症等。消炎解毒丸（《中药制剂手册》）蒲公英24000g，金银花、连翘、甘草各600g，防风300g，依法制成浓缩丸，每170粒重30g，每次服20粒，每日2次，温开水送服；小儿酌减。功能为清热解毒，凉血消炎。治毒热引起的疮疡疖肿、红肿疼痛、妇女乳疮、小儿疮疖等症。

【新参】 六神丸是近代研制的治疗口腔、咽喉炎症性疾病的特效药。齿科用于牙髓灭活，有2粒即可，疗效优于亚砷酸；将六神丸研碎，食醋调敷患处，每次4～8粒，治带状疱疹有效；也可用于治疗皮肤科的扁平疣、寻常疣，乃至尖锐湿疣，方法是六神丸40～50粒，研粉，加食醋10～20ml调匀备用。第一次敷药要将疣体消毒后用针划破，将药糊涂于患处，连用2周左右。为避免涂药后的烧灼感和疼痛，可配合使用表面麻醉药利多卡因。

青果丸（《中国药典》）

【组成及用法】 青果、金银花、黄芩、北豆根、麦冬、玄参、白芍、桔梗各100g，依法制为蜜丸，大蜜丸每丸6g，水蜜丸每10丸重1g。口服：大蜜丸每次2丸，水蜜丸每次8g，一日2次。

【主治】 咽喉肿痛，失音声哑，口干舌燥，干咳少痰。

【临床应用】 本方是一个消炎润喉剂。功能为清热利咽，消肿止痛。方中之青果即橄榄，长于清咽生津润喉，又配清热解毒、消肿止痛之品，对于风热火毒上攻咽喉、肺燥咳嗽有效。

附 方

健民咽喉片（《中国药典》） 玄参 50g、麦冬 34g、蝉蜕 20g、诃子 34g、桔梗 34g、板蓝根 34g、胖大海 2g、地黄 50g、西青果 10g、甘草 20g、薄荷素油 0.5ml、薄荷脑 3.5g，依法制为糖衣片或薄膜片，小片相当于饮片 0.29g，大片相当于 0.44g。含化服，每次 2～4 片（小片）或 2 片（大片），每隔 1 小时 1 次。功能为清利咽喉、养阴生津、解毒泻火。用于咽喉肿痛、失音及上呼吸道炎症。

西瓜霜润喉片（《中国药典》）（附：桂林西瓜霜） 西瓜霜、冰片、薄荷素油、薄荷脑，依法制为片剂，有 0.6g/片、1.2g/片 2 种。口含服，每小时含化小片 2～4 片，大片 1～2 片。功能为清音利喉，消肿止痛。用于防治咽喉肿痛，声音嘶哑及喉痹、喉痈、喉蛾、口糜、口舌生疮、牙痛；急慢性咽喉炎、急性扁桃体炎、口腔溃疡、口腔炎、牙龈肿痛等病。桂林西瓜霜（《中国药典》）由西瓜霜、硼砂（煅）、黄柏、黄连、山豆根、射干、浙贝母、青黛、冰片、无患子果（炭）、大黄、黄芩、甘草、薄荷脑制成的散剂。外用喷吹于咽喉部，亦可内服。功用基本与上方相似。

复方草珊瑚含片（《中国药典》） 肿节风浸膏、薄荷脑、薄荷素油，依法制为片剂或包薄膜衣，小片每片 0.44g、大片每片 1.0g。含服。每次 2 片（小片），每隔 2 小时 1 次，每日 6 次；或 1 片（大片），每隔 2 小时 1 次，每日 5～6 次。功能为疏风清热，消肿止痛，清利咽喉。用于治疗外感风热所致的咽喉肿痛、声哑失音、急性咽喉炎等风热证患者。肿节风的全草即草珊瑚，故名复方草珊瑚含片。

苍耳散（《重订严氏济生方》）

【组成及用法】 炒苍耳子 7.5g，薄荷叶 1.5g、辛夷 15g，白芷 30g，共研细末，每次服 6g，葱茶汤调下。现用汤剂，水煎服。

【主治】 鼻渊，鼻塞头痛。

【临床应用】 本方是一个消炎镇痛剂。功能为疏风清热，宣通鼻窍。治风热上攻的鼻渊脑漏，鼻流浊涕，不闻香臭，头痛。可用于慢性鼻炎、鼻窦炎和过敏性鼻炎的鼻塞、头痛、流鼻涕、不闻香臭等。

附　方

通窍鼻炎丸（《中国药典》）　苍耳子（炒）120g，黄芪 250g，防风、白芷、辛夷、白术（炒）各 150g，薄荷 50g，依法制为糖衣片，口服，每次 5～7 片，每日 3 次。功能为散风固表，宣肺通窍。用于鼻渊、鼻塞流涕、前额头痛、鼻炎、鼻窦炎及过敏性鼻炎。

辛夷散（《重订严氏济生方》）　辛夷仁、白芷、升麻、藁本、羌活、防风、川芎、细辛、木通、甘草各等份，共研细面，每次服 9g，茶叶一撮为引送服。治鼻生息肉，形如石榴子，色紫微硬，常流稠厚鼻涕，腥臭难闻，鼻塞，头胀而痛，不闻香臭。可用于慢性肥厚性鼻炎、急性鼻旁窦炎等。

藿胆丸（《中国药典》）　广藿香叶 4000g，猪胆粉 315g，将广藿香叶粉碎成细粉，过筛，取猪胆粉用酒精加热回流，滤过，滤液回收酒精，减压干燥，磨成细粉，与广藿香叶细粉混匀，用水泛丸，干即得。每次服 3～6g，每日 2 次。功能为清热化浊，宣通鼻窍，用于湿浊内蕴，胆火上攻引起的鼻窍欠通，鼻渊头痛，可用于鼻窦炎引起的鼻塞不通，头痛等症。本方又名奇授藿胆丸、清肝保脑丸。

温肺止流丹（《辨证录》）　人参、荆芥、细辛各 1.5g，诃子、甘草各 3g，桔梗 9g，石首鱼脑骨（煅，另研面）15g。前六味水煎，调石首鱼脑骨面服下。功能为温肺散寒。治鼻渊脑漏。症见鼻涕清稀、淋漓不止，辨证属于肺气寒者，对于脑脊液鼻漏有效验。

碧云散（《医宗金鉴》）（附：鼻炎外用方）　鹅不食草、川芎、青黛各 30g，细辛、辛夷各 6g，依法制为散，每用少许，搐入鼻内（上药时，口中含清水）。功能为散风清热。治鼻渊。症见常流浊涕、鼻塞、头痛。另有鼻炎外用方（《农村医生手册》），方用白芷、鹅不食草、细辛各 1.5g，辛夷 3g，鱼脑石 2 粒，冰片 0.25g，共研极细面，装瓶密闭备用。每用少许吸鼻中，每日数次。治慢性单纯性鼻炎、鼻塞、多涕。

泻白散(《小儿药证直诀》)

(又名泻肺散，附：黄芩泻白散)

【组成及用法】 桑白皮、地骨皮各 30g，生甘草 15g，上药共研成末，每次用 6～12g，入粳米 1 撮，水煎服；现用汤剂，水煎服。

【主治】 肺热咳嗽，甚则气喘，皮肤蒸热，午后尤甚；或有恶寒发热，舌质红，苔薄白，脉细数。

【临床应用】 本方是一个消炎镇咳剂。功能为清泻肺热，止咳平喘。治肺热阴伤，肺气不降的咳喘、口渴、发热等症。可用于支气管炎、肺结核的咳嗽、低热等症。本方加黄芩名黄芩泻白散(《伤寒大白》)，清热力较原方略强。

附 方

清肺抑火丸(《中国药典》) 黄芩 140g，栀子、桔梗、天花粉各 80g，知母、苦参各 60g，浙贝母 90g，黄柏、前胡各 40g，大黄 120g，依法制为水丸，每次服 6g，每日 2～3 次。功能为清肺热，止咳化痰，通便。治肺热燥咳，痰黄稠黏，口干咽痛，便秘。可用于急性支气管炎，辨证属肺胃火盛的咳嗽吐黄黏痰、口臭、大便秘结者。

葶苈大枣泻肺汤(《金匮要略》) 葶苈子(熬至色黄，捣如弹子大)9g，大枣(12 枚)4 枚，水煎服。功能为泻肺行水，下气平喘。主治痰涎壅盛，咳喘胸满，不得卧。以本方加味常用于渗出性胸膜炎、胸腔积液、心包炎、心包积液及肺痈、支气管炎合并感染者。

泻青丸(《小儿药证直诀》)

【组成及用法】 当归、龙脑、栀子、熟大黄、川芎、羌活、防风各 30g，共研细粉，水泛为丸，每次服 6g，每日 2 次，温开水送下，小儿酌减。

【主治】 肝经郁热，目赤肿痛，易惊易怒，不能安卧，两胁胀痛，脉数有力。

【临床应用】 本方是一个消炎解热剂。功能为清肝泻火，风通便。治肝火郁热，风热上攻引起的眼睛红赤肿痛、头痛、小便黄、大便干结等症。可用于眼睛、耳部的炎症。

附　方

黄连羊肝丸（《中国药典》） 黄连、黄柏、龙胆草各 20g，胡黄连、黄芩、柴胡、醋炒青皮、木贼、夜明砂、密蒙花、茺蔚子、煅石决明、炒决明子各 40g，鲜羊肝 160g，依法制为蜜丸，每丸重 9g，每服 1 丸，每日 1~2 次。功能清肝明目，治肝火旺盛，目赤肿痛，视物昏暗，羞明流泪，胬肉攀睛等。

清脾散（《审视瑶函》） 薄荷、升麻、甘草各 1 份（9g），炒山栀子、赤芍、枳壳、黄芩、广陈皮、藿香叶、石膏、防风各 2 份（18g）。共为细末，多用 7.5g；现用作汤剂，水煎服。治土疳，俗称“偷针”。可用于治疗睑腺炎（麦粒肿），辨证属脾胃有燥热者。

龙胆泻肝丸（《中国药典》）

【组成及用法】 龙胆草、泽泻、柴胡、地黄各 120g，黄芩、炒栀子、木通、炒车前子、酒炒当归、炙甘草各 60g，共研细粉，依法制为水丸，每次服 3～6g；大蜜丸，每丸重 6g，每次 1～2 丸。每日 2 次。

【主治】 肝胆湿热，头晕目赤，耳鸣耳聋，耳肿疼痛，胁痛口苦，尿赤涩痛，湿热带下。

【临床应用】 本方是一个消炎解热利尿剂。功能为清泻肝胆湿热，上能治耳目诸病，下能治前阴诸疾。凡属肝胆实火上炎之胁痛头痛，口苦目赤，耳聋耳肿，以及肝经湿热下注引起的小便淋浊涩痛、阴肿阴痒、妇人带下等，皆可加减应用。可用于治疗泌尿生殖系统炎症，如急性肾盂肾炎、膀胱炎、尿道炎、外阴炎、盆腔炎、前列腺炎、睾丸炎、腹股沟淋巴结肿，症见尿黄、尿血、脓尿、带下、外阴肿痛及肝阳上亢的高血压，以及眼、耳、鼻急性炎症和三叉神经痛；也可用于治疗急性黄疸型肝炎、某些过敏性疾病和湿疹等，而一般体力未衰者。临床研究证明，本方配合间歇化疗治疗急性白血病有肝胆湿热表现者，1/2 可获缓解；药理试验表明有明显的利尿和降压作用，并有抗炎、抗过敏、抑菌作用，故可用于治疗多种急性局部炎症及变态反应性炎症。本方近年来用于治疗真性红细胞增多症和多囊卵巢综合征，证属肝胆湿热者有效。孕妇慎用。

附　　方

耳聋丸（《山西省中药成方选辑》）　龙胆草、黄芩、生地黄、泽泻、木通、生栀子、当归、石菖蒲、甘草各 3g，羚羊角粉（多用山羊角代替）1.5g，依法制为蜜丸，每丸重 6g，每次服 1 丸，白开水送下。功能为清泻肝胆，通窍利湿。治肝胆热盛，耳聋耳鸣，耳内流脓，耳窍不通，头晕头痛等症。

当归龙荟丸（《中国药典》）　酒炒当归、酒炒龙胆草、栀子、酒炒黄连、酒炒黄芩、盐炒黄柏各 100g，芦荟、青黛、酒炒大黄各 50g，木香 25g，人工麝香 5g，依法制为水丸，每次服 6g，每日 2 次。功能为泻火通便。治肝胆火旺，心烦不宁，头晕目眩，耳鸣耳聋，胁肋疼痛，脘腹胀痛，大便秘结。由于本方能泻热通便，可用于治疗便秘、胆囊炎和胆道蛔虫病。近年来，应用于慢性粒细胞性白血病，已知其有效成分为青黛之靛玉红，且对骨髓无明显抑制。孕妇忌服。

【新参】　龙胆泻肝汤有抗炎、抗变态反应等多种功效，制剂有丸剂、片剂等，近年来研究认为改制成颗粒剂（冲剂）最好，其生物利用度高，服用体积小，储运、服用都很方便，有报道本品与己烯雌酚合用，治疗高原反应的红细胞增多症有效。实验研究表明，该方可以增强和调整机体的免疫功能。临床上有报道治疗带状疱疹 336 例，均获痊愈。在男科治疗射精不能症和阴茎异常勃起等，均有有效的报道。

平肝清晕汤（《张子琳医疗经验选辑》）

【组成及用法】　菊花 9g，生白芍、蒺藜、生地各 12g，龙骨、石决明、牡蛎各15g，水煎服。

【主治】 眩晕，每逢用脑过多，或情绪激动、精神紧张而增剧，伴有目糊、口干、少寐、心慌等症，脉弦数者。

【临床应用】 本方是一个镇静降压剂。功能平肝清热。治肝阳上亢的头目眩晕、心悸、失眠等症。可用于治疗高血压，辨证属于肝热阳亢者。

附　方

脑立清丸（《中国药典》） 磁石、清半夏、酒曲、炒酒曲、牛膝各200g，赭石350g，珍珠母100g，薄荷脑50g，冰片50g，猪胆汁350g（或猪胆粉50g），依法制为小丸，每10粒1.1g，每次服10粒，每日2次。功能为平肝潜阳，醒脑安神。用于治疗肝阳上亢，头晕目眩，耳鸣口苦，心烦难寐，高血压见上述证候者，孕妇及体弱虚寒者忌服。因本品金石介壳类药物较多，宜饭后服，以减少对胃的刺激。

平肝潜阳方（《董建华医学文集》） 生石决明、龙齿、生牡蛎各30g，钩藤、地龙、白蒺藜、桑叶、菊花、白芍、牛膝各10g，水煎服。眩晕欲倒者，加天麻10g；口渴者，加生地黄、玄参各10g；动风者，加羚羊角粉（多用山羊角代替）2g冲服。功能为平肝潜阳。治烦劳恼怒，肝阳上亢，清窍不利，症见头晕耳鸣、头胀痛、面红烘热、心烦少寐、舌红苔黄、脉弦。可用于治疗肝阳上亢型高血压。

左金丸（《中国药典》）

【组成及用法】 黄连600g，吴茱萸100g，共为细粉，水泛为丸，每次服3～6g，每日2次。

【主治】 脘胁疼痛，口苦嘈杂，呕吐酸水，不喜热饮。

【临床应用】 本方是一个苦味健胃剂。功能为泻火，舒肝，和胃止痛。治肝火犯胃，胃失和降，胁痛吐酸，嗳气，口苦咽干，舌红苔黄，脉弦数。可用于治疗慢性胃炎、食管炎、胃溃疡所致的胃灼热、吐酸，胁脘胀痛，食欲缺乏而属于肝热者。

附　方

戊己丸（《中国药典》）　黄连、炒白芍各300g，制吴茱萸50g，共研细粉，水泛为丸。每次服 3～6g，每日 2 次。功能为泻肝火和胃、降逆。治肝胃不和，口苦嘈杂，腹痛泻痢。可用于治疗急性肠炎、痢疾；也可用于治疗慢性胃炎所致的胃灼热、胃痛等。

大香连丸（《太平惠民和剂局方》）（附：香连片）　黄连（吴茱萸制）800g，木香 200g，共研细粉，每 100g 粉末加米醋 8ml 与适量的水泛丸，每次服 3～6g，每日 2～3 次，小儿酌减。功能为清热化湿，行气止痛。适用于肠炎、痢疾，腹痛里急后重及肠伤寒，辨证属于胃肠湿热者。另有香连片《中国药典》方，药物组成及功用与大香连丸相同，但制剂工艺不同。香连丸出自《太平惠民和剂局方》,《中国药典》已收载，是一个有名的常用方剂。据考无论是十卷本还是五卷本《太平惠民和剂局方》,都收载有香连丸和大香连丸，但习称的香连丸按其药物组成及功用应是大香连丸，属肠道清利湿热、行气定痛之方。而原书方名曰香连丸者，组成为白石脂、龙骨、炮干姜、黄连（微炒）白矾煅各半两（缺木香，疑是疏漏），功能为涩肠止泻，纯属固涩剂。另据《太平惠民和剂局方》五卷（残卷）本，其香连丸的药物组成及功用，均属固涩剂，而大香连丸的药物组成及功用才是清利肠道之方，因此本书据此修正为大香连丸。

复方小檗碱片（《中国药典》）　盐酸小檗碱 30g，木香 116g，吴茱萸 40g，白芍 162g，依法制为糖衣片。口服每次 4 片，每日 3 次。功能为清热燥湿，行气止痛，止痢止泻。用于治疗大肠湿热，赤白下痢，里急后重或暴注下泻，肛门灼热。可用于治疗肠炎、痢疾见此证候者。

连附六一汤（《医学正传》）　黄连 18g，附子 3g，加姜、枣，水煎服。治胃脘痛甚。可用于治疗慢性胃炎所致的胃痛、胃灼热、吐酸等症。

【新参】 左金丸出自《丹溪心法》,《中国药典》已收载，近年制剂剂型研究表明，左金丸制备成散剂，其保护胃黏膜、抗溃疡的作用较汤剂为优，分析认为散剂是药物的细粉，口服后易吸附于胃肠黏膜，接触受损的黏膜时间相对较长，即局部作用较持久，故比在胃肠道排空较快的汤剂为好。

清胃散（《脾胃论》）

【组成及用法】 黄连 5g，当归身 6g，生地黄 12g，牡丹皮 9g，升麻 3g，研为末，水煎，放冷服之；现用汤剂，水煎服。

【主治】 胃有积热，上下牙痛，面颊发热；或牙龈红肿溃烂，出血，口臭口干；或唇舌腮颊肿痛，喜冷恶热，舌红苔黄，脉滑大而数。

【临床应用】 本方是一个消炎解热剂。功能为清泻胃火，凉血。治胃火牙痛、口臭、口疮等。临床上常加入生石膏，以增强清热泻火之力；或加大黄导热下行，其效更佳。可用于治疗牙周炎、三叉神经痛、口腔溃疡属于胃热、胃火上攻者。

附　方

泻黄散（《小儿药证直诀》）又名泻脾散　藿香叶 21g，栀子仁 3g，石膏 15g，甘草 90g，防风 120g，诸药锉，同蜜酒微炒香，研细末，每次用 3～6g，现在用汤剂，水煎服。功能为泻脾胃伏火。治脾胃伏热，症见烦热易饥，口燥唇干，口臭口疮，舌红脉数及脾热弄舌等。

玉女煎（《景岳全书》）　石膏 30g，熟地黄 9～30g，麦冬 6g，知母、牛膝各 4.5g，水煎服。功能为清胃滋阴。治阴虚胃热的牙痛，龈肿口臭，牙龈出血，口干舌燥，舌干红，苔白或黄而干，脉虚数。

导赤散（《小儿药证直诀》）

（附：导赤丸）

【组成及用法】 生地黄、木通、生甘草梢各等份（一方无甘草，用黄芩），竹叶适量。前三味研末，每取 9g，加竹叶，水煎服；现用汤剂，水煎服。

【主治】 心经热盛，口渴面赤，口舌生疮，心胸烦热，渴饮冷水或心热移于小肠，小便黄赤不利，尿时涩痛，舌红脉数等。

【临床应用】 本方是一个消炎利尿剂。功能为清心利尿。上治口舌生疮，下治小便黄赤涩痛。可用于治疗心经有热的口腔溃疡、鹅口疮、小儿夜啼及泌尿系急性炎症，如膀胱炎、尿道炎、肾盂肾炎的尿痛、尿急、尿频而有发热者。另有导赤丸（《中国药典》），连翘、炒栀子、黄芩、滑石、玄参、天花粉各 120g，黄连、赤芍、木通、大黄各 60g，共为细面，依法炼蜜为丸，每次服 3g，每日 2 次，周岁内小儿酌减。功能为清热泻火，利尿通便。适用于火热内盛的口舌生疮，咽喉疼痛，心胸烦热，小便黄少，大便秘结。

附 方

八正散（《太平惠民和剂局方》） 木通、瞿麦、车前子、萹蓄、滑石、炙甘草、山栀子、大黄各等份，研为粗末，每用 6～10g，加灯心草煎服；现用汤剂，水煎服。功能为清热泻火，利尿通淋。治下焦湿热所致的热淋，小腹急痛，尿频尿痛，淋涩不爽，大便秘结，舌红苔黄，脉数实。可用于治疗湿热蕴结的急性泌尿系感染，以及急性肾炎等。

分清五淋丸（《中国药典》） 大黄 120g，木通、滑石、黄芩各 80g，车前子（炒）、茯苓、猪苓、黄柏、萹蓄、瞿麦、知母、泽泻、栀子各 40g，甘草 20g，依法制为水丸，滑石粉为衣。每次服 6g，每日 2～3 次。功能为清湿热、利尿通淋。治湿热下注，小便黄赤、涩痛。可用于治疗尿路感染等。

妇科分清丸（《中国药典》） 地黄、当归各 200g，黄连、石苇各 50g，海金沙 25g，甘草、栀子、木通、白芍各 100g，滑石、川芎各 150g，依法制为水丸，每次服 9g，每日 2 次。功能为清利湿热，活血止痛。治湿热下注膀胱，尿频涩痛，短赤浑浊。孕妇慎用。

【新参】 导赤散除用于各种热淋外，还可用于各种毒热引起的口腔溃疡，如磷中毒、放射性口腔溃疡属心胃毒热上攻者；八正散清利三焦湿热作用大于导赤散，更多用于治疗泌尿系统结石；对产后、术后引起的膀胱麻痹、肛肠术后的尿潴留都有良好的疗效，两篇文献报道累计近 800 例。现代研究证明，该方虽无直接抑菌作用，但能抑制大肠埃希菌对尿道上皮细胞的黏附和大肠埃希菌的菌毛表达，消除尿路感染的始动因素。因此，临床上主张疗程要足够，才能防止复发。

五淋散（《太平惠民和剂局方》）

【组成及用法】 赤茯苓 180g，当归、甘草各 150g，赤芍、栀子各 60g，共为粗末，每次用 6g，水煎服；现用汤剂，水煎服。

【主治】 膀胱有热，水道不通，淋漓不爽，脐腹急痛，时发时止，劳倦即发；或尿如豆汁；或有沙石；或冷淋如膏；或热淋尿血。

【临床应用】 本方是一个消炎利尿剂。功能为清热凉血，利尿通淋。治热淋、血淋、膏淋、石淋等证的尿急、尿痛。可用于治疗急性尿路感染，而有尿血、尿痛、尿热症状者。

附 方

石韦散（《普济本事方》） 石苇 6g，木通 4.5g，车前子 9g，瞿麦 6g，榆白皮 6g，滑石 9g，冬葵子 6g，赤茯苓 9g，甘草 3g，水煎服。功能为清热、利尿、通淋，治石淋。症见小腹隐痛、茎中痛、溲出沙石者，并治诸淋。可用于治疗尿路感染的尿痛、尿赤及尿路结石症。

清心莲子饮（《太平惠民和剂局方》） 黄芩、麦冬、地骨皮、车前子、炙甘草各 15g，石莲子、茯苓、黄芪、人参各 23g，共为粗末，每次用 9g，水煎服；现用汤剂，水煎服。功能为益气阴，清热止淋。治肾阴不足，心火上炎的劳淋，口干舌燥，淋浊遗精，遇劳即发；以及妇女的热扰营血，烦躁发热、血崩带下等。可用于治疗老年妇女的慢性肾盂肾炎，小便不利，伴有心烦、失眠、多梦，而心火偏亢者；也可用于治疗神经衰弱的遗精及急性热病的后期调理等。

六一散（《中国药典》）

（原名天水散，附：益元散、碧玉散、鸡苏散）

【组成及用法】 滑石粉 600g，甘草 100g，依法制为散剂，每次服 6～9g，每日 1～2 次；外用适量敷患处。

【主治】 暑热身倦，口渴、泄泻，小便黄少；外敷治痱子、瘙痒。

【临床应用】 本方由滑石六份、甘草一份组成，取“天一生水，地六成之”意，故名天水散，后世通称六一散。功能为清暑利湿。治严夏感受暑湿之邪的口渴、尿黄赤涩痛及诸淋等。可用于治疗中暑、夏季的急性肠炎等热病的烦渴多饮、尿涩痛或吐泻等症；外敷可用于治疗痱子。也可与海金沙、金钱草等配伍，用于治疗泌尿系结石症。本品加适量白糖，冲水取清汁、放凉，可做夏天的清凉饮料。本方加青黛，名碧玉散，治暑热病兼目赤咽痛，或口舌生疮；加朱砂，灯心汤调服，名益元散，治暑热兼有惊悸不安等症；加薄荷，名鸡苏散，治暑湿而兼有表证者（《宣明论方》）。

附 方

滑石黄柏汤（经验方） 滑石 30g，甘草 5g，黄柏 9g，海金沙 10g，水煎服。功能为清热通淋。治膀胱炎、尿道炎，小便涩痛，尿黄尿频等。去海金沙，加冰片少许，研为极细粉，外用治湿疹。

寒通汤（《医学衷中参西录》） 滑石、生杭芍各 30g，知母、黄柏各 24g，水煎服。功能为滋肾清热，通关利尿。治下焦蕴蓄实热，膀胱肿胀，溺管闭塞，小便滴沥不通。可用于治疗前列腺炎症见尿涩痛不爽，而偏于湿热者，亦可加石韦，润肺通淋。

滋肾通关丸（《兰室秘藏》）

【组成及用法】 黄柏（盐水炒）、知母（盐水炒）各400g，肉桂40g，共研细面，依法制为水蜜丸，每次服6～9g，每日2～3次。

【主治】 肾经有热，气化不行；或湿热下注，水液失调，小腹胀满，小便不利，甚或不通，舌红苔黄腻。

【临床应用】 本方是一个清热消炎剂。功能为滋肾清热、化气通关，专治癃闭。可用于治疗前列腺炎、前列腺增生引发的癃闭，辨证属于下焦湿热癃闭引起的尿闭不通而口不渴者。

附　方

大补阴丸（《中国药典》） 盐炒黄柏、盐炒知母各80g，熟地黄、醋龟甲各120g，猪脊髓160g，依法制为水蜜丸，每次6g，每日2～3次。大蜜丸，每次1丸，每日2次。功能为滋阴降火。治阴虚火旺，潮热，盗汗，咳嗽咯血，耳鸣遗精或烦热易饥，足胫痛热，舌红少苔，尺脉数有力。可用于治疗甲状腺功能亢进、肾结核、糖尿病等，辨证属于阴虚火旺而脾胃强健者。

沉香散（《三因极一病证方论》）（附：代抵当丸） 沉香、石韦、滑石、当归、王不留行各15g，橘皮、甘草各7.5g，白芍、冬葵子各22g，共研为散，每次服6g，大麦煎汤下。功能为疏利气机，通利小便。治疗肝郁气滞型癃闭，症见小便不通，或通而不爽，胁腹胀满，多烦善怒，舌红、苔薄黄，脉弦；若兼血瘀证，尿道阻塞，小便点滴而下；或尿如细线，甚则阻塞不通，小腹胀痛，舌紫暗或有瘀斑，脉细涩者，可用代抵当丸（《证治准绳》），药用大黄、当归、生地黄、穿山甲、芒硝、桃仁、肉桂。现代用于治疗挤压综合征。

【新参】 滋肾通关丸是治疗尿路感染的有效方剂，主要是用于慢性前列腺炎、前列腺增生及妇女的慢性尿道炎，主要症状是小便不利、淋涩不爽、小腹胀满，甚或尿闭不通，可以改善临床症状，并有实验报告称，由本方制成的胶囊剂体外实验证实有抑菌、杀菌作用；对急性肾盂肾炎大鼠肾脏病理损伤的改善作用优于抗生素治疗组，提示该方有良好的远期疗效。

白头翁汤（《伤寒论》）

（附：白头翁加甘草阿胶汤、变通白头翁汤）

【组成及用法】 白头翁（2 两）15g，黄柏（2 两）12g，黄连（3 两）6g，秦皮（3 两）12g，水煎服。

【主治】 热利下重，肛门灼热，腹痛，便脓血，渴欲饮水。

【临床应用】 本方是一个消炎、杀菌、止泻剂。功能为清热解毒，凉血止痢。治热毒深陷血分的热毒赤痢，下脓血，赤多白少，舌红苔黄，脉弦数者。可用于治疗急性痢疾的脓血便，里急后重，发热，心烦口渴等，无论是菌痢还是阿米巴痢疾都有效。实验证明，全方及单味白头翁对阿米巴原虫都有较强的杀灭作用；对多种细菌、滴虫也有杀灭作用，故白头翁汤用作治疗阿米巴痢疾的特效方。本方加甘草、阿胶，名白头翁加甘草阿胶汤（《金匮要略》）。治产后下痢虚极，腹痛，里急后重；以及血虚热痢或热痢伤阴者。张锡纯另有变通白头翁汤（《医学衷中参西录》），方由白头翁、生杭芍各 12g，甘草 6g，生山药 30g，秦皮、生地榆各 9g，旱三七（研细）9g，鸦胆子（去皮）60 粒组成，用法是后二味用白糖水送服一半，余药水煎服。第二煎时，仍先服旱三七、鸦胆子，再服汤药。治热痢下重腹痛，病久兼虚者。

附 方

白地诃片（《新医学杂志》1975 年 4 期） 白头翁 25 份，地榆、诃子各 30 份，丁香 15 份，依法制为片剂，每片 0.3g，口服，每次 4～8 片，每日 4 次。治急性细菌性痢疾。

痢疾丸（《中药制剂手册》） 白头翁、川厚朴、槟榔各 600g，吴茱萸 45g，金银花 450g，炒山楂、黑地榆、白芍、当归各 900g，川黄连、广木香、乌梅肉各 300g，依法制为水丸，每次服 9g，每日

2 次。功能为清热化滞。治红白痢疾，腹痛下坠，里急后重，便下脓血。

【新参】 白头翁汤是治疗菌痢和阿米巴痢疾的有效方剂，是人们熟知的治痢名方，现代报道用其加味方保留灌肠治疗放射性直肠炎，用水煎剂，灌肠后要保留持续 2 小时，每日 1～2 次，10 日为 1 个疗程，经治 42 例，用药 1～3 个疗程，痊愈 29 例，好转 13 例，有 3 例复发（随访 38 例）。实验研究认为，白头翁汤能防止大肠埃希菌内毒素引起的弥散性血管内凝血的发生和炎症反应，从而达到解毒的目的。

黄芩汤（《伤寒论》）

【组成及用法】 黄芩（3 两）9g，芍药、炙甘草（各 2 两）各 6g，大枣（12 枚）4 枚，水煎服。

【主治】 太阳少阳合病，腹痛自利。

【临床应用】 本方是一个消炎定痛剂。功能为清热治痢，和中止痛。治湿热腹痛下利，大便不畅，身热口苦；或痢疾腹痛有热，便脓血，舌红脉弦数。可用于治疗急性肠炎、菌痢等。

附　方

芍药黄连汤（《素问病机气宜保命集》） 芍药、黄连、当归各 15g，大黄 3g，肉桂 1.5g，炙甘草 6g，研为粗末，每次用 15g，水煎服。治大便后下血，腹中痛。

芍药汤（《素问病机气宜保命集》） 芍药 30g，大黄、黄芩、黄连、当归各 9g，槟榔、木香、炙甘草各 5g，官桂 2g，水煎服。功能为清热解毒，调气和血。治湿热痢疾，症见腹痛便脓血，里急后重，肛门灼热，小便黄赤，苔腻微黄。可用于治疗急性痢疾、急性肠炎、过敏性结肠炎的泻下不爽，里急后重，腹痛等属于湿热的患者。

新加香薷饮（《温病条辨》）

（附：香薷散、黄连香薷饮）

【组成及用法】　金银花、鲜扁豆花各 9g，香薷、厚朴、连翘各 6g，水煎服。

【主治】　感受暑邪，发热，微恶寒，无汗头痛，心烦口渴，舌红苔薄白，脉浮洪。

【临床应用】　本方是一个发汗解热剂。功能为解表祛暑，清热。治夏月伤暑受热，有微恶风寒，发热无汗之表证者。香薷散（《太平惠民和剂局方》）由香薷、白扁豆、厚朴三味组成。功能为解表散寒，化湿和中。治疗暑月乘凉饮冷，感受寒湿之邪，无汗恶寒而需要辛温发汗者。可用于治疗夏天的某些感冒及轻度胃肠炎。另有黄连香薷饮（《丹溪心法》），即香薷散去白扁豆加黄连，燥湿止泻力较好。

附　方

清络饮（《温病条辨》）　鲜荷叶、鲜银花、西瓜翠衣、鲜扁豆花、丝瓜皮、鲜竹叶心各 6g，水煎服。功能为解暑清肺。治暑伤肺经气分之轻症；或暑温病汗后余邪未尽。症见身热，口渴不甚，但头目不清，昏眩微胀，舌淡红，苔薄白。可用于治疗夏天的轻度中暑；或作清凉饮料用。

清暑益气汤（《温热经纬》）　西洋参 5g，麦冬 9g，黄连、甘草各 3g，竹叶、知母各 6g，石斛、荷梗、粳米各 15g，西瓜翠衣 30g，水煎服。功能为清暑益气。治感受暑热，气津两伤，身热汗多，口渴心烦，体倦少气，脉虚数等。可用于治疗中暑、热射病引起的津气两伤，另外李东垣（《脾胃论》）亦有一清暑益气汤，其药物组成侧重于健脾益气，几无清暑药物，应当辨别。

青蒿鳖甲汤（《温病条辨》）

【组成及用法】 鳖甲15g，细生地黄12g，青蒿、知母各6g，牡丹皮9g，水煎服。

【主治】 温病后期，邪伏阴分，夜热早凉，热退无汗，舌红少苔，脉数。

【临床应用】 本方是一个强壮性解热剂。功能为养阴透热。治温热病余邪未尽，阴液亏耗的虚热，以及肺痨骨蒸而属阴虚内热者。

附　方

清骨散（《证治准绳》） 银柴胡5g，胡黄连、秦艽、炙鳖甲、地骨皮、青蒿、知母各3g，甘草2g，水煎服。功能为清虚热，退骨蒸。治虚劳骨蒸或低热日久不退，唇红赤，口渴心烦，形瘦盗汗，舌红少苔，脉细数。可用于治疗某些低热不退及结核病的消耗热，而热象又比较明显者。

秦艽鳖甲散（《卫生宝鉴》） 炙鳖甲、地骨皮、柴胡各30g，秦艽、知母、当归各15g，共为粗末，每次用15g，加乌梅1个，青蒿5叶，水煎服；现用汤剂，水煎服。治骨蒸劳热，消瘦，自汗盗汗，咳嗽颧红，脉细数的“风劳病”。可用于治疗结核病的消耗热等。

秦艽扶羸汤（《杨氏家藏方》）

【组成及用法】 柴胡6g，秦艽、人参、当归、炙鳖甲、地骨皮各5g，紫菀、半夏、炙甘草各3g，生姜3片、乌梅、大枣各1枚，水煎服。

【主治】 肺痨骨蒸，或寒或热，四肢无力，自汗盗汗，咳嗽或哑咳不出声，脉虚数者。

【临床应用】 本方是一个强壮性解热镇咳剂。功能为清热补虚，除蒸止咳。治虚劳咳嗽。可用于治疗结核病等慢性消耗性疾病的消耗热，特点是时寒时热，热似从内发，自汗盗汗，神疲食少，咳嗽不畅等。

附 方

滋阴地黄丸(《丸散膏丹集成》) 熟地黄30g，柴胡24g，当归、黄芩各15g，生地黄23g，五味子、天冬、地骨皮、黄连各9g，人参、枳壳、炙甘草各26g，共研细面，炼蜜为丸，每次服9g，每日2～3次。功能为补气养血，滋阴清热。治气血虚弱，心火旺盛，瞳子散大，视物不清，咳嗽眩晕等症。

当归六黄汤(《兰室秘藏》) 当归、生地黄、熟地黄、黄连、黄芩、黄柏各10g，黄芪20g，共为粗末，每次用15g，水煎服；现用汤剂，水煎服。功能为滋阴降火，止汗。治阴虚有火，盗汗发热，面赤口干，唇燥心烦，便难尿赤，舌红脉数，脾胃尚健者。

六、开窍通关剂

万氏牛黄清心丸(《中国药典》)

【组成及用法】 牛黄10g，朱砂60g，黄连200g，黄芩、栀子各120g，郁金80g，依法制粉，炼蜜为丸，每丸重1.5g或3g，大丸，每次服3g；小丸，每次服2丸，每日2～3次。

【主治】 邪热内闭，烦躁不安，神昏谵语，小儿高热惊厥。

【临床应用】 本方是一个强心、解热、镇静剂，是临床上“凉开”的代表性名方，功能为清热解毒，镇惊安神。治温邪内陷，热入心包的高热、神昏、舌红、脉数等症。可用于治疗流行性乙型脑炎、流行性脑脊髓膜炎、中风及其他热性病而发生烦躁不宁或神昏不语等症。孕妇慎用。

附 方

安宫牛黄丸(《中国药典》)(附：安宫牛黄散) 珍珠50g，牛黄、朱砂、雄黄、黄连、黄芩、郁金、栀子各100g，水牛角浓缩粉

200g，麝香、冰片各 25g，依法制为水蜜丸 600 丸（每丸重 3g），每次服 1 丸，每日 1 次；小儿 3 岁以内每次服 1/4 丸，4～6 岁每次服 1/2 丸，每日 1 次，或遵医嘱。本方是中医清热开窍的代表性方剂，系万氏牛黄清心丸衍化而来。功能为清热解毒，镇惊，开窍。治热邪内陷心包的高热、昏迷、惊厥，可用于治疗肝性脑病、流行性乙型脑炎、流行性脑脊髓膜炎、中毒性脑病、脑出血、败血症、颅脑损伤等具有上述症状者。现代研究证明，本方确有解热、抗炎、抗惊厥、促进氨性昏迷苏醒等作用。对高胆红素血症也有效，还可降低肝性脑病、出血等并发症发生率和病死率。安宫牛黄散，即本方之瓶装散剂，每瓶 1.6g。每次服 1 瓶，每日 1 次，小儿 3 岁以内每次服 0.4g，4～6 岁每次服 0.8g，每日 1 次，或遵医嘱。孕妇慎服。

醒脑静注射液（《中成药与名方药理及临床应用》）又名安宫牛黄丸注射液　麝香、冰片、牛黄、黄连、黄芩、栀子、郁金，依法制成注射剂，肌内注射或静脉注射，每次 2～4ml，每日 1～2 次。本品即安宫牛黄丸减味制成的注射剂，功用两者基本相同。对各种原因引起的昏迷、抽搐都有一定的苏醒、解痉、镇静作用，并有解热作用。用于肝性脑病、神经系统感染引起的昏迷抽搐及中毒性脑病的辅助治疗。急性酒精性中毒，用本品静脉滴注，可促使患者清醒。

清开灵口服液（《中国药典》）（附：清开灵片、清开灵胶囊、清开灵泡腾片、清开灵软胶囊、清开灵注射液）　此 6 个制剂的药物组成、功用相同，仅用法、用量有异。其药物组成为胆酸 3.25g，珍珠母 50g，猪去氧胆酸 3.75g，栀子 25g，水牛角 25g，板蓝根 200g，黄芩苷 5g，金银花 60g，依法制为口服液，每支 10ml，口服每次 20～30ml，每日 2 次，小儿酌减。久病体虚患者如出现腹泻时慎用。功能为清热解毒，镇静安神。用于治疗外感风热、时毒、火毒内盛所致的高热不退，烦躁不安，咽喉肿痛，舌质红绛，苔黄脉数者。可用于治疗上呼吸道感染、病毒性感冒、急性化脓性扁桃体炎、急性咽炎、急性气管炎等高热有上述证候者。由此方开发的清开灵注射液，每支10ml，每支2ml，供肌内注射，每日2～4ml，重症可由静脉滴注给药。每日20～40ml，以10%葡萄糖注射液200ml或生理盐水100ml稀释后使用。研究表明，本品能作用于体温调节中枢，故有解热作用，并能改善中风患者的血流动力学，改善脑细胞的代谢，促进脑组织的修复，是目前中医内科急症临床上的常用药，功效显著。值得注意的是已有发生过敏反应的报道。

紫雪散（《中国药典》）原名紫雪丹　石膏、北寒水石、磁石、滑石各144g，升麻、玄参各48g，木香、沉香各15g，甘草24g，丁香3g，芒硝（制）480g，硝石（精制）96g，朱砂、水牛角浓缩粉各9g，羚羊角（多用山羊角代替）4.5g，人工麝香3.6g，依法制为散剂，每瓶装1.5g。每次服1.5～3g，每日2次；周岁小儿每次0.3g，5周岁以内小儿每增1岁递增0.3g，每日1次；5周岁以上小儿酌情服用。孕妇忌服。本方出自唐代，历代不少方书都有收载，组成药物大同小异。功能为清热解毒，止痉，安神、通便。治热邪内陷心包而动风的高热烦躁，神昏谵语，惊风抽搐，热毒斑疹，大便秘结。可用于治疗急性发疹性疾病，如斑疹伤寒、麻疹及急性热病而发生的脑部症状，神昏不语，烦躁，出血，出斑疹，大便秘结等。

局方至宝散（《中国药典》）原名至宝丹　水牛角浓缩粉200g，牛黄50g，玳瑁、朱砂、雄黄、琥珀各100g，安息香150g，人工麝香、冰片各10g，依法制为散剂，每瓶装2g，每次服2g，每日1次；3岁内小儿每次服0.5g，4～6岁每次服1g，或遵医嘱。功能为清热解毒，开窍定惊。治温病高热，神昏谵语，惊厥，小儿急惊；脑血管意外，肝性脑病及各种急性热病有上述症状者。一般认为本方芳香开窍、化浊辟秽之力较优。

【新参】　安宫牛黄丸是由万氏牛黄清心丸衍化而来，是中医临床上治疗急性脑病的名方，是中医开窍醒神的首选药物。临床观察证明，鼻饲给药治疗中风昏迷抽搐等症疗效满意，与西药（苯巴比妥、卡马西平等）比较有显著性差异；另外的临床观察表明本品1丸加水20ml，保留灌肠，每6小时1次，对中风亦有良效，对于颅脑损伤术后的高热、抽搐和昏迷都有明显的疗效。本方对高胆红素血症也有效，不但对降低总胆红素等有很好的作用，还可降低肝性脑病等并发症发生率和病死率。实验表明本品对细菌、内毒素性脑损伤细胞有保护作用，还有清热、镇静、抗惊厥和促醒及保肝作用。安宫牛黄丸的加减方和制剂很多，约有 20 种，最主要的是清开灵和醒脑静，它们都有注射剂，这对抢救危急重症大有裨益。前者应用较广，甚至也可应用于上呼吸道感染。这些都是新制剂，临床应用时均需随时注意其不良反应。

抱龙丸（《小儿药证直诀》）

（原名小抱龙丸，附：金衣抱龙丸、牛黄抱龙丸、琥珀抱龙丸）

【组成及用法】 天竺黄 30g，雄黄（水飞）3g、朱砂、麝香各 15g，胆南星 120g，依法研为细面，甘草膏制为丸，大如皂角子，每服 1～2 丸。现多制作成蜜丸，每丸重 1.5g，周岁内小儿每次服 1/2 丸；1～2 周岁服 1 丸；3～4 周岁服 2 丸，白开水送下。

【主治】 小儿伤风、瘟疫，身热昏睡，气粗喘满，痰热内壅，惊风抽搐。

【临床应用】 本方是一个解毒回苏剂，同名方有 37 个之多。功能为清热化痰，开窍安神。善治小儿痰热内壅，发为急惊。症见身热昏睡，呼吸气粗，惊厥、四肢抽搐，苔黄垢腻等症。可用于治疗小儿急性热病所致的脑症状、昏迷抽搐等症，有回苏镇痉之力。本方在《太平惠民和剂局方》中称小抱龙丸。金衣抱龙丸将本方中麝香减为 3g，金箔为衣（《中药制剂手册》），功用、主治与抱龙丸相同。相类似的还有牛黄抱龙丸（《中国药典》），由胆南星 200g，茯苓 100g，炒僵蚕 60g，天竺黄 70g，人工牛黄 8g，琥珀、雄黄各 50g，全蝎、朱砂各 30g，麝香 4g 组成。功能为清热镇惊，祛风化痰。治小儿风痰壅盛，高热神昏，惊风抽搐。可用于治疗小儿高热引起的昏迷、抽搐而辨证属于风痰壅盛、热毒较甚者。琥珀抱龙丸也是《中国药典》方，由琥珀、天竺黄、檀香、红参、茯苓各24g，甘草48g，炒枳壳、炒枳实各16g，朱砂80g，炒山药256g，胆南星16g 组成。功能为镇静安神，清热化痰，治小儿发热惊风抽搐而身体较虚弱者。

附 方

牛黄千金散（《中国药典》） 全蝎、制僵蚕各120g，人工牛黄24g，朱砂、天麻、黄连各160g，冰片20g，胆南星、甘草各80g，依法制为散剂。每次服0.6～0.9g。每日2～3次，3岁以内小儿酌减。功能为清热解毒，镇痉定惊。用于治疗小儿惊风高热，手足抽搐，痰涎壅盛，神昏谵语。

七珍丸（《中国药典》）原名七珍丹 炒僵蚕、寒食曲、全蝎各160g，人工麝香16g，朱砂、雄黄、胆南星、天竺黄各80g，巴豆霜32g，依法制为小水丸，每200粒约重3g，3～4个月小儿每次服3粒；5～6个月小儿每次服4～5粒；1周岁小儿每次服6～7粒；每日1～2次。1周岁以上小儿及体实者酌增。功能为定惊，豁痰，消积，通便。治小儿急惊风，身热、昏睡气粗，烦躁、痰涎壅盛，停乳停食，大便秘结。

苏合香丸（《中国药典》）

【组成及用法】 苏合香、冰片各50g，水牛角浓缩粉200g，麝香75g，檀香、安息香、沉香、丁香、香附、木香、制乳香、荜茇、白术、诃子肉、朱砂各100g，依法制成水蜜丸或大蜜丸960丸。每次服1丸，每日1～2次。孕妇忌服。

【主治】 中风、中暑，痰厥昏迷，心胃气痛。

【临床应用】 本方是一个兴奋性急救回苏剂，是中医临床温开的代表方。功能为芳香开窍，行气止痛。治中风、中暑；或感受秽恶之气，或时疫霍乱引起的胸腹满痛，痰塞气闭，甚或昏迷，辨证属于寒邪或痰湿闭塞气机的“闭证”。可用于治疗脑血管意外、癫痫、冠心病心绞痛属于寒凝气滞血瘀者；也可用于治疗木薯中毒。

附　方

冠心苏合丸(《中国药典》)　苏合香 50g，冰片、制乳香各 105g，檀香、土木香各 210g，依法制为蜜丸 1000 丸，每次服 1 丸，每日 1～3 次，含服或嚼碎后咽服。功能为理气、宽胸、止痛。适用于心绞痛，胸闷、憋气，辨证属于寒凝气滞血瘀者。孕妇忌服。

苏冰滴丸［《中国基本中成药》(Ⅱ部)］　苏合香脂、冰片等，依法制为滴丸，每次服 2～4 丸，每日 3 次；或发病时服用。适用于冠心病所致胸闷、心绞痛、心肌梗死等症，能迅速缓解症状，但汗出不止的虚证忌用。临床初步表明对气滞型疗效较好。

【新参】　苏合香丸是中医临床上“温开”的代表方剂，它治疗的是寒邪或痰湿闭塞气机的“闭证”，也就是说一般不伴有体温的升高。临床上除了用于脑血管意外、癫痫等症，还有医师根据其药性芳香温通作用，巧用于治疗胆道蛔虫病，某些三叉神经痛，以展其温通行气之功而定痛；用其温通醒神作用治疗嗜睡及某些精神分裂症。冠心苏合丸是其加减方，制剂有蜜丸、滴丸和胶囊数种，主要是增加了活血药，以治冠心病证属痰浊气滞血瘀所致心绞痛。

通关散(《中国药典》)

（附：丹溪通关散）

【组成及用法】　猪牙皂 500g，鹅不食草、细辛各 250g，共为细粉，过筛，混匀，密闭储存备用。每用少许，吹鼻取嚏。孕妇慎用。

【主治】　突然气闭昏厥，牙关紧闭，不省人事。

【临床应用】　本方是一个兴奋性的急救剂。功能为取嚏开窍以醒神。治中风、痰厥、牙关紧闭、昏迷不醒。可用于治疗某些中枢神经抑制，但又不伴有循环衰竭或呼吸衰竭者。《丹溪心法附余》的丹溪通关散即本方去鹅不食草，功用主治相类似。

附　方

卧龙散(《中药制剂手册》)又名卧龙丹　牙皂角、闹羊花各 90g，灯心草 300g，细辛 60g，麝香、冰片各 30g，牛黄 18g，依法制为散，瓶装，蘸蜡密封。外用少许于鼻中；内服每次 0.3g，温开水送服。孕妇忌用。功能为通关、开窍、解毒。治由于感冒秽浊之气引起的中暑、瘟疫、霍乱，以及痧证所致头痛、胸闷、烦躁、腹痛、吐泻等症。

急救丹(《中药制剂手册》)　牙皂、藿香各 360g，灯心草、茯苓各 500g，制苍术、炒槟榔各 300g，橘皮、闹羊花、五加皮、炙厚朴各 250g，细辛、百草霜、麝香、朱砂、冰片、明雄黄各 120g，牛黄 72g，依法制为细粉，瓶装蘸蜡密封。每次服 0.9～1.2g，温开水送服，小儿酌减；外用少许于鼻中，或用白开水调敷患处。孕妇忌服。功能为开窍、解毒、辟秽。治感受时邪引起的头昏腹痛，呕吐泄泻，四肢厥冷，牙关紧闭及痈疽疮疥。

紫金锭(《中国药典》)

（又名玉枢丹，附：八宝玉枢丹）

【组成及用法】　人工麝香 30g，朱砂 40g，雄黄 20g，红大戟 150g，千金子霜、五倍子各 100g，山慈菇 200g，依法制为锭，每锭重 0.3g 或 3g，每次服 0.6～1.5g，每日 2 次；外用醋磨汁外涂患处。

【主治】　中暑，脘腹胀痛，恶心呕吐，痢疾泄泻，小儿痰厥，外治疮痈疖肿，痄腮，丹毒，喉风。

【临床应用】　本方是一个解毒催醒剂。功能为辟瘟解毒，消肿定痛。治中暑，脘腹胀闷疼痛，呕吐泄泻，小儿痰厥；外治疮疖，腮腺炎，淋巴结炎。常用于治疗急性胃肠炎、霍乱及某些中毒的呕吐腹泻；外涂治疗各种化脓性炎症、虫蝎刺蜇伤痛等，亦可内服外涂并用，还可用于治疗流行性脑脊髓膜炎及某些癫痫。孕妇忌服。八宝玉枢丹（《山西省中药成方选辑》）为山西省特效成方，其组成是麝香 2.1g，毛慈菇 90g，千金子霜、五倍子各 60g，镜面砂、明雄黄各 45g，琥珀、梅片（冰片）、红芽大戟各 15g，牛黄、珍珠各 6g，赤金箔 20 张，寒食面 120g，依法制为小丸，装瓶密封，每瓶 3g，每次服 0.6g（17～25 粒），小儿减半，白开水送下。功能为辟秽化浊，解毒止呕。治感受时疫瘟毒，山岚瘴气，中暑，霍乱，肠胃不和，呕吐腹泻，胸膈痞闷，烦乱不适等。可用于治疗急性肠胃炎、食物中毒引起的吐泻等症。孕妇忌服。

附　方

避瘟散（《中国药典》）　檀香 156g，香榧草 180g，甘松、零陵香（佩兰）、姜黄各 18g，丁香、白芷、玫瑰花各 42g，木香 36g，麝香 1.4g，冰片、薄荷脑各 138g，朱砂 662g，依法配制，每盒装 0.84g，每次服 0.6g，外用少许搽抹鼻孔。功能为祛暑避秽，开窍止痛。治暑邪引起的头目眩晕，头痛鼻塞，恶心，呕吐，晕车、晕船等。

人丹（《新编国家中成药》）　冰片、薄荷脑、草豆蔻、丁香罗勒油、儿茶、甘草、桔梗、木香、肉桂、小茴香、樟脑。依法制为包衣水丸，每 10 丸重 0.115g，口服或含服，每次 0.1～0.2g，功能为祛风健胃。用于治疗消化不良，恶心呕吐，晕船，轻中度酒醉饱滞。也可用于水土不服或气候因素引起的烦闷不适、呕恶、头痛等症。本品过去各地处方多不一样，但组成、功用大体类同，是夏季的家庭常备药，与此方相类似的还有十滴水（桉油、大黄、干姜、辣椒、肉桂、小茴香、樟脑），有胶丸和软胶囊 2 种剂型，可供选择。

【新参】　紫金锭是个内服兼外用的良药，临床上近些年除用于治疗消化道疾病外，还用于小儿癫痫和某些血液病，如白血病、嗜酸性细胞增多症；也有报道称本方有抗癌作用，用于治疗食管癌、贲门癌，对于食管癌梗阻，每用 5 片研细末，分数次含口中，靠口中唾液湿润后，慢慢咽下，可缓解吞咽困难。更多的是外用，如醋调敷患处，每日 2～3 次，治疗流行性腮腺炎（亦可小量内服），也可用于涂敷静脉输液引起的药物性静脉炎和带状疱疹。

红灵散（《中国药典》）

（原名红灵丹，附：武红灵丹）

【组成及用法】　冰片、麝香各 71.4g，雄黄、硼砂各 142.8g，煅金礞石 95.2g，朱砂、精制硝石各 238.1g，依法制为散剂，每次服 0.6g。每日 1 次。

【主治】　中暑晕厥，头晕胸闷，恶心呕吐，腹痛泄泻。

【临床应用】　本方是一个解毒剂。功能为辟瘟解毒，祛暑开窍。治中暑或感受秽恶之气引起的头晕胸闷，腹痛吐泻，甚至晕厥者。另有武红灵丹（《山西省中药成方选辑》），较本方多蟾酥、金箔，功用与红灵散相同，每用少许置鼻中。两药孕妇均忌用。

附　方

行军散（《中药制剂手册》）又名武侯行军散、诸葛行军散　姜粉 1.5g，硝石 0.9g，明雄黄 24g，牛黄、炒硼砂、冰片、麝香、珍珠（豆腐制）各 15g，依法制成散剂。每次服 0.3～0.9g，每日 2～3 次，温开水送服。功能为辟瘟，解毒，开窍。治感受暑热秽浊或山岚瘴气引起的腹痛吐泻，头晕目眩，烦闷不适等。可用于夏天过食生冷瓜果而引起的急性胃肠炎及水土不服和轻度的食物中毒、中暑等。武侯行军散（《全国中药成药处方集》）较本方多蟾酥一味，而无姜粉，功用与行军散相同。孕妇忌用。

暑症片（《中国药典》）　猪牙皂、细辛各 80g，薄荷、广藿香各 69g，木香、防风、陈皮、清半夏、桔梗、甘草、贯众各 46g，白芷、枯矾各 23g，雄黄、朱砂各 57g，依法制成 1000 片，每次服 2 片，每日 2～3 次；必要时将其研成细粉，取少许吹入鼻内取嚏。功能为祛寒，辟瘟，化浊开窍。治中恶晕厥，牙关紧闭，腹痛吐泻，四肢发麻。孕妇忌服。

痧药（《中国药典》） 丁香21g，苍术110g，大黄210g，甘草84g，冰片0.5g，人工麝香10.5g，制蟾酥63g，天麻、麻黄、雄黄、朱砂各126g，依法制为水丸，每33丸重1g，每次服10～15丸，每日1次；外用研细吹鼻取嚏。功能为祛暑，解毒，开窍。治夏令贪凉饮冷，猝然昏闷烦躁，腹痛吐泻，牙关紧闭，四肢逆冷。孕妇禁用。

七、温里回阳剂

理中丸（《伤寒论》）

（又名人参汤，附：附子理中丸、枳实理中丸、桂附理中丸、丁蔻理中丸、理中化痰丸）

【组成及用法】 人参、干姜、白术、炙甘草（各3两）各90g，共研细面，炼蜜为丸，每次服9g，白开水送下。

【主治】 脾胃虚寒，自利不渴，腹痛，呕吐，腹满不食及霍乱等。

【临床应用】 本方是一个强壮性健胃剂。功能为温中祛寒，补益脾胃。治脾胃虚弱的腹胀、腹痛，肠鸣泄泻，消化不良，食欲缺乏，小便清长，舌淡苔白滑，脉沉细或迟缓。可用于治疗慢性胃肠炎、溃疡病、消化不良引起的肠鸣腹泻，遇寒则腹痛，不欲饮食；以及胃无力症，胃液滞留，心窝部胀满不适和小儿消化不良等。本方加附子名附子理中丸（《太平惠民和剂局方》），治证基本上与理中丸相同，而兼肾阳不足者；常用于慢性胃肠炎的腹痛，痛而喜温喜按，不能吃生冷硬物等为其特点；亦可用于治疗妇女的痛经，白带多而清稀，小腹部喜温暖揉按者。本方加附子、肉桂，名桂附理中丸(《三因极一病证方论》)，又名附桂理中丸，其回阳祛寒之力更著。本方加丁香、紫豆蔻仁、神曲，名丁蔻理中丸（《山西省中药成方选辑》)。治脾胃虚寒，呕吐腹泻，五更泻等。可用于治疗慢性胃肠炎、溃疡病，止痛止吐效果好。本方加枳实、茯苓，名枳实理中丸（《太平惠民和剂局方》)，是一个胃肠动力剂。治脘腹痞满，腹胀腹痛。可用于治疗慢性胃肠炎的心窝部胀满，食欲缺乏，腹满多痰等。本方加半夏、茯苓，名理中化痰丸（《明医杂著》)。治脾胃阳虚，聚湿生痰，痰饮内停，咳嗽痰多而清稀或呕吐清水者。

附 方

桂枝人参汤（《伤寒论》） 桂枝、甘草（各 4 两）各 12g，白术、干姜、人参（各 3 两）9g，水煎服。功能为散寒，温中，止痛。治表未解、有寒热，心下痞硬，下利，腹痛胀满，舌苔淡白，手足不温。可用于治疗某些溃疡病，胃脘疼痛，时有恶寒者。

连理汤（《秘传证治要诀及类方》） 炮姜、人参、炒白术、炙甘草各 9g，黄连 6g，茯苓 10g，水煎服。治外感暑邪，内伤生冷，泄泻口渴，呕吐酸水等症。可用于治疗慢性胃肠炎及溃疡病胃痛吐酸，心窝部有烧灼感等症。

【新参】 理中丸及其加减方，如附子理中、桂附理中、连理汤等是临床治疗脾胃虚寒的常用方剂，其温中止痛、止泄作用明显。现代研究证明，理中汤能抑制实验动物小肠的推进运动，还可使肠管紧张度下降，收缩幅度减小，这可能就是该方止痛、止泻的机制之一。实验还表明，理中丸能调整胃肠运动，促进胃溃疡愈合；提高免疫功能；改善蛋白质、糖及脂肪代谢。附子理中汤的作用与其相似，但抗寒作用明显，能提高实验动物的存活率。这为理解该方的温中健脾，临床上治疗脾胃虚寒性疾病提供了现代药理学依据。

小建中汤（《伤寒论》）

（附：小建中合剂、黄芪建中汤、当归建中汤）

【组成及用法】 桂枝、生姜（各 3 两）各 9g，炙甘草（2 两）6g，大枣（12 枚）4 枚，芍药（6 两）18g，饴糖（1 升，烊化服）30g，水煎。每日 1 剂，3 次分服。

【主治】 虚劳里急，心动悸。

【临床应用】 本方是一个温和的强壮剂。功能为温中补虚，和里缓急。治阴阳、气血不调，中焦虚寒，肝脾不和的腹中时痛，喜温喜按，面色苍白，以及虚劳心悸，苔白舌淡，脉沉弱或弦细。可用于治疗溃疡病和某些日久不愈的神经衰弱患者。《中国药典》中有小建中合剂，即是本方的新制剂。本方加黄芪，名黄芪建中汤（《金匮要略》），治诸虚不足，自汗、短气困倦，气精两伤者。可用于治疗多种慢性疾病，如溃疡病的胃脘疼痛，不能食，面色苍白，若胃灼热吐酸，加乌贝散，痛甚者加川楝子、丹参、延胡索等。其他如慢性肝炎、慢性腹膜炎、神经衰弱及寒性脓肿等慢性消耗性疾病，而有虚寒表现者，亦可加减应用。当归建中汤（《千金翼方》）即小建中汤加当归。功能为补气血，缓急止痛。治产后虚羸，腹中疼痛。

附　方

大建中汤（《金匮要略》） 蜀椒（炒，2 合）3g，干姜（4 两）12g，人参（2 两）6g，饴糖（1 升）30g，水煎，去渣，纳入饴糖溶化服。功能为温中补虚，降逆止痛。治胸腹中大寒痛，呕不能食，腹中寒，上冲皮起，见有头足，手不可按，苔白腻，脉弦迟或沉弱者。可用于治疗肠胃痉挛、肠蛔虫病等，腹剧痛、呕吐，而辨证属于阴寒内盛者。

附子粳米汤（《金匮要略》） 附子（1 枚）、半夏（半升）各 6g，甘草（1 两）3g，大枣（10 枚）3 枚，粳米（半升）15g，水煎服。功能为温中散寒，降逆止痛。治腹中寒气，雷鸣切痛，胸胁逆满，呕吐等。可用于治疗某些恣食生冷瓜果造成的腹痛肠鸣、呕吐等急性胃肠炎，辨证属于阴寒内盛者。

【新参】 小建中汤温中补虚，药性平和，是一个和缓的补虚扶弱的方剂。慢性萎缩性胃炎是一种难治疾病，且认为有潜在的癌变可能，20 世纪 90 年代曾有报道以此方为主观察 39 例，据称治愈 21 例，好转 13 例，无效 5 例。其加减方以黄芪建中汤最为多用，常用于溃疡病，辨证属于虚寒性者。20 世纪 80 年代有学者在临床上观察虚寒性胃痛和脾虚泄泻者共计 34 例，以淋巴细胞转化率和免疫球蛋白及补体 C3 的变化为指标，研究结果表明，该方能提高细胞免疫功能，对体液免疫也有一定作用，并认为此方治疗作用可能与此有关。

吴茱萸汤（《伤寒论》）

【组成及用法】 吴茱萸（1 升）、人参（3 两）各 9g，生姜（6 两）18g，大枣（12 枚）4 枚，水煎服。

【主治】 胃中虚寒，食谷呕吐；或胃脘作痛，吞酸嘈杂，以及厥阴头痛，干呕吐涎沫和少阴吐利，手足厥冷，烦躁欲死者。

【临床应用】 本方是一个健胃止呕剂。功能为温肝暖胃，降逆止呕。治足三阴为病，胃肠冷痛，干呕吐涎沫；或巅顶头痛，手足不温，舌质不红，苔白滑，脉迟者。可用于治疗慢性胃炎，胃肠功能紊乱，上腹部胀满不适，胃内有振水音，反胃，吐冷涎沫，以及某些神经性头痛、神经性呕吐等。实验证明，吴茱萸汤不仅有显著的镇吐作用，还能抑制胃液和胃酸分泌，使胃液量减少；可明显缓解胃的痉挛性收缩；对应激性胃黏膜损伤及幽门结扎性溃疡都有保护和治疗作用。

附 方

吴萸木瓜汤（《中医治法与方剂》） 吴茱萸 6g，木瓜 12g，食盐 1.5g，水煎服。功能为温肝解郁，舒筋止痛。治腓肠肌痉挛（俗称腿肚转筋)。《苏沈良方》的吴茱萸汤，药味组成、主治与本方相同，仅用量略有出入。

丁香半夏丸(《重订严氏济生方》) 丁香 30g，炮干姜、制半夏、橘皮各 60g，白术 15g，共研末，生姜自然汁打糊为丸。每次服 6g，每日 2 次。功能为温中降逆。治宿寒在胃，呕吐吞酸。可用于治疗慢性胃炎及溃疡病的胃脘部不适、反胃、吐酸等症。

【新参】 临床上李氏用吴茱萸汤加减方治疗以头痛为主症，伴有呕恶等症的神经性头痛患者 180 例，结果痊愈 117 例，显效 60 例，有效 3 例，疗效较好。还有学者根据临床分析指出，本证之头痛属阴寒之气上逆所致，吴茱萸的用量可大至 15～30g；而呕吐涎沫用量则应减少，每用 4.5～9g，而重用生姜，温胃降逆为好，总之本方主治肝胃虚寒症。

厚朴温中汤(《内外伤辨惑论》)

【组成及用法】 姜制厚朴、橘皮(去白)各 30g，炙甘草、草豆蔻仁、茯苓、木香各 15g，干姜 2g，共为粗末，每用 15g，加生姜 3 片煎服；现用汤剂，水煎服。

【主治】 脾胃寒湿，脘腹胀满；或客寒犯胃，时作疼痛。

【临床应用】 本方是一个芳香性祛风、镇痛剂。功能为温中理气，燥湿除满。治脾胃寒湿气滞，脘腹胀满疼痛，遇寒则加重，喜温喜按，矢气则舒，大便溏泻，舌苔白滑。可用于治疗慢性肠炎、慢性肝炎或早期肝硬化的脾虚腹胀、大便不实等。

附 方

仲景胃灵丸(《中国药典》) 肉桂、炙甘草各 277.8g、延胡索、牡蛎各 208.3g，小茴香 104.2g，砂仁 69.4g，高良姜 34.7g，白芍 388.9g，依法制为浓缩水丸，百草霜包衣。每袋 1.2g，每次服 1.2g，每日 3 次，小儿酌减。功能为温中散寒，健胃止痛。用于治疗脾胃虚弱，食欲缺乏，寒凝胃痛，脘腹胀满，呕吐酸水或清水。

暖脐膏（《中国药典》）　当归、白芷、乌药、小茴香、八角茴香、香附各 80g，乳香、母丁香、没药、肉桂、沉香各 20g，木香 40g，人工麝香 3g，依法制为黑膏药，每张净重 3g，或 15g，或 30g。每次用 1 张，加温软化，贴于肚脐上。功能为温里散寒，行气止痛。治寒凝气滞，脘腹痞满，少腹冷痛，大便溏泻。孕妇禁用。

小儿腹泻外敷散（《中国药典》）　吴茱萸、丁香、胡椒、肉桂，粉碎成细粉，过筛，混匀，分装，每瓶 5g。外用：用食醋调成糊状，敷于脐部。2 岁以下每次 1/4 瓶，2 岁以上每次 1/3 瓶，大便每日超过 20 次者加敷涌泉穴，用量为 1/4 瓶。每 24 小时换药 1 次。功能为温中散寒，止痛止泻。用于治疗胃肠虚寒引起的大便溏泻、脘腹疼痛、喜温喜按者。

当归四逆汤（《伤寒论》）

（附：当归四逆加吴茱萸生姜汤）

【组成及用法】　当归、桂枝、芍药（各 3 两）各 9g，细辛（3 两）、炙甘草（2 两）各 6g，通草（1 两）3g，大枣（25 枚）5 枚，水煎服。

【主治】　血虚受寒，手足厥冷，舌淡苔白，脉沉细或脉细欲绝。

【临床应用】　本方是一个强壮性的镇痛剂。功能为养血通脉，温经散寒。治血虚有寒，手足不温，脉细欲绝，以及寒入经络而又兼有血虚的腰腿疼痛、寒疝。可用于治疗风湿性关节炎、血栓闭塞性脉管炎、雷诺现象、寒疝、冻疮，以及妇女月经不调、痛经、带下而血虚有寒者。本方加吴茱萸、生姜，名当归四逆加吴茱萸生姜汤（《伤寒论》），主治上述症状而寒象较甚或胃有水饮呕逆者。

附　　方

黄芪桂枝五物汤（《金匮要略》）　黄芪、芍药、桂枝（各 3 两）各 9g，生姜（6 两）18g，大枣（12 枚）4 枚，水煎服。功能为益气温经，和血通痹。治血痹。症见肌肤麻木不仁，脉微而涩紧。可用于治疗体质虚弱的风湿性肌肉痛或关节痛，特别是臂部麻木、肩背痛、汗多者。

六物附子汤（《三因极一病证方论》） 炮附子、桂心、防己各120g，白术、茯苓各90g，炙甘草60g，研粗末，每次服15g，加生姜7片，水煎服；现用汤剂，水煎服。功能为温肾利湿。治四气流注于足太阴经，骨节痛，四肢拘急，自汗短气，小便不利，恶风怯寒，头面手足肿痛。

参附汤（《正体类要》）

（附：独参汤、芪附汤、术附汤）

【组成及用法】 人参12g，炮附子9g，水煎服。

【主治】 元气大亏，阳气暴脱，手足厥冷，汗出，呼吸微弱，脉微。

【临床应用】 本方是一个强壮性急救剂。功能为益气回阳、救脱。治诸虚暴脱所引起的手足厥逆，出冷汗，脉微欲绝。可用于治疗各种原因所致的休克、虚脱等垂危病证。现在已有多家医药公司开发成参附注射液，专供急诊使用。本方去附子，单用人参一味，浓煎，名独参汤（《伤寒大全》），用于抢救大出血、创伤性休克、心力衰竭患者；本方去人参加黄芪，名芪附汤（《魏氏家藏方》），治阳虚自汗；本方去人参加白术，名术附汤（《医宗金鉴》），治寒湿相搏引起的肢体疼痛。

附　方

参附龙牡救逆汤（《中西医结合防治流行性脑脊髓膜炎手册》） 人参9～15g（或用党参30～45g），炮附片9g，生龙骨、生牡蛎各15～30g，水煎成100ml，频服。治流行性脑脊髓膜炎休克型及各种热病后期的虚脱。其症为阳气将脱，手足发凉，胸腹部皮肤不烫手，出冷汗，口鼻气凉，口不渴，舌质淡白而润，脉细数无力或摸不到。

回阳生脉汤（经验方） 山萸肉 15g，红参、炮附子、麦冬、五味子各 10g，甘草 6g，水煎服。功能为补气回阳，益阴复脉。治气血阴阳俱衰，正气不支，体温下降，四肢厥冷，面色苍白，出冷汗，呼吸喘促，脉微弱。可用于治疗大叶性肺炎、肺心病等出现虚脱、休克者。

【新参】 参附汤能峻补阳气以救暴脱，是一个急诊用药，用于多种危笃病症的救治。文献报道其也可用于非小细胞性肺癌在放化疗时同步给予参附注射液（50ml 加入 5%葡萄糖注射液 500ml，静脉滴注），可以减轻骨髓抑制，使白细胞、红细胞、血小板减少都有所改善。对于慢性心力衰竭，在西药常规治疗的基础上加参附注射液治疗 6 个月，不仅能改善心功能不全的症状，也能改善心室重塑，改善预后。在外科手术方面，参附注射液能明显减轻老年手术患者全麻诱导过程中血流动力学的波动程度，防止此期间心肌缺血的发生，且对心肌缺血有明确的治疗作用；在体外循环心脏瓣膜置换术后，患者的认知功能损害发生率明显增加，参附注射液有利于患者术后神经功能恢复，有较好保护脑的作用，以主动脉阻断前及开放主动脉后分别泵注 0.5ml/kg 的方法效果最明显。

四逆汤（《伤寒论》）

（附：四逆汤口服液、四逆注射液、四逆加、人参汤、茯苓四逆汤、四逆加黄连汤）

【组成及用法】 炙甘草（2 两）6g，干姜（1 两半）5g，制附子（1 枚）15g，依法制为汤剂，温服。

【主治】 少阴病亡阳虚脱，四肢厥冷，恶寒蜷卧；腹痛下利，神疲欲寐。

【临床应用】 本方是一个良好的强心剂。功能温中逐寒，回阳救逆。治少阴病，或误汗亡阳逆冷，恶寒蜷卧，腹痛下利，口不渴，脉沉微细。因其能兴奋心脏及胃肠功能，促进血液循环而治疗新陈代谢功能低下或衰竭的虚脱。可用于急性胃肠炎吐泻过多，手足厥冷，脉沉数；或急性病大汗出、大吐、大下而造成四肢厥冷，呈虚脱表现者；亦可用于慢性肠炎或消化不良的腹泻等。本方在《中国药典》收载的为合剂；《中成药与名方药理及临床应用》收入了本方制成的口服液，功能相同。近年改制成注射液，名四逆注射液（《天津医学通讯》），用于抢救肺源性心脏病、肺炎、中毒性休克、虚脱和心肌梗死、心源性休克等患者；本方加人参，名四逆加人参汤（《伤寒论》），治四肢厥冷，汗多气促，脉沉微的阳虚寒盛，阴液内竭的危重患者；本方加人参、茯苓，名茯苓四逆汤（《伤寒论》），治伤寒汗下后病不解而烦躁者，可用于慢性肾炎等辨证属于阳虚水肿、小便不利者；本方加黄连，名四逆加黄连汤（《浙江中医杂志》），治小儿热泻日久不愈，而致脾肾虚寒，热邪留恋肠胃，大便稀薄；或有微热，肢冷神倦，舌苔白，脉微弱者。

附　方

四维散（《景岳全书》） 人参 30g，制附子、炒干姜各 6g，炙甘草 3～6g，乌梅肉 1.5～3g，研末，蒸熟再烘干研面，每服 3～6g。现用汤剂，水煎服。功能为温补脾肾，止泻。治脾肾虚寒、滑脱；或泻痢不止；或气虚下陷，二阴血脱不能禁者。可用于治疗某些胃肠功能紊乱的顽固性腹泻，久久不愈，而脾肾虚寒较著者。

回阳救急汤（《伤寒六书》） 人参、陈皮各 6g，熟附子、制半夏、炒白术、茯苓各 9g，干姜、炙甘草各 4.5g，肉桂、五味子各 3g，生姜 9 片，麝香（冲）0.09g，水煎服。功能为回阳救逆，益气生脉。治寒邪直中三阴，阴盛阳微，恶寒蜷卧，四肢厥冷，身寒战栗，腹痛吐泻，口不渴；或手足指甲和口唇青紫；或口吐涎沫，脉来沉迟无力，甚或无脉者。

【新参】 四逆汤是中医回阳救逆的代表方、基础方，主治心肾阳衰之寒厥证。实验研究证明，本方抗休克、升血压作用显著，可用于多种原因引起的休克，并有兴奋垂体-肾上腺皮质功能，还有中枢性镇痛、镇静作用，毒性也不大。《中医杂志》曾报道用本方汤剂加童便治疗中医的“癫证”1 例，服药 9 剂，即基本治愈。还有学者用于治疗精神分裂症，方用四逆汤加人参、肉桂，水煎服，每日 1 剂，30 日为 1 个疗程，治疗 30 例，其治愈 15 例，显效 9 例，好转、无效各 3 例。但更多的是用于治疗各种急症，有一组临床救治急性心肌梗死 105 例的报道，有 23 例并发休克，用四逆汤或四逆汤加人参治疗，无 1 例死亡，报道指出该方剂有升压强心作用，若与西药结合应用，可以解决较长时间用升压药，但一停药血压又下降的问题。实际临床上该方还能用于治疗多种疾病，如胆囊切除术后综合征，用四逆汤加丹参、百合等治疗 34 例，仅 3 例无效；腹部手术后肠粘连腹痛，观察 108 例，平均服药 4 日，完全控制 63 例，无效 4 例。

八、消导化积剂

保和丸（《中国药典》）

（附：大安丸）

【组成及用法】　焦山楂 300g，炒六神曲、制半夏、茯苓各 100g，陈皮、连翘、炒莱菔子、炒麦芽各 50g，上药研粉，依法制为水丸或大蜜丸，每次水丸服 6～9g，大蜜丸服 1～2 丸，每日 2 次，小儿酌减。

【主治】　食积，脘腹胀痛，嗳腐吞酸，不欲饮食。

【临床应用】　本方是一个健胃助消化剂。功能为消食，导滞，和胃。治消化不良、食欲缺乏。可用于治疗慢性胃炎、消化不良或饮食过度，以致脘腹胀满、不欲饮食、大便不调、舌苔厚腻而黄等症。唯方中的连翘一药最值得商榷，中医认为，食积日久必有郁热，但用连翘殊不恰当，连翘性味虽苦寒，却是治疗郁热毒盛之疮疡圣药，多用还会败胃减食。因此应以黄连易连翘，盖因其性苦寒，能“泻心火”而“厚肠胃”，又与今日苦味药“健胃”之论不谋而合。《丹溪心法》中大安丸即本方加白术，治食滞兼脾虚者，以及小儿伤食。

附　方

大山楂丸（《中国药典》）（附：山楂化滞丸）　山楂 1000g，麸炒六神曲、炒麦芽各 150g，依法制为蜜丸，每丸重 9g，每次服 1～2 丸，每日 1～3 次；小儿酌减。功能为开胃消食。治食欲缺乏，消化不良，脘腹胀闷。本方加槟榔、莱菔子、牵牛子为山楂化滞丸（《中国药典》），用于治疗饮食停滞、食少、纳呆、大便秘结、脘腹胀满。

五疳消积丸（《全国中药成药处方集》）　川黄连、芜荑、龙胆草各 9g，炒麦芽、焦山楂、炒六神曲、广陈皮各 30g，依法制为水丸，每次服 6g，每日 2 次，温开水送服。功能为消食杀虫。治小儿疳积，面黄肌瘦，牙疳口臭，腹大筋青，食少胀满，虫积腹痛。

【新参】　保和丸是中医治疗消化不良的名方，中医称消化不良为“食积”。研究报道本方能提高胃和胰蛋白酶活性，促进胃酸分泌、增加胆汁和胰液的分泌量，并能增强肠蠕动，这自然有助于食物的消化、吸收。临床上除用于一般的消化不良、食欲缺乏外，还有报道用其加减方治疗肿瘤介入化疗后的胃肠道反应，观察 110 例，在介入前 3 日给药，每日 1 剂，连用 10 日，同时静脉滴注甲氧氯普胺（胃复安）40mg，结果表明在症状消失、饮食恢复正常方面与对照组相比明显缩短（$P<0.01$），105 例临床治愈。

葛花解酲汤（《脾胃论》）

【组成及用法】　木香 1.5g，人参、猪苓、橘皮、茯苓各 5g，白术、干姜、炒神曲、泽泻各 6g，青皮、缩砂仁、白豆蔻仁、葛花各 15g，研粗末，每服 9g；或做汤剂，水煎服。

【主治】 嗜酒中虚，湿伤脾胃，眩晕呕吐，胸膈痞闷、食少体倦，小便不利。

【临床应用】 本方是一个健胃解酒剂。功能为分消酒湿，温中健脾。治饮酒过度，以致酒醉或平素嗜酒多饮而伤胃，胃脘满闷、呕恶作吐，头晕头痛，小便不利，食欲缺乏。

附 方

葛花解毒饮（《审视瑶函》） 炒黄连、玄参、当归、炒龙胆草、茵陈、细甘草、葛花、熟地黄、茯苓、山栀仁、连翘、车前子各等份，水煎服。功能为清湿热，解酒毒，滋肾水，降心火。治嗜酒、恣食燥热腥腻之人，湿热熏蒸，上犯肝目，两目风轮色黄，视物昏朦。

顺气消食化痰丸（《医方集解》） 姜半夏、胆南星各 500g，青皮、陈皮、莱菔子、苏子、炒三仙（山楂、神曲、麦芽）、葛根、杏仁、制香附各 30g，共研细面，姜汁和蒸饼糊为丸，每次服 9g，白开水送下，每日 2 次。功能为解酒，消食，化痰。治酒湿生痰，胸膈膨闷，五更咳嗽，痰黏而多，食纳不开，舌苔厚腻，脉弦滑者。可用于治疗慢性支气管炎、慢性胃炎而有饮酒嗜好者。

四消丸（《中药制剂手册》）

（附：槟榔四消丸、五香丸）

【组成及用法】 醋炙香附、炒黑白丑、醋炙五灵脂、牙皂各 30g，依法制为水丸，每次服 3～6g，每日 2 次。

【主治】 食滞停积的胸膈饱闷，癥瘕积聚，脘腹胀满作痛。

【临床应用】 本方是一个消食泻下剂。功能为泻下，消食积。对于暴饮暴食或胃肠较弱而食纳不慎引起的食积停滞，胸脘胀满，大便不通者有效。可用于治疗慢性肝炎、早期肝硬化的脘腹胀满，便秘或大便不畅而身体壮实者。孕妇忌服。作用较强的槟榔四消丸(《中国药典》)，即本方加槟榔、炒大黄，依法制为水丸或大蜜丸，每次服 6g 或 9g，每日 2 次。功能为消食导滞，行气泻水。治食积痰饮，消化不良，脘腹胀满，嗳气吞酸，大便秘结。孕妇忌服。另有五香丸(《中药制剂手册》)即四消丸方减去牙皂，亦治食积、痰积引起的胸脘胀满作痛，大便不通者。孕妇忌服。

附　方

开胸顺气丸(《中国药典》)(附：开胸顺气片)　槟榔 300g，炒牵牛子 400g，陈皮、醋制三棱、醋炙莪术、姜制厚朴各 100g，猪牙皂 50g，木香 75g，依法制为水丸，每次服 3～9g，每日 1～2 次，温开水送下。功能为消积化滞，行气止痛。治饮食内停，气郁不舒引起的胸胁胀满、胃脘疼痛。可用于治疗某些慢性肝炎、早期肝硬化的腹胀、便秘，形体较壮实者。孕妇忌服。开胸顺气片(《中药制剂手册》)由熟大黄、乌药、醋炙青皮、炒莱菔子各 6000g，炒神曲、槟榔、山楂、木香、姜制厚朴、枳实、麦芽各 4000g，甘草 2000g 制成，每片 0.3g，每次服 4 片，每日 1 次。功能为开胸顺气、健胃消食。治停食停水引起的胸腹胀满，呕吐恶心，消化不良，红白痢疾等。

小儿化食丸(《中国药典》)　六神曲(炒焦)、山楂(炒焦)、麦芽(炒焦)、大黄、槟榔(炒焦)各 100g，莪术(醋制)、三棱(制)各 50g，牵牛子(炒焦)200g，共研细粉，依法制为大蜜丸，每丸 1.5g，周岁内小儿每次服 1 丸，周岁以上每次服 2 丸，每日 2 次，忌食辛辣油腻。功能为消食化滞，泻火通便。用于治疗小儿胃热停食，肚腹胀满，恶心呕吐，烦躁口渴，大便干燥。

木香槟榔丸(《中国药典》)

【组成及用法】　木香、槟榔、炒枳壳、陈皮、醋炒青皮、醋制三棱、醋炙莪术、黄连各 50g，醋制香附、酒炒黄柏、大黄各 150g，炒牵牛子 200g，芒硝 100g，依法制为水丸，每次服 3～6g，每日 2～3 次。

【主治】 湿热内停，赤白痢疾，里急后重；或胃肠积滞，脘腹胀痛，大便不通。

【临床应用】 本方是一个泻下性健胃剂。功能为行气导滞，泻热通便。治胃肠湿热积滞，气结腹满便秘；或泻下不畅，舌苔厚腻而黄，脉实有力而需要通导者。可用于治疗痢疾、肠炎；或饮食不慎，伤食便秘者。

附 方

枳实导滞丸（《中国药典》） 大黄 200g，炒枳实、炒白术、炒神曲各 100g，茯苓、黄芩、姜汁炙黄连各 60g，泽泻 40g，共研细末，水为丸，每次服 6～9g，每日 2 次，白开水送下。功能为消积导滞，清利湿热。治脘腹胀痛，不思饮食，大便秘结，或痢疾，里急后重。可用于治疗痢疾初起的腹痛泄泻，里急后重；或伤食、消化不良，腹满作痛，大便秘结等。

一捻金（《中国药典》） 炒牵牛子 200g，槟榔、大黄、人参各 100g，朱砂 30g，依法制为散剂，1 岁以内每次服 0.3g，1～3 岁每次服 0.6g，4～6 岁每次服 1g。每日 1～2 次。功能为消食导滞，祛痰、通便。治小儿停乳伤食，腹满便秘，痰盛喘咳。

小儿至宝丸（《中国药典》）原名至宝锭 紫苏叶、广藿香、薄荷、羌活、陈皮、川贝母、槟榔、炒山楂、制白附子、炒麦芽、天麻、钩藤、炒僵蚕、蝉蜕、全蝎、雄黄、滑石、胆南星各 50g，琥珀、炒白芥子各 30g，茯苓、炒六神曲各 200g，冰片 4g，人工牛黄 6g，朱砂 10g，依法制为蜜丸，每丸 1.5g，每次服 1 丸，每日 2～3 次。功能为疏风镇惊，化痰导滞。用于治疗小儿风寒感冒，停食停乳，发热鼻塞，咳嗽痰多，呕吐泄泻，惊悸抽搐，是儿科的常用药。

【新参】 木香槟榔丸与前述的保和丸不同，含有大黄、芒硝等泻下药，临床上有医师将其改用汤剂，治疗肠梗阻和胃石症，辨证加减都取得很好的疗效。一捻金是《中国药典》方，有大黄也有人参，补泻兼用，多用于小儿停乳伤食。河南省中医院别出心裁，用之敷肚脐，可有效预防急性心肌梗死后的便秘，特别是对老年患者有显著疗效。

枳术丸（《中国药典》）

（附：枳术汤、香砂枳术丸、曲麦枳术丸、橘半枳术丸、三黄枳术丸）

【组成及用法】 炒枳实 250g，麸炒白术 500g，共研为粉，另取荷叶 75g，加水煎煮，过滤，以煎出药汁泛丸。每次服 6g，每日 2 次。

【主治】 脾胃虚弱，饮食不化，脘腹痞满。

【临床应用】 本方是一个胃动力药，可看作是由《金匮要略》的枳术汤衍化而来，枳术汤消重于补，张洁古反其道而行之，重用白术，补重于消，名枳术丸，功能为健脾消食、行气化湿。治脾胃虚弱，胸脘痞满，消化不良等症。可用于治疗胃下垂、胃神经官能症、慢性胃炎等，辨证属于脾虚、气滞，症见食欲缺乏，胸闷滞塞感，胃液滞留而有振水音者，可以本方加味治之。本方加木香、砂仁，名香砂枳术丸（《景岳全书》)，《中国药典》也有收载，主治脾虚气滞、食欲缺乏、胸脘痞闷等症，可用于治疗胃下垂、慢性胃炎引起的食欲缺乏、脘部痞满等；本方加神曲、麦芽，名曲麦枳术丸（《内外伤辨惑论》)，主治饮食过多、心腹胀满不快等症；本方加橘皮、半夏，名橘半枳术丸（《医学入门》)，主治脾虚食停、饮食不消、气滞痞闷等；本方加大黄、黄芩、黄连，名三黄枳术丸(《保婴撮要》)，治伤肉食、酒面辛辣厚味之物，填塞闷乱，胸膈不快，可用于消化不良而伴有便秘者，尤多用于小儿伤食便秘。

附　方

枳实消痞丸（《兰室秘藏》）又名失笑丸　干生姜 3g，炙甘草、麦芽、白茯苓、白术各 6g，半夏曲、人参各 9g，厚朴 12g，枳实、黄连各15g，共研面，依法制为糊丸，每次服6～9g，每日2次，温开水送下；或用汤剂，水煎服。功能为消痞除满，健脾和胃。治脾胃虚弱，寒热互结的心下痞满，不欲饮食，体弱倦怠，胸腹痞胀，食少不化，大便不畅者。

茯苓饮（《外台秘要》）又名外台茯苓饮　茯苓9g，枳实、人参各6g，生姜12g，陈皮3g，白术9g，水煎服。功能为健脾除湿，消胀。治胃有停痰、宿水，吐后脾虚，胸满不能食，吞酸嘈杂，胃部有停滞感等。可用于治疗胃无力症、胃下垂、胃扩张，或胃神经官能症和小儿胃肠功能障碍。

【新参】　枳术丸可看作较典型的胃动力药。临床上多用其加味方，如功能性消化不良，是临床上常见且又难治的胃肠病，可用香砂枳术汤加木香、砂仁，效果满意，疗效高于口服多潘立酮；治疗出口梗阻型便秘中的弛缓型便秘，亦有良效。治疗肠易激综合征，辨证属热结便秘者，加大黄、决明子；气虚便秘者，加黄芪、太子参；血虚便秘者，加当归、何首乌等，治疗39例，总有效率达89.7%，优于西药莫沙必利对照组。对于胃肠道手术后的腹胀，用胃肠内营养加枳术丸汤剂，在促进胃肠功能恢复方面也很有优势。

健脾丸（《中国药典》）

（附：人参健脾丸）

【组成及用法】　炒白术300g，党参、陈皮、炒枳实、炒麦芽各200g，炒山楂150g，依法研为细粉，炼蜜制成大蜜丸或小蜜丸，每服9g，每日2次，小儿酌减。

【主治】　脾胃虚弱，脘腹胀满，食少便溏。

【临床应用】　本方是一个健胃助消化剂，是中医临床常用的胃动力药，也是中医健脾开胃助消化的代表方。功能健脾开胃，消补兼施。可用于胃无力、胃下垂、慢性胃炎、溃疡病及病后胃肠功能减弱的食欲缺乏，消化不良而脘腹胀满，大便不调者。人参健脾丸，《全国中药成药处方集》收载的有十余个，都是在本方的基础上加减而成，适应证基本上大同小异。

附　方

山楂健脾丸（《山西省中药成方选辑》）　山楂 480g，山药 24g，扁豆、炒芡实、炒薏苡仁、炒神曲、炒麦芽、炒莲子、茯苓各 18g，依法制为蜜丸，每丸 6g，每次服 2 丸，白开水送下。功能为开胃助消化。治脾胃虚弱，食纳呆钝，消化不良，大便溏泻或不调。可用于治疗胃肠功能紊乱、慢性胃肠炎，以及小儿胃肠衰弱的消化不良，食欲缺乏，大便溏薄等症。

启脾丸（《中国药典》）　茯苓、炒白术、炒莲子、人参、山药各 100g，炒神曲 80g，炒山楂、炒麦芽、泽泻、陈皮、甘草各 50g，共研细面，炼蜜为丸，每丸 3g，每次服 1 丸，每日 2～3 次，白开水送下；3 岁内儿童酌减。功能为健脾和胃。治脾胃虚弱，消化不良，腹胀便溏。可用于治疗小儿消化不良引起的腹泻、腹胀、腹痛、面黄肌瘦等。

蟾砂散（《绛囊撮要》）

【组成及用法】　大蟾蜍 1 个，砂仁适量，先将砂仁研末，将蟾蜍剖腹，去肠杂，将砂仁末装入其腹内令满，缝合，用泥周身封固，炭火煅红，候冷，剥去泥，将蟾蜍研面，分 3 次服，陈皮汤送下。

【主治】　气臌，腹大胀气而四肢消瘦，以及小儿疳积，内有癥瘕，面黄肌瘦，能食而瘦，肚腹胀大，四肢枯细。

【临床应用】　本方是一个健胃剂。功能为行气，健脾，消积。治臌胀及小儿疳积。可用于治疗小儿消化不良、肠蛔虫病引起的不思饮食、腹胀、腹泻或能食而消瘦。

附　方

消疳金蟾丸（《中医方剂学讲义》）　大癞蛤蟆 10 只（剖腹去内

脏，将砂仁填满其腹，以线绑住脚，倒挂当风处阴干、炙脆为末），山楂、枳实、广陈皮、槟榔、胡黄连、雷丸、炒使君子仁、麦芽各30g，党参、白术各15g，共研细末，丸如米粒大，炙甘草粉为衣，每次服10～15丸，早晨空腹时糖水送下。功能为健脾、杀虫、消疳。治小儿疳积腹胀。

疳积散（《中国药典》） 煅石燕、煅石决明、茯苓、使君子仁各100g，炒鸡内金、谷精草、威灵仙各50g，依法制为散，用米汤加食糖调服，每次9g，每日2次；3岁以内小儿酌减。功能为消积化滞。治小儿疳积，面黄肌瘦，腹部胀满，消化不良，目翳夜盲。可用于治疗小儿消化不良、佝偻病等。

九、补 益 剂

四君子丸（《中国药典》）

（附：四君子汤、异功散、六君子汤、香砂六君子汤、香砂六君丸、归芍六君煎、钱氏白术散）

【组成及用法】 党参、炒白术、茯苓各200g，炙甘草100g，共研细粉，另取生姜50g，大枣100g，分次加水煎煮、过滤，用煎出液泛丸，每次服3～6g，每日3次。

【主治】 脾胃气虚，胃纳不佳，食少便溏。

【临床应用】 本方是一个强壮性健胃剂。功能为健脾益气。治脾胃气虚，运化力弱，食少便溏，心下痞满，面黄肌瘦，四肢无力，舌淡苔白，脉虚弱无力。可用于治疗慢性胃炎、神经衰弱、病后或慢性病的胃肠功能减退，食欲缺乏，消化不良，腹部满闷，大便稀溏，精神不振等。本方原用人参且为汤剂，故名四君子汤。本方加陈皮，名异功散（《小儿药证直诀》），治脾胃虚弱而兼气滞。症见饮食减少，大便溏薄，胸满痞闷不舒。可用于治疗小儿消化不良而证属脾虚气滞者。本方加陈皮、半夏，名六君子汤（《医学正传》），主治脾胃虚弱兼痰湿。症见食少便溏，咳嗽痰多而稀白，短气痞满，呕吐吞酸。可用于治疗慢性病的消化不良、恶心、呕吐、食欲缺乏，以及慢性支气管炎引起的咳嗽、吐痰、食欲缺乏。本方加陈皮、半夏、砂仁、木香、生姜，名香砂六君子汤（《中国医学大辞典》），依法制为丸者，称香砂六君丸（《中国药典》）。主治气虚痰饮，呕吐痞闷，大便溏泄，纳减消瘦。可用于治疗慢性胃炎、溃疡病引起的食欲缺乏、吞酸嘈杂、胃痛、恶心呕吐及妊娠恶阻等。香砂六君子再加当归、白芍，名归芍六君煎（《景岳全书》），功能为补益气血，治疮疡后期，气血两虚，难消难敛者。本方加木香、藿香、葛根，名钱氏白术散（《小儿药证直诀》），功能为健脾胃，和中止泻，多用于治疗小儿脾虚泄泻、消化不良、肌肤发热等。“四君子”是中医补气的代表方剂，也是基础方，由其衍化而来的方剂甚多。一般认为该方出自《太平惠民和剂局方》，据考应是出自较其早 110 余年的《鸡峰普济方》。现代研究表明，四君子汤能增强机体的免疫功能，促进淋巴细胞转化和活性花斑形成，减缓胸腺的萎缩；这似与中医补气的作用相合。

附　　方

参苓白术散（《中国药典》）　人参、茯苓、炒白术、甘草、山药各 100g，炒白扁豆 75g，莲子、炒薏苡仁、砂仁、桔梗各 50g，依法制为散，每次服 6～9g，每日 2～3 次。功能为调补脾胃。治脾胃虚弱，食少便溏，消瘦乏力。可用于治疗慢性胃肠炎、贫血及其他慢性消耗性疾病，而呈现胃肠功能衰弱、食欲缺乏、腹泻，或兼有咳嗽吐痰者。市售品还有参苓白术片及颗粒剂，组成及功用与参苓白术散相同。据实验研究报道，本方呈一种以抑制为主，兴奋为辅的胃肠运动调节效果，并有改善肾上腺皮质功能及增强细胞免疫功能的作用。

香砂养胃丸（《中国药典》）　木香、砂仁、醋制香附、炒枳实、豆蔻、姜制厚朴、广藿香各210g，白术、陈皮、茯苓、制半夏各300g，甘草、生姜各90g，大枣150g，依法制成水丸，每次服9g，每日2次。功能为温中和胃。用于治疗不思饮食，呕吐酸水，胃脘满闷。可用于治疗慢性胃炎，溃疡病的胃脘胀满，疼痛，食欲缺乏，恶心，胃灼热、吐酸等。现在市场上也有颗粒剂供应，效果不错。

【新参】 四君子汤是中医补气剂的基础方，药性平和，主要作用是调整、增进胃肠消化系统的功能，如临床用其治疗糖尿病性胃轻瘫、功能性消化不良、小儿厌食症等，都有良效。有实验表明，该方能促进消化吸收、调节胃肠运动、保护胃肠黏膜。近年的研究还表明，本方能调整胃肠激素胃动素（MOT）、PGE 的水平，促进脾虚动物胃液排空和提高免疫功能。据文献报道，用加味四君子汤治疗功能性消化不良39例，胃排空有显著改善。另有报道指出，对于胃大部切除术后，在肠内营养中加入四君子汤，不仅使肠道上皮固有层 $CD4^+$、$CD8^+$淋巴细胞显著高于单用肠内营养组，而且肠道细菌易位率也低于前者，血浆D-乳酸浓度下降更明显。参苓白术散是四君子汤的加味方，广州中医药大学研究发现该方能持续提高肾移植术后脾虚型患者环孢素（CsA）浓度，减少排斥反应的发生率，同时也无明显的肝、肾毒性，这可能与其改善药物在消化道的吸收有关，而CsA血药浓度对延长移植肾长期存活有重要意义。

补中益气丸（《中国药典》）

（附：补中益气汤、加味补中益气汤）

【组成及用法】 黄芪200g，炙甘草100g，党参、当归、陈皮、升麻、柴胡、炒白术各60g，另取生姜20g，大枣40g，分次加水煎煮，滤过，用煎出液泛丸，每次服6g，蜜丸每服9g，每日2～3次。

【主治】 脾胃虚弱，中气下陷，体倦乏力，食少，腹胀，久泻脱肛，子宫脱垂。

【临床应用】 本方是一个滋补性强壮剂。出自李东垣《脾胃论》，原方是用人参，名补中益气汤。功能为调补脾胃，益气升阳。治劳倦内伤；或素体气虚，易患感冒；或气虚外感，发热不退，身倦多汗，头痛恶寒，渴喜热饮，少气懒言；或饮食无味，四肢无力，舌淡苔白，脉虚软无力，以及脱肛、阴挺，久泻久痢或下血、便血等属于气虚下陷者。可用于治疗慢性消耗性疾病、慢性出血性疾病所造成的身体衰弱，疲倦无力，食欲缺乏，自汗；低血压、脱肛、子宫脱垂及胃下垂、胃无力症、重症肌无力症等；亦可用于治疗神经衰弱所致头晕目眩、遗精失眠和肺结核病的咳喘等症。傅青主的加味补中益气汤（《傅青主女科》）即补中益气汤加茯苓、半夏。功能为补中益气，化痰湿。治妇人肥胖不孕。

附 方

调中益气汤（《脾胃论》） 黄芪 3g，升麻、木香各 1g，人参、甘草、陈皮、制苍术各 2g，柴胡 1.5g，水煎服。功能为调中益气。治疗脾胃不和，胸满短气，饮食减少，口不知味，食后呕吐；以及脾胃不调，元气下陷，日晡两目紧涩，不能瞻视。

益气聪明汤（《东垣试效方》） 人参、黄芪各 15g，蔓荆子、葛根各 9g，黄柏、白芍各 6g，升麻 4.5g，炙甘草 3g，水煎服。功能为益气，聪耳明目。治中气虚弱、清阳不升的目生障翳，视物不清，耳鸣耳聋等症。可用于治疗衰弱体虚所致感冒头痛，耳鸣耳聋，以及虚弱体质患者的玻璃体混浊；或白内障初期，视力减退，眼肌疲劳等症。

升阳益胃汤（《内外伤辨惑论》） 黄芪 60g，人参、半夏、炙甘草各 30g，羌活、独活、防风、白芍各 15g，陈皮 12g，白术、茯苓、泽泻、柴胡各 9g，黄连 3g，研粗末，每次取 15g，加生姜 5 片，大枣 2 枚，水煎服。功能为补气，调中，升阳。治脾胃虚弱，肢体酸重疼痛，口苦舌干，饮食无味，大便不调，小便频数，以及由于身体虚弱所致感冒出现肢体酸痛、恶寒发热等症。

升陷汤（《医学衷中参西录》）　生黄芪 18g，知母 9g，柴胡、桔梗各 4.5g，升麻 3g，水煎服。功能为益气升陷。治胸中大气下陷，气短不足以息；或努力呼吸，有似乎喘；或气息将停，危在顷刻。其兼证，或寒热往来；或咽干作渴；或满闷怔忡；或神昏健忘，种种病状，诚难尽数。其脉象沉迟微弱，关前尤甚，甚剧者，或六脉不全，或参伍不调。

【新参】　补中益气汤的用途广泛，功能有四：调补脾胃、升阳举陷、甘温除热、气虚外感。现代研究表明，本方对子宫及其周围组织有选择性的作用，并能调整小肠蠕动及恢复张力，若去升麻、柴胡，则此作用明显减弱；若单用升麻、柴胡则无此作用。这不仅验证了本方具有升阳举陷之功，还说明中药的配伍作用确实存在，不容忽视。实际临证时对体内脏器脱垂者，常加枳实或益母草，效果更好。并且有研究证明，在使用剂型上有一些规律：对无力性疾病、脱肛、子宫脱垂等，汤剂最好；气血虚弱性疾病需常服者，首选丸剂；消化道本身的疾病，如腹泻、痢疾，汤剂、丸剂皆可。现代研究证明，补中益气汤能双相调节胃肠运动功能，并且可能与影响自主神经有关，故临床上可用于治疗胆汁反流性胃炎、十二指肠溃疡等，并能增强非特异性和体液免疫功能。有文献报道，该方能调节下丘脑-腺垂体-肾上腺皮质系统，从而改善自主神经和内分泌系统功能，改善临床症状。对于男性有生精作用，除了因药物多柔比星（阿霉素）引起的精子减少，对原发性精子缺乏患者，用补中益气汤提取物 2.5g，每日 2 次，也能显著提高精子密度。而血清卵泡刺激素（FSH）降低，也认为是补中益气汤直接作用于睾丸促进生精，并通过负反馈抑制垂体分泌和释放卵泡刺激素的结果。

保元汤（《博爱心鉴》）

【组成及用法】　黄芪 9g，人参、炙甘草各 3g，肉桂 1.5g，生姜1片，水煎服。

【主治】 虚弱劳损，元气不足，倦怠乏力，少气畏寒，以及小儿痘疮顶陷，浆清稀，不能起发灌浆；或皮薄发痒，难以收敛结痂。

【临床应用】 本方是一个滋补强壮剂。功能为温阳补气。治一切虚损衰弱，疮疡难溃难敛等症。可用于治疗再生障碍性贫血，久病后的衰弱症等。

附　方

止痛当归汤（《医方集解》） 当归、生地黄、芍药、黄芪、人参、炙甘草、肉桂（各1两）各30g，水煎服。本方即保元汤加当归、生地黄、芍药。功能为益气养血，温阳定痛。治痈疽背疽，破溃疼痛。

当归补血汤（《内外伤辨惑论》）（附：三棱补血汤） 黄芪30g，当归6g，水煎，一次服。功能为补气生血。治劳倦内伤，肌热面赤，烦渴欲饮，脉洪大而虚，重按无力，以及妇女经期、产后出血或疮疡溃后久不收口，血虚发热，头痛，面赤，口渴，脉洪大无力等。可用于一切原因的失血后衰弱，以及过敏性紫癜的出血性紫斑，或鼻出血、便血等，而有血虚气弱、气不摄血表现者。据实验，本方能促进RNA和蛋白质的合成，还能增强免疫功能。其加味方三棱补血汤[《方剂学》（第6版）]，即原方加三棱，治疗原因不明、辨证属气血两虚的白细胞减少症。

两仪膏（《中药制剂手册》） 党参120g，熟地黄250g，砂糖120g，依法制成煎膏。每次服6～9g，每日1～3次，白开水送下。功能为补气养血。治气血两亏，病后虚弱，身体消瘦，气短乏力。

【新参】 保元汤能温阳益气，原用于外科诸病。现有报道用于慢性肾衰竭，每日1剂，连用30日，可使血红蛋白计数、红细胞计数和白细胞计数升高；治疗白细胞减少症120例，用药4周，白细胞计数提高了50%～100%。保元汤对免疫系统有良好影响，可用于自身免疫性肝炎，对慢性肾衰竭患者保元汤治疗后IgA、IgG及C3都有明显回升。另有多篇报道称保元汤对慢性肾衰竭有良好的治疗作用，其中有用保元汤加大黄者，其总有效率达 63.3%～68.2%，血肌酐及尿素氮也明显降低；还有纠正肾性贫血，升高血红蛋白和红细胞的作用。也有用于治疗冠心病、心肌梗死，对心泵功能研究发现，冠心病患者服该方 1 剂后 1 小时，心脏射血分数明显增加。附方当归补血汤是补气生血的代表方，也是治疗多种贫血、出血性疾病的有效方剂。实验证明该方剂可减轻实验动物的贫血，促进造血功能，抗溶血，还能抑制血小板聚集，改善血流变，镇痛等。还有研究者观察到本方抗贫血宜久煎，并指出煎 90 分钟其升高血红细胞的作用优于煎 45 分钟者，提示古人说补益药宜久煎服用可提高疗效是有道理的。实验报告还表明，当归、黄芪 1∶5 比例的煎剂可显著提高红细胞的免疫功能和清除免疫复合物，促进 IL-2 的产生；拮抗由环磷酰胺造成的免疫功能低下的白细胞减少症。实验还表明，补益气血的当归补血汤若与补肾的补骨脂、女贞子合用，其提高机体免疫功能的作用远比单纯补益气血或补肾的作用更为明显。

四物汤（《仙授理伤续断秘方》）

［附：四物合剂、圣愈汤、芩连四物汤、桃红四物汤（又名元戎四物汤）］

【组成及用法】 当归、熟地黄、白芍、川芎各等份，水煎服。

【主治】 营血虚滞，冲任虚损。症见惊惕头晕，目眩耳鸣，唇甲无华，妇人月经不调，崩中漏下，脐腹作痛，血瘕硬块，以及产后诸疾。

【临床应用】 本方是一个有效的养血调经剂，可看作由《金匮要略》的胶艾汤减阿胶、艾叶、甘草而成。功能为补血调血，是补血的常用方，也是中医治疗妇女诸病的祖方、效方。主治妇女的月经不调，胎前产后诸病，舌质淡、脉弦细或细涩，辨证属于血虚者。可用于妇女月经不调、痛经；或女子性器官发育不全，子宫内膜炎、附件炎等，以及荨麻疹等慢性皮肤病，均可加减应用。《中国药典》

中的四物合剂即是本方。本方加人参、黄芪，名圣愈汤(《兰室秘藏》)，能益气补血，治气虚血弱等症。本方加黄芩、黄连名芩连四物汤，治血虚有热的月经不调。本方加桃仁、红花，名桃红四物汤（《医宗金鉴》)，亦名元戎四物汤（《医方集解》)，治血虚有瘀，月经不调，经闭，痛经，经行不畅，瘀涩有块等；也可用于治疗血灌瞳神（眼睛前房积血）和暴盲（眼底出血）等症。实际四物汤的加减方不止这些，《医方集解》和《方剂心得十讲》都收集了很多方剂，可资参考。现代研究表明，本方对动物的实验性贫血有较好的疗效，能促进网织红细胞成熟；还有较好的抗辐射作用，其有效成分为水溶性；对子宫平滑肌有双相调节作用，这可能就是本方用于妇科胎前产后，调经种子的药理学基础。

附　方

胶艾汤（《金匮要略》）又名芎归胶艾汤、胶艾四物汤　川芎、阿胶、甘草（各 2 两）各 6g，艾叶、当归（各 3 两）各 9g，芍药（4 两）12g，干地黄（6 两）9g，加酒，水煎服。功能为养血止血，调经安胎。治妇人漏下，小产后下血不绝，妊娠下血，腹中痛。可用于治疗妇女月经过多，经色浅淡，腹痛；先兆流产及产后子宫复旧不全的出血不止；亦可用于治疗内科的紫癜便血等。

益母草膏（《山西省中药成方选辑》）　鲜益母草 5000g，当归、川芎、炒白芍、熟地黄各 120g，依法熬制成煎膏，瓶装备用。每次服 9g，白开水送下。功能为祛瘀生新。治经期腹痛，产后瘀血腹痛。益母草膏《中国药典》仅益母草一味熬成，功用与本方基本相似，但养血之力不及本方。常用于妇女的经闭、痛经及产后瘀血腹痛等。

平肝降逆汤(《妇科挈要补注》)　当归、生地黄、牡丹皮各 15g，酒白芍、茜草各 6g，白茯苓、沙参、炒荆芥穗各 9g，牛膝 2g，水煎服。治经血逆行，或经前吐血、衄血、腹痛等。

【新参】　四物汤首见于唐代蔺道人的《仙授理伤续断秘方》，从书名和主治证“凡伤重肠内有瘀血者用此”来看，初始是用于治疗跌打损伤所致的瘀血，《太平惠民和剂局方》则列入“妇人诸疾”

门，再加清代《汤头歌诀》的“血家百病此方通”的渲染，变成了妇科圣药，由其衍化出的桃红四物汤、圣愈汤、胶艾四物汤等，尤多用于治疗月经不调，胎前产后诸病。例如，有学者用四物汤合理中汤加杜仲、续断治疗妇人血虚腰痛，135 例中治愈 37 例，有效 82 例，无效 16 例。还有报道用四物汤加味治疗痛经 66 例，治愈 55 例，有效 10 例，无效仅 1 例。当然不仅限于妇科，它的加减方更是多功能的，广泛用于临床各科，如其加味方治疗肋软骨炎有效；与黄连解毒汤合方加减治疗色素性紫癜性皮肤病；对于恶性肿瘤有报道用本方每日 1 剂，水煎服，对放疗有增敏减毒作用；抗疟药物青蒿琥珀酯主要用于脑型疟疾和各种危重疟疾患者的抢救，但用量过大（> 75mg/kg）时可引起网织红细胞减少，近年来有报道称本品对网织红细胞减少有较好的防治作用。

调经促孕丸（《中国药典》）

（附：调经种玉汤、开郁种玉汤、养精种玉汤）

【组成及用法】　鹿茸（去毛）5g，淫羊藿（炙）、仙茅、续断、桑寄生、枸杞子、覆盆子、莲子（去心）、黄芪、酸枣仁（炒）、钩藤各 10g，菟丝子、茯苓、丹参、白芍、赤芍各 15g，山药、鸡血藤各 30g，共研粉，依法炼蜜为丸，每 100 丸重 10g，每服 5g（50 丸），每日 2 次，自月经周期第 5 日起连服 20 日；无周期者每月连服 20 日，连服 3 个月，或遵医嘱。

【主治】　脾肾阳虚引起的经血不调，月经不准，月经过少，久不受孕；继发性闭经，黄体功能欠佳，不孕症等。

【临床应用】　本方是一个滋补性调经促孕剂，功能为补肾健脾，养血调经。专治脾肾阳虚导致的月经不调、经水涩少而久不受孕。

附　　方

调经种玉汤（《妇科挈要补注》）　是山西省已故妇科名家韩玉

辉先生的经验方，药用当归、茯苓、熟地黄各 9g，吴茱萸、延胡索、香附各 5g，牡丹皮、陈皮、白芍、川芎各 6g，水煎服，在月经前后服 2～3 剂，连服 3 个月。用于治疗妇人月经不调，赶前错后，或多或少，腹胀腹痛，久不受孕者。开郁种玉汤《傅青主女科校释》，又名开郁种子汤，药用白芍 30g，当归、白术各 15g，牡丹皮、香附、茯苓各 9g，天花粉 6g，陈皮 2g（一方无此味），水煎服，治肝气郁结所致的不孕，本方能解肝气之郁，宣肺气之困，心、肾之气俱舒，所以利腰脐而任脉通，则可受孕。养精种玉汤《傅青主女科校释》，亦称养阴种玉汤，药物组成为熟地黄 30g，当归、白芍、山茱萸各 15g，水煎服，连服 3 个月。主治妇人身躯瘦怯，精血衰少，久不孕育。现代研究表明本方适用于原因不明的不孕症，能提高黄体中期血清孕酮水平，有助于受孕。

艾附暖宫丸（《中国药典》） 当归、艾叶炭各 120g，醋制香附 240g，地黄 40g，制吴茱萸、川芎、酒炒白芍、炙黄芪各 80g，肉桂 20g，续断 60g，依法制为蜜丸，大蜜丸每服 1 丸，小蜜丸每次 9g，每日 2～3 次。功能为理气补血，暖宫调经。治妇人宫寒不孕、月经不调、经来腰痛、腰酸带下等。

温胞饮（《傅青主女科校释》）又名温胞散 白术、巴戟各 30g，人参、杜仲、菟丝子、山药、芡实各 9g，肉桂、补骨脂各 6g，附子 1g，水煎服，连服 1 个月。主治妇人下身冰冷，胞宫寒之不孕症。本方能温补心肾，有助于受孕，唯附子用量似嫌不足。

安胎丸（《增补万病回春》）

【组成及用法】 当归、白芍、黄芩、川芎各 30g，白术 15g，共研细面，酒糊为丸，如梧桐子大，每次服 50 丸，每日 3 次，空腹服。

【主治】 血虚有热，胎动不安，素惯半产者。

【临床应用】 本方是一个安胎剂。功能为养血、清热、安胎。

本方是临床上常用的安胎基本方，胎动不安，辨证属于胎热不安的先兆流产或习惯性流产，常以此方加减施治。

附　　方

固气填精汤（《傅青主女科校释》）　人参、熟地黄、黄芪各 30g，白术、当归各 15g，三七 9g，黑荆芥 6g，水煎服。功能为补气填精，固胎。治行房小产。中医认为妊娠早期同房能引起“气脱血亏”，而出现“半产”出血，法当补气以摄血，补精以生血止血，气血充足则胎元安固矣。

保胎丸（《中国药典》）　熟地黄 125g，荆芥穗 50g，槲寄生 150g，黄芪 200g，麸炒枳壳 150g，黄芩 100g，甘草 25g，白芍 200g，当归 200g，醋艾炭 200g，平贝母 100g，菟丝子（酒炙）200g，炒白术 200g，砂仁 125g，姜厚朴 50g，川芎 150g，羌活 25g，依法制为大蜜丸，每丸重 9g，每服 1 丸，每日 2 次。功能为益气养血，补肾安胎。用于治疗气血不足、肾气不固所致的胎漏、胎动不安，症见小腹坠痛，或见阴道少量出血，或屡经流产，伴神疲乏力，腰膝酸软者。亦可用于治疗习惯性流产、先兆流产而体虚气弱者。《全国中药成药处方集》有保产无忧丸，其用药与本方仅两味之差，功用相同；另有泰山磐石丸，药味组成虽不同，但功用相似。

归脾丸（《中国药典》）

（附：归脾汤、人参归脾丸、养血归脾丸）

【组成及用法】　党参、炒酸枣仁、炙黄芪各 80g，茯苓、炒白术、制远志、龙眼肉、当归各 160g，木香、炙甘草、大枣（去核）各 40g，依法制为水蜜丸或大蜜丸，水蜜丸每次服 6g，大蜜丸每丸重 9g，每次服 1 丸，每日 3 次。

【主治】　心脾两虚，气短心悸，失眠多梦，头昏头晕，肢倦乏力，食欲缺乏，崩漏便血。

【临床应用】 本方是一个强壮性镇静剂，系由《校注妇人良方》的归脾汤改制的丸剂，因原方中用人参，故习称人参归脾丸。功能为补气养血，健脾安神。治思虑过度、劳伤心脾引起的体虚气弱，倦怠乏力，不思饮食，失眠心悸，脾虚出血，舌淡苔白，脉细弱等。可用于治疗神经衰弱而伴有肠胃功能障碍引起的失眠多梦、遗精、消化不良、胃及十二指肠溃疡出血、功能性子宫出血，以及各种血液病有慢性出血和妇女月经不调、月经过多、淋漓不断而属于心脾两虚者。养血归脾丸（《山西省中药成方选辑》）即本方去龙眼肉、大枣，加生地黄、熟地黄，依法炼蜜为丸，每次服 9g。治疗气血亏损、精神不振、消化不良、心悸失眠等。可用于治疗神经衰弱所致的失眠、心悸而证属血虚者；以及妇女血虚所致的月经不调、头晕头痛等症。

附　方

小草汤（《重订严氏济生方》） 小草（即远志苗）、黄芪、当归、麦冬、石斛、酸枣仁各 30g，人参、炙甘草各 15g，研粗末，每用 12g，加生姜 5 片，水煎服。功能为补心脾，安心神。治虚劳，忧思过度，遗精白浊，虚烦不安。小草可改用远志，效果亦佳。

当归养血丸（《中国药典》） 当归、白芍（炒）、炙黄芪、阿胶、香附（制）、茯苓各 150g，地黄 400g，杜仲（炒）、白术（炒）各 200g，牡丹皮 100g，依法制为水蜜丸，每次服 9g，每日 3 次。功能为养血调经。用于治疗气血两虚、月经不调。

【新参】 归脾汤制成的丸剂也称人参归脾丸，是治疗案牍工作，劳思伤心脾的有效方剂。实验研究证明，该方对应激性溃疡、利血平诱发的溃疡病都有拮抗作用，并认为其机制可能是通过中枢神经系统的调节而发挥作用。临床上常用本方加减治疗十二指肠溃疡所致的疼痛、上消化道出血和手术后应激性溃疡所致的出血。也可用其加减方治疗顽固性失眠和心脏神经官能症、轻度抑郁症和神经性厌食症等，都有良效。按照中医理论“脾能统血”，也可用于治疗脾不统血所致的功能性子宫出血、妇女放避孕环后经期延长和更年期综合征等。与本方同名的有归脾丸《济生方》，较本方少当归、远志，有报道称其可治疗因胺碘酮引起的心动过缓，每次 1 丸，每日 2 次，疗效较好。

炙甘草汤（《伤寒论》）

（又名复脉汤，附：加味炙甘草汤、加减复脉汤）

【组成及用法】　炙甘草（4 两）12g，阿胶（烊化服）、人参（各 2 两）各 6g，干地黄（1 斤）30g，麦冬（半斤）15g，桂枝、生姜（各 3 两）各 9g，大枣（30 枚）10 枚，用水加酒煎服；现多用水煎服。

【主治】　气虚血少，虚羸少气，脉结代，心动悸；或虚劳肺痿，咳嗽气短，虚烦不眠，自汗盗汗，咽干舌燥，大便干，舌质淡红、少苔，脉虚数。

【临床应用】　本方是一个滋补性强心镇静剂。功能为益气养血，滋阴复脉。治气虚血少，津液亏损，所谓无阳以宣其气，无阴以养其心之心血不足，心气不振的心动悸、脉结代。可用于治疗冠心病、病毒性心肌炎、风湿性心脏病、期前收缩、心房颤动、心房扑动等引起的心律不齐、脉搏不整，以及甲状腺功能亢进、肺结核、神经衰弱等，有阴虚气弱，心悸怔忡，或咳嗽痰少等症状者。还有学者将其用于治疗重病呃逆，获效神速。据称治疗心脏病时本方加用紫石英 6～9g，或佐以活血通络之品丹参则疗效较好。本方加仙鹤草、龙眼肉名加味炙甘草汤（《实用针灸手册》），治心脏病，如心房颤动、“不整脉”。另有加减复脉汤，出自《温病条辨》，由生地黄、白芍、炙甘草各 18g，麻仁、阿胶各 9g，麦冬 15g 组成。治温邪久羁阳明，身热面赤，口干舌燥，甚则齿黑唇裂，手足心热甚于手足背，脉虚大者。

附　方

救逆汤(《温病条辨》)　炙甘草、干地黄、生白芍各 18g，麦冬 15g，阿胶 9g，生龙骨 12g，生牡蛎 24g，水煎服。功能为补津液，镇摄心神。治温病耗伤津液，心中震震，舌强神昏，汗自出，中无所主者。

来复汤(《医学衷中参西录》)　山茱萸 60g，生龙骨、生牡蛎各 30g，生杭芍 18g，野台参 12g，炙甘草 6g，水煎服。治寒温外感诸证，大病瘥后不能自复，寒热往来，虚汗淋漓；或但热不寒，汗出而热解，须臾又热又汗，目睛上窜，势危欲脱；或喘逆或怔忡，或气虚不足以息，诸证若见一端，即宜急服。张锡纯盛赞此方有益气收涩救脱之功，还附有验案数则，并指出主药是山茱萸，最善救脱敛汗。实验表明，本方对失血性休克、烫伤性休克确有救逆之功。正交试验表明，主药是山茱萸，能抗心律失常，对心肌有正性肌力作用。

【新参】　炙甘草汤是中医治疗“心动悸，脉结代”的名方，即治疗心律失常的首选方剂。据不完全统计，自 1994～2003 年用本方治疗心律失常的报道近 30 篇，皆称有效。1986 年有一组报道用炙甘草汤加丹参治疗经西药治疗无效或复发的病毒性心肌炎患者 5 例，均获痊愈；1999 年有报道用炙甘草汤加丹参、苦参、五味子（去人参、麦冬），每日 1 剂，同时加用西药盐酸美西律片每 8 小时 0.15g，口服，20 日为 1 个疗程，治疗室性期前收缩 40 例，并设西药盐酸美西律片对照组 29 例，结果显效 29 例，有效 9 例，无效 2 例，统计表明治疗组疗效较好，与对照组相比有显著差异（$P<0.05$）。

生脉饮（《中国药典》）

（原名生脉散，附：生脉注射液、参麦注射液、滋心阴口服液）

【组成及用法】　红参、五味子各 100g，麦冬 200g，依法制成口服液，每支 10ml，每次服 10ml，每日 3 次。

【主治】 气阴两伤，心悸气短，汗多神疲，脉数自汗。

【临床应用】 本方是一个滋补性急救剂。功能为养阴生津，益气复脉。治热伤元气，汗出过多，气阴耗伤，神疲口渴；或久咳伤肺，气阴两伤，干咳气短，自汗，咽干口燥，脉虚弱者。可用于治疗高热或辐射热引起的气阴两伤，阴津亏耗而表现出虚证者，如热射病、肺结核、慢性支气管炎等，而有气阴两伤，身体倦怠，口渴多汗，气短呛咳之表现者。生脉饮原名生脉散（《内外伤辨惑论》），现有多种剂型和制剂，功用基本相同，主要不同是方中是用人参还是用党参。代表性的制剂还有生脉注射液（《新编国家中成药》），药用红参、麦冬、五味子，用于治疗气阴两亏、脉虚欲脱的心悸、气短，四肢厥冷，汗出，脉微欲绝及心肌梗死，心源性休克，感染性休克等。肌内注射或静脉滴注给药。本方去五味子，名参麦注射液（《新编国家中成药》），用于治疗气阴两虚型之休克、冠心病、病毒性心肌炎、慢性肺心病、粒细胞减少症。还能提高肿瘤患者的免疫功能，与化疗药物合用时，有一定的增效作用，还能减少化疗药物引起的不良反应。肌内注射或静脉滴注给药。另有滋心阴口服液（《中国药典》），由麦冬、赤芍、北沙参、三七组成，每服 10ml，每日 3 次，用于治疗心阴不足、胸痹心痛、心悸、失眠、五心烦热、舌红少苔脉细数者，也可用于治疗冠心病、心绞痛等。

附　方

三才汤（《温病条辨》） 人参 9g，天冬 6g，生地黄 15g，水煎服，治暑温日久，阴液元气两伤，睡眠不安，不思饮食。

固本丸（《张氏医通》）（附：人参固本丸） 天冬、麦冬、生地黄、熟地黄各 250g，人参 120g，共研面，炼蜜为丸，每服 12g。功能为补益气阴。治气阴两虚，舌红或光滑无苔的上消、下消、咳逆、便秘等症。另有人参固本丸（《中药成药学》），其组成功用与本方相同；而《中国基本中成药》的人参固本丸则是地黄丸的加味，应区别。

降糖丸（《中国药典》） 红参、黄芪、茯苓、白术、葛根、五味子、黄连、大黄、甘草，依法制为水丸，每 100 丸重 7g，每次服 10g，每日 2～3 次。功能为益气养阴，生津止渴。用于治疗糖尿病气阴两虚者。

【新参】 生脉散是个老方子，且现在制成的生脉散口服液和注射液几乎是妇孺皆知的救治心脑血管疾病的常用方。已知生脉饮能明显提高免疫功能低下者的 T 细胞亚群数，即有良好的免疫调节功能。据文献报道，在心脏瓣膜置换患者围手术期使用，能增强体外循环术后体液免疫功能，抑制细胞免疫，减轻全身炎症反应，减轻缺血再灌注损伤。对于顽固性心力衰竭、心源性休克、感染性休克，加用生脉注射液都有良好的作用，还能防治血液透析患者的并发症低血压。尤妙是用于妇产科催产，临产前口服生脉饮口服液 100ml，每日 1～2 次，对缩宫素有增效；分娩时产程异常、宫缩无力等，可用生脉注射液 40～80ml 加入 5%葡萄糖注射液 500ml，静脉滴注，能加速产程，对母婴均有保护作用；产后服生脉散，有助于产妇康复，改善贫血。对新生儿缺血缺氧性脑病，生脉注射液可改善血供和神经功能。对于多种中毒，如洋地黄、乌头、乙醇等急性中毒加用生脉注射液有助于解毒，提高疗效。尽管生脉注射液有这么好的功用，但其不良反应亦应引起足够的重视，据国家食品药品监督管理局《药品不良反应信息通报》第 44 期提示，2004～2011 年 10 月，生脉注射液发生严重不良反应的病例报道计 508 例，其中严重过敏反应 89 例，约占严重不良反应病例的 17.5%，故临床使用时需注意，以策安全。

八珍丸（《中国药典》）

（附：八珍益母丸）

【组成及用法】 当归、熟地黄各 150g，川芎 75g，白芍、党参、炒白术、茯苓各 100g，甘草 50g，共研细面，炼蜜为丸，水蜜丸每次服 6g，大蜜丸每次服 9g，每日 2 次。

【主治】 气血两虚，面色萎黄，食欲缺乏，四肢乏力，月经过多。

【临床应用】 本方是一个滋补性强壮剂。功能为调补气血。治疗失血过多，气血两虚，饮食少思，大便溏泻；或病后虚亏，形体消瘦，面色无华；或痈疽难溃，溃而难敛；以及妇人带下漏血，腰痛，舌质淡、苔薄白，脉细弱或虚大无力等症。可用于术后恢复期及治疗贫血、再生障碍性贫血、白血病、各种失血等慢性消耗性疾病，以及妇女月经不调、外科痈疽等症，而表现为气血两虚者。本方加益母草制丸，名八珍益母丸（《中国药典》），功能为补气血，调月经，专治妇女气血两虚，体弱无力，月经不调。

附 方

十全大补丸（《中国药典》） 党参、酒炒白芍、炙黄芪、炒白术、茯苓各 80g，川芎、炙甘草各 40g，当归、熟地黄各 120g，肉桂 20g，共研细面，依法制为水蜜丸或大蜜丸，每次服水蜜丸 6g 或大蜜丸 9g，每日 2～3 次。功能为温补气血。治气血两虚，面色苍白，气短心悸，头晕自汗，体倦乏力，四肢不温；亦治妇女月经不调，崩漏带下；以及外科痈疽久不溃脓，或溃后脓液稀少，久不收口等症。现代研究表明，本方对小鼠的失血性贫血有显著的治疗作用，还具有抗癌活性，并能增强机体的免疫功能。故可用于治疗各种贫血、慢性胃肠病、妇女月经病，以及肿瘤等慢性消耗性疾病所致的虚弱、恶病质等。

人参养荣丸（《中国药典》） 麸炒白芍、当归、陈皮、炙黄芪、肉桂、人参、土炒白术、大枣、炙甘草各 100g，熟地黄、酒蒸五味子、茯苓各 75g，制远志、生姜各 50g，依法制为丸，每服水蜜丸 6g 或大蜜丸 9g，每日 1～2 次。功能为温补气血。治心脾不足，气血亏虚，惊悸，食少消瘦，神疲体倦，皮肤枯燥，面黄色枯，毛发稀疏；或溃疡久不收口和妇科诸疾。可用于治疗病后衰弱及贫血、肺结核、慢性溃疡等消耗性疾病所致的消瘦、食欲缺乏、面色苍白，以及神经衰弱而有气血两虚表现者。

当归芍药散（《金匮要略》） 当归（3两）9g，芍药（1斤）30g，茯苓、白术（各4两）各12g，泽泻、川芎（各半斤）各15g，水煎服。功能为补血调肝，健脾除湿。治妇人妊娠腹痛。可用于治疗妇科多种疾病，如月经不调、痛经、习惯性流产，孕妇的腹中拘急，绵绵作痛，小便不利，足胫水肿及慢性肾炎等，以及有贫血、衰弱倾向者。研究表明，本方对雌二醇有双相调节作用，并能改善“功血”患者的血流变和异常状态的甲皱微循环，这可能是治疗多种妇科疾病的药理机制。

【新参】 八珍丸是气血双补的代表方，药理研究证明它不仅能补气补血，改善造血功能和血流变、调经，还能改善免疫功能，促进淋巴细胞活化及分泌 IL-2，以增强机体的抵抗力。临床用于白血病、再生障碍性贫血的治疗，可以提高疗效，可能就是基于这个道理。据文献报道，用本方加竹茹、枇杷叶、柿蒂煎汤，保留灌肠治疗中风后呃逆36例，每日1次，结果治愈30例，有效4例，无效2例，疗效明显优于西药甲氧氯普胺治疗组。近年来的研究表明，乳腺癌的生长及存活与新生血管形成有密切的关系，而血管内皮细胞生长因子（VEGF）可诱导肿瘤血管新生，促进肿瘤的增殖与转移，同时还可能通过自身分泌作用刺激肿瘤生长。据河南中医学院一附院等报道，已知八珍汤具有抗肿瘤和免疫调节的双重治疗作用，并通过90例乳腺癌患者的分组对照，测定 VEGF 等指标。研究认为，八珍汤可提高乳腺癌化疗的总有效率，并降低其进展率及抑制肿瘤组织微血管再生，可能与降低血清-VEGF、抑制肿瘤 VEGF 蛋白表达有关。当归芍药散可看作是八珍汤的加减方，既往和八珍益母丸一样多用于妇科，因为该方能调节垂体-卵巢功能，升高促性腺激素水平，有双相调节子宫作用，并有抗炎、镇痛、镇静作用，促进排卵，治疗不孕症，对于习惯性流产有安胎等作用。

六味地黄丸（《中国药典》）

（原名地黄丸，附：六味地黄颗粒、都气丸、七味都气丸、杞菊地黄丸、明目地黄丸、知柏地黄丸、麦味地黄丸、八仙长寿丸、归芍地黄丸）

【组成及用法】 熟地黄160g，制山茱萸、山药各80g，泽泻、茯苓、牡丹皮各60g，共研细面，依法制为蜜丸，水蜜丸每次服6g，大蜜丸每次服9g，每日2次。

【主治】 肾阴亏损，头晕耳鸣，腰膝酸软，骨蒸潮热，盗汗遗精，消渴。

【临床应用】 本方是一个滋补性强壮剂，原名地黄丸（《小儿药证直诀》），系由《金匮要略》中的肾气丸减去桂附而成。除丸剂外，还有六味地黄颗粒，也是《中国药典》方。功能为滋阴补肾，治肾阴亏虚，症见腰膝酸软，头晕目眩，耳鸣耳聋，盗汗，遗精，消渴，骨蒸潮热，手足心热，牙齿动摇，小便淋漓，舌红少苔，脉细数诸症。可用于治疗视神经炎、中心性视网膜炎、甲状腺功能亢进、艾迪森病、高血压、肺结核、糖尿病、慢性肾炎、神经衰弱等慢性消耗性疾病，以及无排卵性功能性子宫出血和病后虚弱、小儿发育不良而有肾阴亏损表现者。本方加五味子，名都气丸（《医宗己任编》），又名七味都气丸（《中国药典》），功能为纳气平喘、涩精止遗。治肾虚不能纳气而气喘、久咳、咽干；遗精盗汗，小便频数。本方加枸杞子、菊花，名杞菊地黄丸（《中国药典》），功能为滋肾养肝。治肝肾阴虚，头晕目眩，耳鸣，畏光流泪，视物昏花，视一为二，枯涩疼痛。可用于治疗高血压、神经衰弱引起的头晕头痛，以及复视等症。本方加枸杞子、菊花、当归、白芍、蒺藜、煅石决明，名明目地黄丸（《中国药典》），功能为滋肾、养肝，明目。治肝肾阴虚，视神经萎缩，目涩怕光，视物模糊，迎风流泪。本方加知母、黄柏，名知柏地黄丸（《中国药典》），功能为滋阴降火。治阴虚火旺，潮热盗汗，口干咽痛，耳鸣，尿黄涩痛。可用于治疗慢性肾炎，神经衰弱，以及尿路感染。本方加麦冬、五味子，名麦味地黄丸（《中国药典》），原名八仙长寿丸（《寿世保元》），功能为滋养肺肾。治肺肾阴虚，潮热盗汗，咳嗽咯血，头晕目眩，耳鸣口干，遗精，消渴。可用于治疗肺结核引起的发热盗汗，咳嗽气短及神经衰弱引起的遗精、潮热和糖尿病等。本方加当归、白芍，名归芍地黄丸（《中国药典》），功能为滋肾阴、补阴血。治肝肾两亏阴虚血少，头晕目眩，耳鸣咽干，午后低热，两胁作痛，腰腿酸痛，足跟疼痛。可用于治疗妇女的月经不调等。

附　方

耳聋左慈丸（《中国药典》）　煅磁石、竹叶柴胡各 20g，熟地黄 160g，制山茱萸、山药各 80g，牡丹皮、茯苓、泽泻各 60g，依法制为蜜丸，水蜜丸每次服 6g，大蜜丸每次服 9g，每日 2 次。功能为滋肾平肝。治肝肾阴虚，耳鸣耳聋，头晕目眩。

左归饮（《景岳全书》）（附：左归丸）　熟地黄 10g，炙甘草 3g，茯苓 5g，山药、山茱萸各 6g，水煎服。功能养阴补肾。治真阴不足，腰酸遗泄，盗汗，口燥咽干，口渴欲饮，舌光红，脉细数。本方去炙甘草、茯苓，加川牛膝、菟丝子、鹿角胶、龟甲胶，依法制丸，名左归丸（《景岳全书》），亦能填补肝肾真阴，功同左归饮，但滋补力更强。

银翘石斛汤（《中医方剂临床手册》）　金银花、连翘、石斛各 9～15g，熟地黄 15g，山茱萸 6～9g，山药 9g，牡丹 6～9g，泽泻 6～12g，茯苓 12～18g，水煎服。功能为养阴滋肾，清热解毒。适用于慢性尿路感染，肾阴亏损者。

【新参】　动物实验表明，本方能使肾功能获得明显改善，对正常动物能增加体重，增强体力；对雌鼠去势引起的骨质疏松有防治作用，进而实验还表明，该方改善大鼠骨生物力学特征，增加骨中钙磷储积，提高骨骼负载能力及抗冲击能力，预防骨折的发生，早年临床证明，对食管上皮重度增生有治疗作用，对阻断癌变，预防食管癌的发生，降低发病率有一定的价值。近年来还用于改善生殖功能，动物实验证明，该方治疗生殖功能减退是其作用于下丘脑-垂体-性腺轴系统的综合作用。据临床报道，六味地黄丸每日服 12g，分 3 次服，同时加服氯米芬每日 30mg，连服 3 个月为 1 个疗程，精液质量改善率可达 85%；六味地黄丸可增加精子密度和改善精子活动率。六味地黄丸的加减方左归丸，再加丹参、何首乌等治疗妇人的萎缩性外阴炎；六味生脉片治疗男性更年期综合征有效。

大补元煎（《景岳全书》）

【组成及用法】　熟地黄 9g，山茱萸、炙甘草各 3g，人参、炒山药、杜仲、当归、枸杞子各 6g，水煎服。

【主治】　肾虚精亏，阴血衰少，精神失守。

【临床应用】　本方是一个滋补性强壮剂。功能为大补元气，阴血。治气血大亏，头眩晕，气短神疲。

附　方

调肝汤（《傅青主女科》）　山药、当归各 15g，白芍、阿胶、山茱萸各 10g，巴戟、甘草各 3g（一方有黑荆芥 10g），水煎服。功能为调补肝肾。治肝肾亏虚的经色淡红，量少，经后小腹隐痛，腰脊酸楚，头晕耳鸣，舌淡，脉沉细。

小营煎（《景岳全书》）　当归、芍药、枸杞子各 10g，熟地黄、山药各 12g，炙甘草 6g，水煎服。功能养阴血，调肝肾。治肝肾不足的月经不调、量少色淡，小腹空痛，面色苍白，心悸怔忡，舌淡无苔，脉缓细弱。

健步丸（《中国药典》）

（原名健步虎潜丸、虎潜丸）

【组成及用法】　盐炙黄柏、醋炙龟甲各 40g，盐炙知母、熟地黄各 20g，当归、锁阳、制豹骨（多用塞隆骨代替）各 10g，酒炙白芍 15g，牛膝 35g，盐炙陈皮 7.5g，干姜 5g，羊肉 320g，依法制为糊丸，每次服 9g，每日 2 次。

【主治】 肝肾不足的下肢痿软，行走乏力，舌红少苔，脉细弱。

【临床应用】 本方是一个强壮剂。源于朱丹溪《丹溪心法》的健步虎潜丸，因原方用虎骨，故名健步虎潜丸，也称虎潜丸。后虎骨改用豹骨，其作用基本相同，更名为健步丸。现用塞隆骨代替。塞隆骨功能为补肝肾，强筋骨，可用于治疗膝关节结核，小儿麻痹后遗症的筋骨痿软，属于阴虚有火者。

附　方

三才封髓丹（《医学发明》）又名三才封髓丸　天冬、熟地黄、人参各 15g，黄柏 90g，缩砂仁 45g，炙甘草 23g，共研细面，依法制为糊丸，每次服 9g，肉苁蓉煎汤送服。功能为补肾泻火、固精。治阴虚内热，虚火妄动。症见梦遗滑精，身体瘦弱，咳嗽痰中带血，腰膝无力及体质虚弱引起的便秘等。可用于治疗肺结核及神经衰弱引起的遗精、滑精等。

河车大造丸（《中国药典》）　熟地黄、醋炙龟甲各 200g，盐炒黄柏、盐炒杜仲各 150g，紫河车、牛膝（盐炒）、麦冬、天冬各 100g，共研细面，依法制为蜜丸或水蜜丸，蜜丸每次服 9g，水蜜丸每次服 6g，每日 2 次。功能为补肺益肾。治肺肾阴虚，潮热咳嗽，骨蒸痨热，盗汗，遗精，腰膝乏力。

石斛夜光丸（《中国药典》）

【组成及用法】 天冬、人参、茯苓各 120g，麦冬、熟地黄、水牛角浓缩粉、生地黄各 60g，菟丝子、菊花、决明子、苦杏仁、山药、枸杞子、牛膝各 45g，五味子、盐炒蒺藜、石斛、肉苁蓉、川芎、甘草、炒枳壳、青葙子、防风、黄连、羚羊角（多用山羊角代替）各 30g，依法制为蜜丸或水蜜丸，水蜜丸每次服 6g，小蜜丸、大蜜丸每次均服 9g，每日 2 次。

【主治】　肝肾两亏，阴虚火旺，内障目暗，视物昏花。

【临床应用】　本方是一个滋补性明目剂。功能为清肝明目，滋阴补肾。治阳衰阴弱，不能升精于目的各种眼疾。可用于治疗青光眼、白内障、视神经萎缩、视网膜黄斑变性等症。

附　方

驻景补肾丸（《古今医方集成》）　大熟地黄、淡苁蓉、煅磁石、枸杞子、车前子、菟丝子、五味子、川石斛、楮实子、青盐各 30g，沉香 15g，共研细面，炼蜜为丸，每次服 15g，空腹淡盐汤送下。功能为滋补肝肾，明目。治肝肾俱虚，瞳仁内呈淡白色，昏暗渐成内障。

扶桑至宝丹（《寿世保元》）又名桑麻丸、扶桑丸　桑叶 800g，炒黑芝麻 200g，蜂蜜适量，依法制为蜜丸，每次服 6g，每日 2 次。功能为滋养肝肾，清头目。治肝肾不足，须发早白，头晕眼花，视物不清，迎风流泪。

七宝美髯颗粒（《中国药典》）

（原名七宝美髯丹）

【组成及用法】　制何首乌 128g，白茯苓、酒蒸牛膝、当归、酒蒸枸杞子、菟丝子各 32g，补骨脂（黑芝麻炒）16g，依法制为颗粒剂。每袋 8g，每次服 1 袋，每日 2 次，开水冲服。

【主治】　肝肾不足，须发早白，遗精早泻，头晕耳鸣，腰酸背痛。

【临床应用】　本方是一个滋补强壮美容美发剂。功能为补肝肾乌须黑发。治肝肾阴虚所致的须发早白，易于脱落。可用于治疗神经衰弱、须发早白等症。本颗粒剂是根据《本草纲目》记述的“积善堂方”改制而成，原方中何首乌用赤、白何首乌各等份，重在滋补肝肾。所谓美髯者，美须发、美容之意也。据现代研究，本方确能促进血红蛋白合成，提高大鼠的聚铁能力和过氧化氢酶活性，有益于润泽头发和美容。

附 方

神应养真丹（《外科正宗》）（附：养血生发丸） 羌活、木瓜、天麻、白芍、当归、川芎、熟地黄、菟丝子各等份，共研细面，炼蜜为丸，每服9g，淡盐汤或温酒送下。本方原用于风邪所袭的脚膝无力、瘫痪、半身不遂、语言謇涩、气血凝滞、遍身疼痛等症。细观本方实可看作是以四物汤为基础的补肾、养血、祛风活络剂，根据“发乃血之余”、“肾藏精，其华在发”的理论，本方养血益精以荣发，而治疗风盛血燥不能荣养毛发的油风（又名斑秃、鬼剃头、圆形脱发）等症。另有养血生发胶囊（《中国药典》），较本方多何首乌一味，功能、主治与神应养真丹基本相同，用于治疗斑秃、全秃、脂溢性皮炎，头皮发痒，头屑多、油脂多和产后、病后脱发。

二至丸（《中国药典》） 墨旱莲、女贞子（蒸）各500g，依法制为蜜丸。每次服9g，每日2次，开水送下。功能为滋阴补肝肾，止血。治头晕目眩，耳鸣，咽干，鼻燥易出血，腰膝酸软，月经量多；也可用于治疗神经衰弱等。

首乌丸（《中国药典》）（附：首乌延寿丹，又名延寿丹） 制何首乌360g，桑葚182g，酒制牛膝、酒制女贞子、桑叶（制）、盐炒补骨脂各40g，墨旱莲235g，黑芝麻16g，制豨莶草、酒蒸菟丝子各80g，金樱子259g，地黄、制金银花各20g，依法制为水蜜丸，每次服6g，每日2次。功能为补肝肾、强筋骨、乌须发。治肝肾两虚，头晕眼花，耳鸣，腰酸肢麻，头发早白，高脂血症。另有首乌延寿丹（《世补斋医书》），又名首乌丸、延寿丹，较首乌丸少补骨脂而有杜仲，金银花用金银花藤，功用、主治与首乌丸相似。研究证明本品能降低实验性动脉硬化动物的胆固醇，减轻动脉内膜斑块形成和脂质沉积。

壮骨关节丸（《中国药典》）

【组成及用法】 狗脊、淫羊藿、独活、骨碎补、续断、补骨脂、桑寄生、鸡血藤、熟地黄、木香、乳香、没药，依法制成浓缩丸或水丸，浓缩丸每次服 10 丸，水丸每次服 6 丸，每日 2 次。早、晚饭后服。

【主治】 肝肾不足，气滞血瘀的脉络痹阻，各种退行性骨关节痛，腰肌劳损等。

【临床应用】 本方是一个强壮性抗风湿、镇痛剂。功能为补益肝肾，养血活血，舒筋活络，理气止痛。各种风湿性关节炎、骨质增生性腰痛均可试用。

附 方

抗骨增生丸（《中国药典》） 熟地黄 210g，肉苁蓉（蒸）、狗脊（盐制）、淫羊藿、鸡血藤、骨碎补、牛膝各 140g，女贞子（盐制）、莱菔子（炒）各 70g，依法制为水蜜丸、小蜜丸或大蜜丸，口服水蜜丸每次 2.2g，小蜜丸每次 3g，大蜜丸每次 1 丸（3g），每日 3 次。功能为补腰肾、强筋骨、活血、止痛。用于治疗骨性关节炎、颈椎综合征、骨刺。《山西药品制剂手册》方较本方少女贞子、牛膝、狗脊；有鹿衔草、生姜、焦三仙，功能及主治均与本方相同。

龙牡壮骨颗粒（《中国药典》） 黄芪、党参、龟甲（醋制）、龙骨、牡蛎（煅）、麦冬、炒白术、山药、五味子（醋制）、茯苓、甘草、大枣、鸡内金（炒）、维生素 D_2、乳酸钙、葡萄糖酸钙，依法制为颗粒剂。每袋 5g，开水冲服，2 岁以下每次 5g，2～7 岁每次 7g，7 岁以上每次 10g，每日 3 次。功能为强壮筋骨，和胃健脾。用于治疗和预防小儿佝偻病、软骨病；对小儿多汗，夜惊，食欲缺乏，消化不良，发育迟缓等症也有治疗作用。

生血丸（《中国药典》）

【组成及用法】 鹿茸、紫河车、白扁豆、山药、炒白术、稻芽、黄柏、桑枝，依法制为水蜜丸，瓶装，每次服5g，每日3次。小儿酌减。

【主治】 失血血亏，放化疗后全血细胞减少及再生障碍性贫血。

【临床应用】 本方是一个强壮、补血剂。功能为补肾健脾，填精养血。现代研究表明，方中的鹿茸、紫河车均有刺激骨髓的造血功能，因此可用于放化疗后及再生障碍性贫血等。

附　方

复方皂矾丸（《中国药典》） 皂矾、西洋参、海马、肉桂、大枣（去核）、核桃仁，依法制为小蜜丸，活性炭为衣，每丸重0.2g，每次服7～9丸，每日3次。饭后即服，忌饮茶水。功能为温肾健髓，益气养阴，生血止血。用于治疗再生障碍性贫血、白细胞减少症、血小板减少症、骨髓增生异常综合征及放疗和化疗引起的骨髓损伤，白细胞减少证属于肾阳不足，气血两虚证者。

复方鸡血藤膏（《中国药典》）又名鸡血藤膏 滇鸡血藤膏粉218.75g，川牛膝59.5g，续断53g，红花5g，黑豆12.5g，糯米437.5g，饴糖300g，依法制成膏，再制成块，干燥，装盒。服用时将膏块研碎，用水、酒各半炖化服，每次6～10g，每日2次。功能为补血，活血，调经。用于治疗血虚、手足麻木、关节痛、月经不调。

肾气丸（《金匮要略》）

（又名桂附地黄丸）

【组成及用法】 干地黄（8两）24g，薯蓣（山药）、山茱萸（各4两）各12g，泽泻、茯苓、牡丹皮（各3两）各9g，桂枝、附子（各1两）各3g，依法制为蜜丸，如梧桐子大，每次服15丸，每日

2 次，酒送下。现每次服 6g，每日 2 次，白开水送下。

【主治】 肾阳不足，腰膝酸软，肢冷，水肿，小腹胀满，小便不利或频数，痰饮咳喘；子消渴，妇人转胞不得溺等。

【临床应用】 本方是一个滋补性强壮剂。可看作是六味地黄丸加肉桂、附子，故又名曰桂附地黄丸（《中国药典》），功能为温补肾阳。治肾阳不足的腰以下常有冷感，少腹拘急，尿频、尿急，余沥不尽，夜尿多，遗精阳痿，舌质淡而胖，脉虚弱，尺部沉微；以及由于阳虚的痰饮、消渴、脚气冲心等。可用于治疗糖尿病、醛固酮增多症、甲状腺功能低下、慢性肾炎、慢性支气管哮喘及神经衰弱、性功能障碍等证属肾阳不足者。现代研究表明，本方可提高高密度脂蛋白水平，提示有抗动脉硬化的作用，还能提高体液免疫和细胞免疫。临床上用于治疗老年性白内障和前列腺增生，均有一定的疗效。考《金匮要略》原方确有桂枝，而非肉桂，但临床上均用肉桂而不用桂枝。

附 方

济生肾气丸（《中国药典》）又名加味肾气丸、牛车肾气丸 熟地黄 160g，山药、制山茱萸各 80g，茯苓 120g，牡丹皮、泽泻各 60g，肉桂、制附子各 20g，牛膝、车前子各 40g，依法制丸，水蜜丸每次服 6g，小蜜丸或大蜜丸每次服 9g，每日 2～3 次。功能为温补肾阳，化气行水。治肾虚水肿，腰酸腿软，尿频量少，痰饮咳喘，慢性肾炎等症。

十补丸（《重订严氏济生方》）（附：十味地黄丸） 炮附子、五味子各 60g，山茱萸、炒山药、牡丹皮、鹿茸（酒蒸）、熟地黄、肉桂、白茯苓、泽泻各 30g，共为细面，炼蜜为丸，每次服 9g，每日 2 次。功能为温补肾阳。治肾脏虚弱，面色黧黑，足冷足肿，耳鸣耳聋，肢体羸瘦，足膝软弱，小便不利，腰脊疼痛等。可用于治疗神经衰弱、性神经衰弱的阳痿不举等症。另有十味地黄丸（《时方歌括》），即本方去五味子、鹿茸，加芍药、玄参。治上热下寒的口舌生疮、面红耳赤、牙齿浮动等，服凉药则更加重者。

【新参】 八味地黄丸（即肾气丸）是中医补阳的代表方，也是此类方剂的祖方，现代用于治疗代谢综合征，能有效降低患者血糖、血脂、血压及胰岛素水平，其机制与改善胰岛素抵抗有关。据《中国男科学杂志》报道，潘氏根据《黄帝内经》有关人体生长发育的记载，结合现代生理病理，男性进入中老年后，身体内雄激素下降而呈现衰老的机制，用八味地黄丸治疗，能有效提高血睾酮水平，同时降低血清黄体生成素和卵泡刺激素水平的经验，并通过动物实验证明，其机制是通过增强睾酮合成中的关键酶 3β-类固醇脱氢酶（3β-HSD）的表达来提高睾酮的合成，从而达到治疗雄激素部分缺乏的目的。实验研究证明该方能显著提高亚急性衰老小鼠膀胱逼尿肌超氧化物歧化酶（SOD）水平，说明有抗逼尿肌衰老的作用。所以，临床上用于治疗顽固性遗尿、小儿尿崩症、前列腺增生、前列腺炎、糖尿病性膀胱病等有效。《中成药》杂志还报道，用肾气丸与糖皮质激素合用，治疗 63 例肾病综合征患者，可提高疗效，其机制与提高糖皮质激素水平有关。济生肾气丸是八味地黄丸的衍化方，对糖尿病神经性疼痛和周围循环障碍都有改善作用；可刺激胰岛素分泌，增强外周组织对胰岛素的敏感度，还能改善老年人夜尿频和心功能。

右归丸（《中国药典》）

（附：右归饮）

【组成及用法】 熟地黄 240g，酒茱萸、当归各 90g，菟丝子、鹿角胶、山药、盐杜仲、枸杞子各 120g，炮附片、肉桂各 60g，依法炼蜜为丸，每次服小蜜丸 9g、大蜜丸 1 丸（9g），每日 3 次。

【主治】 年高或久病肾阳不足，或过劳伤肾，命门火衰，气少神疲，畏寒肢冷，阳痿遗精，腰膝软弱者。

【临床应用】 本方源自《景岳全书》，是一个滋补强壮剂。功能为温补肾阳，填精止遗。治真阳不足，腰痛腰酸，脐腹冷痛，便溏泄泻，遗精早泻，阳痿无子等症。可用于治疗神经衰弱引起的神疲乏力，腰膝酸痛，遗精阳痿；以及慢性肾炎的腰痛、尿频尿急、夜多小便等。本方去菟丝子、鹿角胶、当归，加炙甘草，名右归饮（《景岳全书》）。主治同右归丸，但力较缓。

附　方

五子衍宗丸（《中国药典》）　枸杞子、炒菟丝子各 400g，蒸五味子 50g，覆盆子 200g，盐炒车前子 100g，共研细面，依法制为蜜丸，水蜜丸每服 6g，大蜜丸或小蜜丸每次服 9g，每日 2 次。功能为补肾益精。治肾虚腰痛，尿后余沥，遗精早泻，阳痿不育。可用于治疗性神经衰弱，精子缺乏等症。实验室研究表明，本方能改善饥饿性大鼠的宫内发育迟缓，还能使产出的子代体重增加，体力（游泳）增强。

定坤丹（《中国药典》）　人参、鹿茸、藏红花、三七、当归、川芎、熟地黄、白术、鹿角霜、阿胶、延胡索、枸杞子、白芍、黄芩、茺蔚子、香附等，依法制为蜜丸，每丸重 10.8g，每次服 0.5～1 丸，白开水送下，每日 2 次。功能滋补气血，调经疏郁。治妇女月经不调，行经腹痛，崩漏下血，赤白带下，贫血衰弱，血晕血脱，产后诸虚，骨蒸潮热等。适用于某些女性不孕，月经不调而属于虚寒者。忌食生冷油腻及刺激性食物，伤风感冒时停服。

龟龄集（《中国药典》）　人参、鹿茸、海马、枸杞子、丁香、穿山甲、雀脑、牛膝、锁阳、熟地黄、补骨脂、菟丝子、杜仲、石燕、肉苁蓉、天冬、淫羊藿、大青盐、砂仁、甘草等，依法制为胶囊，每粒 0.3g。口服每次 0.6g，每日 1 次，早饭前 2 小时淡盐水送服。功能为强身补脑，固肾补气，增进食欲。用于治疗肾亏阳弱，记忆减退，夜梦滑精，腰酸腿软，肾虚咳喘，五更溏泻，食欲缺乏。可用于治疗男子的勃起功能障碍、精子异常或精子减少而不育等。实验室研究表明，本品还能抗四氯化碳（CCl_4）引起的肝损伤，减轻糖尿病动物的胰岛素抵抗。服药时忌生冷及刺激性食物，感冒伤风时停服，孕妇忌服。

【新参】　一般认为右归丸的力量大于八味地黄丸，药理研究认为该方能促进下丘脑-垂体-性腺轴功能，增强甲状腺、胸腺功能，调节免疫。曾有多篇报道，其可用于治疗男子精子缺乏性不育；也可用于治疗妇人排卵功能异常的不孕症，《黑龙江中医药》报道一组病例，中西药对照各 30 例，治疗组从月经第 5 日开始服氯米芬 50～150mg，每日 1 次，连服 5 日，停药 5 日，再服右归丸汤剂，每日 1 剂，2 次分服，连服 2 周为 1 个疗程，经 1～3 个疗程的治疗，有 19 例受孕，11 例无效；对照组仅服氯米芬，受孕者 10 例，无效 20 例。也可用于治疗艾迪森病、席汉综合征和米库利奇病，略事增损即可。同类方剂五子衍宗丸也能调节性激素水平，增加睾酮，提高精子的数量和活力，有实验证明它能拮抗男性避孕药棉酚片抑制精子产生的作用，故用于治疗男子性功能减退及男性不育，更有趣的是也有用其加减方治疗女性性欲低下的报道。《中国中西医结合杂志》报道，基于五子衍宗丸可清除自由基，提高抗氧化酶活力，降低老年大鼠脑 mtDNA 缺失率，提高脑呼吸复合体酶活性等。国外用辅酶 Q_{12} 治疗 Leber 遗传性视神经病变有效的经验表明，采用五子衍宗丸口服浓缩液，每次 5ml，日服 2 次，同时口服辅酶 Q_{12} 10mg，每日 2 次，连用 90 日，并与单服辅酶 Q_{12} 西药对照，结果提示五子衍宗丸加辅酶 Q_{12} 组比单用辅酶 Q_{12} 组视力、视野、视觉诱发电位改善更加明显。

还少丹（《杨氏家藏方》）

（附：打老儿丸）

【组成及用法】 山茱萸、茯苓、杜仲、牛膝、肉苁蓉、楮实子、小茴香、巴戟天、怀山药、枸杞子、远志、石菖蒲、五味子、熟地黄各 60g，大枣 100g（加姜、煮熟去皮、核用肉），依法炼蜜为丸，每次服 9g，淡盐汤送下。

【主治】 脾肾虚寒，身体瘦弱，腰膝酸软，神疲乏力，饮食无味，健忘怔忡或遗精白浊，阳痿早泻等症。

【临床应用】 本方是一个滋补强壮剂，顾名思义，即知其延年益寿之力。功能为补益脾肾，养心宁神。可用于治疗中老年人精血虚亏的体弱神疲无力，健忘怔忡，阳痿早泻等。本方去茯苓，加茯神、续断，名打老儿丸（《医方集解》），功用与本方相同。

附 方

延生护宝丹（《御药院方》） 菟丝子 90g，肉苁蓉 60g，韭菜子、蛇床子、晚蚕蛾各 120g，白龙骨、鹿茸、桑螵蛸、莲子、莲须、胡芦巴各 30g，木香、丁香、南乳香各 15g，麝香 6g，依法制为丸，丸如梧桐子大，每次服 30 丸，空腹温酒送下。功能为补元气，壮筋骨，固精壮阳，通利血脉，润泽肌肤，久服益寿延年。可用于治疗中老年人体虚衰弱，男子勃起功能障碍等。

脾肾两助丸（《山西省中药成方选辑》） 党参 512g，炒白术 122g，炙鸡内金、土鳖虫各 135g，川芎 80g，炒山药、炒黄芪、炒白芍、炒小茴香、山茱萸各 540g，熟地黄 1060g，茯苓 270g，黑杜仲、锁阳、枸杞子、炒补骨脂、石菖蒲、郁金、陈皮、制半夏、款冬花、麦冬、川贝母、炒二丑、牛膝、肉苁蓉、炙甘草各 138g，泽泻 560g，使君子仁、炒当归各 80g，共研细面，炼蜜为丸，每丸 9g，每次服 1 丸，每日 2 次，白开水或淡盐汤送下。功能为健脾益肾。治身体虚弱，潮热自汗，梦遗滑精，腰膝酸懒，不思饮食。可用于治疗神经衰弱、慢性肾炎等。相传本方为傅青主所传之秘方，系由六君子汤、六味地黄丸、四物汤等加减而成的大复方，用药不同于一般，如杀虫导泻的使君子、二丑和破血攻瘀的土鳖虫都在其中，实难理解其配伍原意。但临床上本方对体质衰弱的人用一段时间确有裨益。实验室研究表明，本方可提高小鼠脑组织中 NE、DA、5-HT 含量，提示脾肾两助丸可能是一个防治抑郁症的有效药方，值得探讨。

二仙汤（《中医方剂临床手册》）

【组成及用法】 仙茅 6～15g，淫羊藿 9～15g，当归、巴戟天各 9g，黄柏 4.5～9g，知母 4.5～15g，水煎服。

【主治】 更年期综合征、高血压、闭经，以及其他慢性病见有肾阴、肾阳不足而虚火上炎者。

【临床应用】 本方是一个滋补强壮剂。功能为温肾阳，补肾精，泻肾火，调冲任，是近年来新创制的治疗妇女更年期综合征的有效方剂。服用后能明显改善症状，使更年期高血压血压下降；亦可用于治疗其他慢性疾病，如肾炎、肾盂肾炎、尿路感染、闭经及更年期精神分裂症病程中出现肾虚火旺的证候，均可加减应用。

附　方

更年安片（《中国药典》） 地黄、麦冬、泽泻、熟地黄、玄参各 40g，仙茅、钩藤、茯苓、磁石、珍珠母、首乌藤、浮小麦各 80g，牡丹皮 26.67g，五味子、制何首乌各 40g，依法制为糖衣片，口服，每次 6 片，每日 2～3 次。功能为滋阴清热，除烦安神。用于治疗肾阴虚引起的更年期潮热汗出，眩晕，耳鸣，失眠，烦躁不安，血压不稳等症。

更年康片［《中国基本中成药》（Ⅱ部）］ 刺五加流浸膏、五味子流浸膏、鹿茸精（1%）等，依法制为片剂，每片 0.3g，每次服 3 片，每日 2～3 次。功能为补益精血，安神定志。适用于妇女绝经期诸症，神疲倦怠，烦躁易怒，失眠多梦，舌淡，脉细等精血不足，气阴两虚者。也可用于治疗男子性功能障碍，女子青春期月经紊乱、不孕等。

【新参】 二仙汤是治疗更年期综合征的新方剂，也是临床上的一线用药，实验证明它能提高老龄雌鼠和雄鼠 T 细胞的水平，降低两者血浆中促黄体生成素（LH）含量，这可能就是二仙汤治疗男女更年期综合征的部分机制。此外，该方以熟地黄易巴戟天治疗复发性口腔溃疡，每日一剂，亦有良效。

斑龙丸（《医学正传》）

【组成及用法】 鹿角霜、鹿角胶、柏子仁、熟地黄、菟丝子各 250g，补骨脂、茯苓各 125g，共研细面，依法制为蜜丸，每次服 6～

9g，温酒或白开水送下。

【主治】 肾阳不足的腰膝无力，畏寒，阳痿、早泻，滑精，小便淋漓不尽，夜尿多等。

【临床应用】 本方是一个滋补强壮剂。功能为补肾固精，主要用于治疗中老年人肾阳虚衰的神经衰弱，慢性肾炎的夜尿频多或失禁、遗精、阳痿等症。

附 方

龟鹿二仙膏(《中国药典》)(附：龟鹿二仙胶、龟鹿参杞胶) 龟甲250g，鹿角500g，党参47g，枸杞子94g，依法制为膏，每服15～20g，每日3次，空腹时服。功能为温肾益精，补气养血。治肝肾阴阳两亏，气血不足，以及遗精、阳痿、早泻、腰膝酸软等。可用于治疗血液病后期的调养和神经衰弱等。山西等地的龟鹿二仙胶无人参、枸杞子(《山西省中药成方选辑》)；上海有龟鹿参杞胶[上海中医药大学(原上海中医学院)《方剂学》]，组成为龟鹿二仙胶，加党参、枸杞子，用量亦略有出入，用法、主治均相似。值得注意的是龟鹿二仙膏用的是龟甲和鹿角，而二仙胶则用的是龟甲胶和鹿角胶，后者作用应是较强的。

人参鹿茸丸(《中药制剂手册》) 人参75g，鹿茸60g，巴戟天、当归、炒杜仲、牛膝、菟丝子、补骨脂、茯苓、炙黄芪、龙眼肉、五味子、黄柏各120g，冬虫夏草30g，依法制为蜜丸，每次服9g，每日1～2次，温开水或黄酒送服。功能为滋肾益气，补血生精。治肾精亏损，气血两亏，精神不振，目暗耳聋，遗精盗汗，腰腿酸软，以及妇女血寒，子宫寒冷，崩漏、带下。

人参胡桃汤(《是斋百一选方》)

(附：葳蕤胡桃汤)

【组成及用法】 人参、核桃肉各9g，水煎服。

【主治】 肺肾两虚气促痰喘者。

【临床应用】 本方是一个滋补性平喘止咳剂。功能为补肺肾定喘逆，治疗久患喘嗽肺肾两虚者。若再加杏仁，祛痰平喘的作用更强。济生方较本方多生姜 5 片，功能与本方基本相同，谢海洲先生评价此方有金水相生之意，并推荐以葳蕤易生姜，名葳蕤胡桃汤，治阴虚证。

附　方

人参蛤蚧散（《御药院方》） 蛤蚧（炙）1 对，甘草（炒）、杏仁各 15g，人参、茯苓、贝母、桑白皮、知母各 60g，依法制散，每取 6～9g 水煎服。功能为补肺益肾，止咳定喘，治肺肾气虚的喘咳，痰黏稠不易咳出或带血，身体羸瘦，潮热出汗，或面目虚浮若肿，舌红少苔，脉细数。可用于治疗慢性支气管炎，肺气肿的咳喘日久，而一般情况较差者。方中蛤蚧可用紫河车粉代替，不仅价廉易得，疗效似也不亚于蛤蚧。如阴伤液耗较重者，用北沙参或西洋参代替人参，再加麦冬、百合更为合拍。

胡桃丸（《三因极一病证方论》转引自《历代名医良方注释》） 茯苓、核桃肉、炮附子各等份，研碎，炼蜜为丸，如梧桐子大，每服 30～50 丸，米饮送服。治肾消。可试用于治疗肾亏型的水盐代谢失常的某些糖尿病。

青娥丸（《中国药典》）

【组成及用法】 盐炒杜仲 480g，盐炒补骨脂 240g，炒核桃仁 150g，大蒜 120g，依法制为蜜丸，每次服 6～9g，每日 2～3 次。

【主治】 肾虚腰痛，起坐不利，膝软乏力。

【临床应用】 本方是一个滋补强壮剂。功能为温肾，壮筋骨。治肾虚腰痛，绵绵不休，少有劳累则痛甚，四肢不温，以及妇人虚寒带下。可用于治疗神经衰弱的遗精早泻、腰痛等。

附 方

腰痛丸（《中国药典》）（附：腰痛片） 杜仲叶、补骨脂、狗脊、续断、当归、赤芍、炒白术、牛膝、泽泻、肉桂、制乳香、土鳖虫，依法制为蜜丸，每次服 9g，每日 2 次。功能为补肾活血，止痛。治肾阳不足，瘀血阻络所致的腰痛，腰肌劳损等。亦可用于治疗外伤血瘀腰痛。另有腰痛片（《中国药典》）组成、功用与本方相同，但用量与本方略有出入。

甘草干姜茯苓白术汤（《金匮要略》）又名甘姜苓术汤、肾着汤。甘草、白术（各 2 两）各 6g，干姜、茯苓（各 4 两）各 12g，水煎服。功能为温脾肾，利水湿。治身劳汗出，衣里冷湿，久久得之的“肾着”，腰以下有冷感，如坐水中，腰重如带五千钱，口不渴，小便自利的腰痛、白带等。可用于治疗感受风湿的腰部冷痛重着，转侧不利，静卧亦不减，阴雨天加重。临床上常加川牛膝，或红花、土鳖虫等，对受风寒、受湿邪引起的腰痛，重坠感，以及腰肌劳损等有效，《中医治法与方剂》还将本方用于治疗男女遗尿，颇具巧思，值得参考。

十、安 神 剂

朱砂安神丸（《医学发明》）

【组成及用法】 朱砂 15g，黄连 18g，地黄、当归各 8g，甘草 17g，依法制为蜜丸，水蜜丸每次服 6g，小蜜丸每次服 9g，每日 1～2 次。

【主治】 心神不宁，失眠多梦，心悸易惊，胸中烦热。

【临床应用】 本方是一个镇静剂。功能为镇惊安神，清心泻火。治心火上炎，灼伤阴血，心失所养所致的心神烦乱、心悸、失眠多梦、舌红、脉细数等。可用于治疗神经衰弱引起的虚性兴奋之失眠健忘、心悸；或精神抑郁、神志恍惚而属心火偏盛者。

附　方

真珠圆（《普济本事方》）（附：真珠散）　珍珠母 3g，当归、熟地黄各 45g，人参、酸枣仁、柏子仁各 30g，犀角（多用水牛角代替）、茯神、沉香、龙齿各 15g，依法制为小蜜丸，如梧桐子大，朱砂为衣，每次服 40～50 丸，薄荷煮汤送服。功能为补益心肝，镇惊安神。治心肝阴血不足，心神不安，惊悸，失眠多梦，头晕眼花，脉细而偏数者。可用于治疗神经衰弱引起的失眠、心悸、头晕眼花、注意力不集中、健忘等。考原书真珠圆条，珍珠母用量甚少，并注明末钻真珠也，故方名称真珠圆，如是则方中珍珠母似应是珍珠。《太平惠民和剂局方》另有真珠散：瓜蒌根末、琥珀、真珠粉、寒水石（煅，醋淬研）、铁粉、朱砂（研飞）、生甘草末、川大黄、芒硝（枯、研），上药各等份，研末拌匀，每服 3g，以竹叶汤调服。功能为重镇安神，泻火通便。治男女五脏积热，毒气上攻，心胸烦闷，精神恍惚，坐卧不安。本方重镇安神兼清热泻下，可看作是调胃承气汤的变方，对某些身体壮实的精神病，便秘、躁扰不宁者，可以试用。

茯苓丸（《普济本事方》）　朱砂、石菖蒲、人参、远志、茯神、白茯苓、真铁粉、半夏曲、南星各等份，依法制为水丸，朱砂为衣，如梧桐子大，每次服 10 粒，加至 30 粒，夜卧生姜汤送。功能为安神镇心。治惊悸，消风痰，止头眩。

【新参】　朱砂安神丸是治疗心悸属心火上炎的首选药，有报道用于治疗心脏期前收缩，包括冠心病、心肌炎等多种原因所引起者 54 例，以本方为主治疗，每服 1 丸，每日 2 次，经治后期前收缩消失者 26 例，占总病例数的 1/2，效果相当不错；实验研究表明，因氯仿-肾上腺素和草乌注射液引起的心律失常，本方均有拮抗作用，并证明去朱砂者远逊于用朱砂的原方。

磁朱丸（《备急千金要方》）

（原名神曲丸）

【组成及用法】　煅磁石60g，朱砂30g，炒六神曲120g，依法糊为小丸，每次服3～6g，每日2次。

【主治】　心悸怔忡，失眠，视物模糊，耳鸣耳聋及癫痫。

【临床应用】　本方是一个镇静剂。功能为镇心，潜阳，明目。治心肾不交、心阳偏亢所致的失眠、癫痫、耳目昏花等症。可用于治疗神经衰弱、高血压所致的心悸失眠，以及视网膜、视神经、玻璃体、晶状体的病变及房水循环障碍等，辨证属于心肾不交者。常需久服，且宜在饭后服，以免碍胃。也可用于治疗梅尼埃病等。

附　方

孔圣枕中丹（《医方集解》）　龙骨、制龟甲、石菖蒲、远志各等份，共研细面，炼蜜为丸，每次服6g，白开水送下。功能为重镇安神。治心肾阴亏，痰热上扰所致的失眠健忘，神志恍惚等。可用于治疗神经衰弱所致的失眠、健忘、心悸等症。本方首见于《备急千金要方》卷十四中称为“孔子大圣知枕中方”，而《千金翼方》中称为“孔子枕中散”，《医方集解》改为今名。

生铁落饮（《诊治准绳·类方》）（附：程氏生铁落饮）　生铁落、石膏各60g，龙齿、茯苓、防风各45g，玄参、秦艽各30g，竹沥（冲服）1杯，先煮生铁落，去渣代水，再煮余药，3次分服。功能为镇心安神。治肝胆气逆化火，上蒙清窍所致的发狂，喜怒无常，骂詈叫号，不避亲疏等。可用于治疗某些精神病。程钟龄《医学心悟》之生铁落饮由天冬、麦冬、贝母、胆南星、橘红、远志、石菖蒲、连翘、茯苓、茯神、玄参、钩藤、丹参、辰砂、生铁落组成。功能为镇心安神，清热化痰，治痰火上扰的癫狂病。

挹神汤（《方剂心得十讲》）　生石决明（先煎）20～45g，生龙骨、牡蛎（先煎）各15～30g，生地黄12～18g，生白芍10～15g，香附、炒黄芩各 10g，首乌藤、茯神（苓）各 15g，白蒺藜、远志各 9～12g，炒酸枣仁 12～20g，合欢花 16g，水煎服。功能为养阴柔肝，潜阳安神。治肝肾阴虚，肝阳亢盛的头痛头晕，急躁易怒，失眠健忘，心悸不宁，阵阵轰热，心烦汗出，情绪不稳，精神不振，悒悒不乐，遗精滑精，腰酸腿软，不耐劳作，舌苔薄白，脉细弦等证。可用于治疗神经衰弱、癔症、更年期综合征、抑郁症等出现上述证候者。

酸枣汤（《金匮要略》）

（又名酸枣仁汤）

【组成及用法】 酸枣仁（3 升）18g，甘草（1 两）3g，知母、茯苓、川芎（各 2 两）各 6g，水煎服。

【主治】 虚劳虚烦不得眠，心悸盗汗，头目眩晕，咽干口燥，脉弦或细数。

【临床应用】 本方是一个镇静安神剂。功能为养血安神，清热除烦。治肝血不足，虚热内扰的心烦不眠。可用于治疗神经衰弱的虚性兴奋、失眠而偏于虚热者。《金匮要略》中的酸枣汤所用药物为酸枣仁，故后世习称酸枣仁汤。

附　　方

天王补心丸（《中国药典》）（附：天王补心丹） 茯苓、玄参、丹参、党参、制远志、石菖蒲、甘草、桔梗各 25g，当归、天冬、麦冬、柏子仁、五味子、炒酸枣仁各 50g，生地黄，朱砂 10g，依法制为蜜丸，水蜜丸每次服 6g，大蜜丸、小蜜丸，每次服 9g，每日 2 次。功能为滋阴养血，补心安神。治心阴不足，心悸失眠，多梦，健忘，大便干燥。可用于治疗神经衰弱所致的失眠多梦、健忘、不耐思虑、遗精，而属于阴虚有热，大便偏干燥，舌红少苔，脉细数者；亦可用于治疗某些心脏病、甲状腺功能亢进所致的心跳不眠，服之可缓解一些症状。本方系由《摄生秘剖》的天王补心丹加石菖蒲、甘草，人参改党参而成。

安神补心丸（《中国药典》）　丹参 300g，五味子（蒸）150g，石菖蒲 100g，安神膏（合欢皮、菟丝子、墨旱莲、女贞子、首乌藤、地黄、珍珠母）560g，依法制成浓缩丸，每次服 15 粒（重 2g），每日 2 次。功能为养血安神。治心悸失眠，头晕耳鸣。

柴胡枣仁汤（《谢海洲临床经验辑要》）　柴胡、黄芩、白芍、党参、知母、川芎各 10g，百合、酸枣仁各 20g，五味子、茯苓各 15g，大枣 5 枚，甘草 3g，水煎 2 次，混匀，中午和晚上临睡前 2 次分服。每日 1 剂，1 周为 1 个疗程。功能为养血柔肝，清热安神。治神经衰弱，以失眠多梦，神疲乏力，头晕头痛，记忆力差，心情烦躁为主症；兼症可见两胁胀痛，心情郁闷，胆小易惊，男子阳痿早泻，女子月经不调等。

【新参】　酸枣仁汤是中医治疗肝血不足、虚热内扰失眠症的首选药物，也能用于更年期综合征，《现代中西医结合杂志》有文献报道以失眠为主症的更年期综合征 52 例，以该方为主，每日 1 剂，治愈 22 例，好转 25 例，无效 5 例。天王补心丹也是中医治疗神经衰弱失眠的有效方剂，常作为首选药物。

柏子养心丸（《中国药典》）

（附：养心汤、柏子养心丹）

【组成及用法】　柏子仁、党参、制远志、酸枣仁、肉桂、醋五味子（蒸）各 25g，炙黄芪、川芎、半夏曲、当归各 100g，茯苓 200g，炙甘草 10g，朱砂 30g，依法制成大蜜丸、小蜜丸或水蜜丸，大蜜丸、小蜜丸每次服 9g，水蜜丸每次服 6g，每日 2 次。

【主治】　心气不足，气短畏寒，心悸易惊，失眠多梦，健忘。

【临床应用】　本方是一个滋补性的镇静剂。功能为补气，养血，安神。可用于治疗神经衰弱所致的失眠、心悸，辨证属于心气虚者。本方可看作是《证治准绳》的养心汤去人参、茯神，加党参、茯苓、朱砂，功能及主治与本方相同。另有柏子养心丹（《全国中药成药处方集》），组成是熟地黄、玄参各 60g，枸杞子 90g，当归、石菖蒲、麦冬、茯苓各 30g，甘草 15g，柏子仁 120g，朱砂 9g，依法制为蜜丸，每次服 9g。功能为强心补血，益气安神。治心衰，精神恍惚，失眠健忘，夜多怪梦。

附　方

远志丸（《重订严氏济生方》）（附：安神定志丸）　石菖蒲、远志各 60g，茯神、白茯苓、人参、龙齿各 30g，依法制为蜜丸，朱砂为衣。每服 9g，每日 2 次。功能为补心气，镇心安神。治因事有所大惊，梦寐不祥，登高陟险，神魂不安，惊悸恐怯。可用于治疗某些癔症、神经衰弱引起的心神不安，心悸，失眠多梦，易惊醒，舌淡，脉细弱，辨证属于心气虚者。安神定志丸（《医学心悟》）组成、功用与本方相同。现代研究发现其对防治创伤后应激障碍（PTSD）有效，进而利用现代技术手段揭示了该方对 PTSD 动物模型的改善作用和体内作用机制。

安神补脑液（《中国药典》）　鹿茸、淫羊藿、甘草、制何首乌、干姜、大枣、维生素 B，依法制为口服液，每支 10ml，每服 10ml，每日 2 次。功能为生精补髓，益气养血，强脑安神。用于治疗肾精不足，气血两亏所致的头晕乏力、健忘、失眠；神经衰弱见上述证候者。

甘麦大枣汤（《金匮要略》）

（附：脑乐静）

【组成及用法】　甘草（3 两）9g，小麦（1 升）30g，大枣（10 枚）5 枚，水煎，温分 3 次。

【主治】　脏躁。

【临床应用】　本方是一个滋补性镇静剂。功能为养心安神，和中缓急。用于治疗脏躁。脏躁者，精神恍惚，常悲伤欲哭不能自主，心中烦乱，睡眠不安，数伸欠，甚则言行失常，舌淡红苔少，脉细数等。常用于治疗妇女的癔症、更年期综合征等。另有脑乐静（《中国药典》），系甘草浸膏 35.4g，大枣 125g，小麦 416g 制成的糖浆剂，每次服 30ml，每日 3 次。功能为养心安神。用于治疗心神失养所致的精神忧郁，易惊失眠，烦躁。

附　方

夜宁糖浆（《中国药典》）　合欢皮、首乌藤、女贞子各 105g，灵芝 50g，大枣 75g，甘草 30g，浮小麦 300g，依法制为糖浆剂，每次服 40ml，每日 2 次，功能为养心安神，用于治疗神经衰弱、头晕失眠、血虚多梦。

妇宁胶囊[《中国基本中成药》（Ⅱ部）]　黄连、琥珀、石菖蒲、茯苓、丹参、远志、甘草、大枣、淮小麦、磁石、珍珠母，依法制成胶囊，每粒 0.5g，每次服 4 粒，每日 3 次。功能为镇惊安神，养心除烦。治肝旺而又心血不足的胸闷心悸，烦躁不安，头昏目眩，失眠多梦，潮热出汗，舌质红苔薄腻，脉弦细等。可用于治疗妇女更年期综合征、经前紧张征等。

【新参】　甘麦大枣汤方古意深，虽然都是药食兼用的三味药组成，似也不可小觑。现代研究表明本方有中枢镇静、催眠和抗惊厥作用，主要用于精神神经系统疾病，如癔症、抑郁症等，新剂型脑乐静即是由本方开发的糖浆剂，《中国药典》有收载，功用、主治与本方类似。

十一、固　涩　剂

牡蛎散（《太平惠民和剂局方》）

【组成及用法】　麻黄根、黄芪、牡蛎各等份，小麦一撮，水煎服。

【主治】 体虚卫外不固，自汗出，夜卧更甚，心悸，短气烦倦。

【临床应用】 本方是一个敛汗剂。功能为固表敛汗。治体虚表不固所致的自汗或盗汗，舌质淡红，脉细弱。原方中用小麦为引，现代多用浮小麦。

附 方

玉屏风散（《世医得效方》）（附：玉屏风口服液） 黄芪 180g，白术、防风各 60g，研末，每次服 6～9g，开水送服或水煎服，每日 2 次。功能为益气，固表止汗。治表虚自汗，恶风，面色㿠白，舌质淡，苔薄白，脉浮虚软及体质虚弱而易感受风邪者。临床上本品对预防体弱儿童反复呼吸道感染有良好的作用，这与本品能提高血清免疫球蛋白 A 水平有关。实验还表明，本品对机体免疫系统有双相调节作用；对实验性肾炎也有一定的保护作用。《中国药典》中有玉屏风口服液，组成、功效与本品皆同。

柏子仁丸（《汤头歌诀白话解》） 柏子仁 60g，煅牡蛎、半夏、人参、麻黄根、白术、五味子各 30g，麦麸 15g，共研细面，枣肉泥为丸，每次服 9g，每日 3 次。功能为补气固表，安心神。治心虚惊悸，自汗盗汗。方中之麦麸，可改用浮小麦。

【新参】 玉屏风散也可以看作为补益药，有抗应激、抗变态反应作用，对细胞免疫和体液免疫都有保护和调节作用，对抗免疫抑制剂的免疫效应，除用于儿童反复上呼吸道感染，还有报道用玉屏风散加熟地黄、当归，治疗自身精子免疫性不育症，抗精子抗体可全部阴转，妊娠率为 35.1%；其加减方也可用于治疗习惯性流产，可能都与该方的这些作用相关。《四川中医》有文献报道以玉屏风散合桂枝龙骨牡蛎汤为主加减治疗重症自汗 45 例，并以谷维素、维生素 C 等 30 例为对照，结果治疗 2 周后治疗组显效 20 例，有效 23 例，无效 2 例，而对照组显效 4 例，有效 20 例，无效 6 例，差异显著（$P<0.01$）。

九仙散（《卫生宝鉴》）

【组成及用法】 人参、款冬花、桔梗、桑白皮、五味子、阿胶、乌梅各 30g，贝母、炙罂粟壳各 15g，研末，每次服 9g。

【主治】 久咳肺虚，咳甚者气喘自汗，脉虚数者。

【临床应用】 本方是一个较强的镇咳剂。功能为益气，敛肺，止咳。治久咳无痰，正气已伤，气喘自汗，辨证属于气阴两亏，纯虚无实者。方中之罂粟壳，内含阿片，为麻醉剂，只能用于久咳肺虚而无邪者，且易成瘾，故用时宜审慎，切勿久服。

附 方

补肺汤（《永类钤方》） 人参、五味子、紫菀、黄芪 30g，桑白皮、熟地黄各 60g，共研细末，每次服 6g，加白蜜少许，清水送服。功能为补肺止咳。治劳嗽，五脏亏损，久咳气短声怯，咳而无力，身倦，发热，自汗盗汗，舌淡，脉虚弱者。气虚甚者重用黄芪，盗汗严重时加重五味子用量，再加煅牡蛎。可用于肺结核病的久咳气虚、发热等。

五味子汤（《证治准绳·女科》） 人参、五味子各 6g，麦冬、杏仁、橘皮各 6g，生姜 3 片，大枣 3 枚，水煎服。功能为补肺、化痰止咳。治肺虚气弱，呛咳少痰，喘促自汗，口干舌燥，脉虚而数者。

四神丸（《中国药典》）

【组成及用法】 盐炒补骨脂 400g，醋制五味子、煨肉豆蔻、生姜、大枣（去核）各 200g，制吴茱萸 100g，依法制为水丸，每次服 9g，每日 1～2 次。

【主治】 脾肾虚寒，五更泄泻或便溏腹痛，腰酸肢冷。

【临床应用】 本方是一个强壮性止泻剂。功能为温暖脾肾，涩肠止泻。治脾肾虚寒，命门火衰，不能腐熟水谷，五更泄泻，不思饮食，食不消化或久泻不止，腹胀腹痛，或有冷感，神疲乏力，舌淡苔薄白，脉沉迟无力。可用于治疗慢性肠炎、肠结核的腹泻至黎明时始作或较甚者，故习称“五更泻”。

附　方

真人养脏汤（《太平惠民和剂局方》）　白芍 48g，当归、白术、人参各 18g，肉豆蔻 15g，肉桂、炙甘草各 24g，木香 42g，诃子皮 36g，炙罂粟壳 100g，研末，每次用 6g，水煎服。功能为温中补虚，涩肠止泻。治泻痢日久，脾肾虚寒，大便滑脱不禁，腹痛、喜温喜按，不思饮食，小便清长；或脱肛不收，舌淡苔白润，脉沉迟。可用于治疗慢性肠炎、慢性痢疾的久泻不止，身体虚弱；或兼有脱肛等。

益黄散（《小儿药证直诀》）又名补脾散　陈皮 30g，丁香 6g（一方用木香），青皮、煨诃子、炙甘草各 15g，共研末，3 岁以内小儿每用 5g，水煎服。功能为温中止泻，理气。治小儿脾土虚寒，脐腹膨大，身形瘦削，呕吐泄泻者。

半硫丸（《太平惠民和剂局方》）　制半夏、硫黄各等份，依法用生姜自然汁糊为丸，每次服 6～9g，空心温酒或生姜汤送下，白开水送下亦可。功能为温肾通便。治心腹久癖冷痛及高龄虚冷便秘或泄泻、腹痛等。白清佐先生曾试用于治疗某些慢性结肠炎的黎明腹泻，先用一般温涩药不效，辨证属于下焦虚寒者有良效。

金锁固精丸（《医方集解》）

【组成及用法】　炒沙苑蒺藜、莲须、芡实各 60g，炙龙骨、煅牡蛎各 30g，共研细面，用莲子肉煮糊为丸。每次服 9g，空腹时温淡盐汤或白开水送下。

【主治】　遗精滑精，腰痛耳鸣，神疲乏力，舌淡苔白，脉细弱。

【临床应用】　本方是一个强壮性收敛、镇静剂。功能补肾涩精。治肾虚精关不固的滑精、遗精、早泻。可用于治疗神经衰弱的遗精滑精、失眠多尿等。

附　方

锁阳固精丸（《中国药典》）　鹿角霜、煅龙骨、煅牡蛎、炒芡实、韭菜子、锁阳、菟丝子、莲子、牛膝各 20g，盐炒补骨脂、大青盐、杜仲炭、蒸肉苁蓉、八角茴香、莲须各 25g，制巴戟天 30g，熟地黄、山药各 56g，制山茱萸 17g，茯苓、牡丹皮、泽泻各 11g，知母、黄柏各 4g，依法制为蜜丸，水蜜丸每次服 6g，大蜜丸每丸重 9g，每次服 1 丸，每日 2 次。功能为温肾固精。治肾虚滑精，耳鸣目眩，腰膝酸软，四肢无力。可用于治疗神经衰弱的遗精、滑精等证。

水陆二仙丹（《洪氏集验方》）　金樱子、芡实各 500g，依法制成水丸，每次服 9g，每日 2 次。功能为补肾固精。治肾虚的遗精、尿白、妇人白带等。可用于治疗神经衰弱所致的小便频数、遗精遗尿等。

桑螵蛸散（《本草衍义》）

【组成及用法】　桑螵蛸、远志、石菖蒲、龙骨、人参、茯神、当归、炙龟甲各 30g，研末，每次服 6g；或作汤剂，水煎服。

【主治】　小便频数，或遗尿滑精，心神恍惚，健忘。

【临床应用】　本方是一个强壮性的收敛、镇静剂。功能为调补心肾，固精止遗。治心肾两虚的小便频数，尿急而遗者；以及遗尿滑精，心神恍惚，健忘，失眠，舌淡苔白，脉细弱者。可用于治疗神经衰弱所致的尿频、尿急、失眠健忘及小儿遗尿等。

附　方

缩泉丸（《校注妇人良方》）　乌药、益智仁各等份，酒煮山药糊为丸，每次服 6g，每日 2 次，白开水送下。功能为温肾固涩，缩尿止遗。治下元虚冷，小便频数、失禁或遗尿等。可用于治疗神经衰弱、慢性肾炎、慢性肾盂肾炎所致的尿频、尿急，辨证属于虚寒者；以及老人和小儿的肾虚不摄，尿频、遗尿或夜尿多等。

菟丝子丸（《重订严氏济生方》） 菟丝子（制）、酒制肉苁蓉各60g，五味子、煅牡蛎、炮附子、炙鹿茸各 30g，鸡内金（炙）、桑螵蛸（酒炙）各 15g，依法酒糊为丸，如梧桐子大，每次服 70 丸，空腹盐酒汤送下。功能为温肾固涩。治肾阳虚弱的小便多或失禁。《中医治法与方剂》之菟丝子丸较本方多益智仁、乌药、山药，功用与本方相同，实际上是本方与缩泉丸的合方。

治前列腺炎方（《中医治法与方剂》） 萆薢、生地黄各 15g，益智仁、黄柏、石菖蒲、怀山药、山茱萸、茯苓各 9g，丹皮 6g，泽泻 5g，水煎服。治急、慢性前列腺炎。

固经丸（《中国药典》）

（附：白带丸）

【组成及用法】 酒黄芩 200g，炒白芍、盐炒黄柏各 300g，醋香附、炒椿皮各 150g，醋龟甲 400g，共研细面，水泛为丸，每次服 6g，每日 2 次。

【主治】 阴虚血热，月经先期，量多，色紫黑及赤白带下。

【临床应用】 本方是一个消炎止血剂。功能为滋阴、清热、固经止带。治肝郁化火，阴虚血热所致的月经先期，行经不止，血色深红，夹有紫黑块，赤白带下，舌红脉数，可用于治疗因生殖系统炎症引起的月经不调、月经过多等。白带丸（《中国药典》）即本方去龟甲、黄芩，加当归，功能为清湿热，止带。治湿热下注、赤白带下、有异味。

附　方

固冲汤（《医学衷中参西录》） 炒白术 30g，生黄芪 18g，煅龙骨、煅牡蛎、山茱萸各 24g，生杭芍、海螵蛸各 12g，茜草 9g，棕榈炭 6g，五倍子（冲服）1.5g，水煎服。功能为益气健脾，固冲摄血。治冲任不固所致的血崩或月经过多，色淡质稀，心悸气短，舌质淡，脉细弱或虚大者。可用于治疗功能性子宫出血、产后出血过多、溃疡病出血等属气虚者。

震灵丹（《太平惠民和剂局方》）　禹余粮、紫石英、赤石脂、代赭石各 4 两，乳香、五灵脂、没药各 2 两，朱砂 1 两，依法用糯米煮糊为丸，每服 1 丸（6g）。妇人醋汤服，孕妇忌服。功能为化瘀止血。用于治疗冲任虚寒，瘀阻胞宫之崩漏，血色紫红或黑，夹有血块，腹痛拒按，舌质紫暗，脉沉弦。临床上可用于治疗功能性子宫出血、产后子宫复旧不全等出血而属虚寒有瘀者。

完带汤（《傅青主女科》）

（附：妇科白带片）

【组成及用法】　炒白术、炒山药各 30g，人参 6g，炒白芍 15g，车前子（酒炒）、苍术各 9g，甘草 3g，陈皮、黑芥穗、柴胡各 2g，水煎服。

【主治】　妇人带下，色白或淡黄，清稀无臭，面色㿠白，倦怠便溏，舌淡苔白，脉缓或濡弱。

【临床应用】　本方是一个强壮性调理剂。功能为舒肝健脾，化湿止带。治肝郁木横，脾虚湿滞引起的白带。可用于治疗妇女生殖系统慢性炎症引起的白带、月经不调。妇科白带片(《中药制剂手册》)即由本方改制而成。

附　方

千金止带丸（《中国药典》）　党参、炒白术、白芍、木香、砂仁、盐炒小茴香、醋制延胡索、盐炒杜仲、续断、煅牡蛎、盐炒补骨脂、青黛各 50g，当归、川芎各 100g，醋制香附、鸡冠花、炒椿皮各 200g，依法制成水丸或大蜜丸。水丸，每次服 6～9g，每日 2～3 次。大蜜丸每次 9g，每日 2 次。功能为补虚止带，和血调经。用于治疗脾肾不足，冲任失调，湿热下注的赤白带下，月经不调，腹痛腰酸。

易黄汤（《傅青主女科》） 炒山药、炒芡实各30g，炒黄柏6g，白果10枚，车前子3g，水煎服。功能为健脾除湿，清热止带。治妇人带下，色黄而有臭味、量多，头晕而重，乏力，舌淡苔白，脉濡数者。可用于治疗妇女生殖系统炎症引起的黄带，有腥臭味，辨证属湿热者。

十二、理 气 剂

越鞠丸（《中国药典》）

（又名芎术丸，附：六郁汤、越鞠保和丸）

【组成及用法】 炒苍术、醋香附、川芎、炒六神曲、炒栀子各200g，共研细面，水泛为丸，每次服6～9g，每日2次。

【主治】 胸脘痞闷，腹中胀满，饮食停滞，嗳气吞酸。

【临床应用】 本方是一个健胃剂。功能为理气解郁，消胀宽中。治气、血、痰、火、湿、食等诸郁引起的脾胃不调、胸膈满闷、食欲缺乏等症。可用于治疗慢性胃肠病、神经衰弱、慢性肝炎患者的消化不良，吞酸嘈杂，腹部胀满而又兼精神不振者。本方加陈皮、砂仁名六郁汤（《中医内科新论》），治证同上，但开胃助消化之力较胜。本方加木香、槟榔，即越鞠保和丸（《中国药典》），功能为疏肝解郁、开胃消食，用于治疗气食郁滞所致的胃痛。

附 方

正气天香散（《医学纲目》）又名绀珠正气天香散 香附250g，乌药120g，紫苏叶、陈皮、干姜各30g，共研末，每次用15g，水煎服。治妇人诸气作痛，月经不调；或腹中结块，发则作痛等。可用于治疗妇女的月经不调，神经衰弱，精神抑郁；以及慢性胃肠病引起的腹胀腹痛，食欲缺乏，消化不良等。方中之苏叶改为苏梗，效果当更好。

爽胃饮（宋向元先生经验方） 川楝子、瓜蒌皮、白茯苓、半夏各9g，当归、佛手花各6g，绿萼梅3g，生姜2片，大枣2枚，水煎服。功能为疏肝和胃。治肝胃不和，胃脘痞满，嗳噫呕恶，不思饮食。可用于治疗急、慢性胃炎及溃疡病引起的胃痛、食欲缺乏等。

五膈宽中散（《张氏医通》） 姜厚朴 60g，炙甘草 30g，木香 15g，白豆蔻 9g，研末，每用 9g，加生姜 3 片，盐少许，水煎服。功能为舒肝行气。治七情郁结和痰气痞结而成的五膈。

【新参】 越鞠丸共五味药，却是治疗气、血、痰、火、湿、食六郁证的代表性方剂。中医学认为，六郁之中以气为先，故朱丹溪说“（气）一有怫郁，诸病生焉”。所以该方主以行气，伍用行血、清热、燥湿、消食，俟气行则五郁皆消。临床上常用于脾胃失健的慢性胃炎、神经官能症及妇人月经不调、痛经等。最近研究表明，本方还是治疗抑郁证的有效方剂。其具有快速起效，且有作用持久的特点，为现代抗抑郁西药（氯胺酮）所不逮，南京中医药大学的相关研究成果已于 2015 年 8 月 28 日发表在 *Scientific Reports* 上，可供参阅。

瓜蒌薤白白酒汤（《金匮要略》）

（附：瓜蒌薤白半夏汤）

【组成及用法】 瓜蒌实（1 枚）24g，薤白（半升）12g，白酒（七升）适量，水煎，2 次分服。

【主治】 胸痹。胸中闷痛，甚至胸痛彻背，喘息咳唾，短气，苔白腻，脉沉迟或弦。

【临床应用】 本方是一个祛痰镇痛剂。功能为通阳行气止痛，祛痰散结。治胸阳不振，痰气郁结的胸背彻痛，短气胸闷，喘促咳唾。可用于治疗冠心病心绞痛及某些慢性支气管炎等。方中之白酒据《方剂心得十讲》介绍当是米醋，每用20～30ml兑入，效果优于黄酒。此方加半夏，名瓜蒌薤白半夏汤（《金匮要略》），治证与本方基本相同，而适于痰浊较重者。

附　　方

枳实薤白桂枝汤（《金匮要略》）　枳实（4枚）12g，厚朴（4两）12g，薤白（半升）12g，瓜蒌实（1枚）12g，桂枝（1两）3g，水煎服。功能为通阳散结，下气祛痰。治胸痹气结在胸，心胸痞满，胁下逆气抢心。可用于治疗慢性支气管炎喘促、胸闷症状较明显者。

加味旋覆花汤（《中医内科新论》）　旋覆花（包）、青葱管、丹参、赤芍各15g，瓜蒌仁12g，茜草、红花、川芎、降香各9g，水煎服。功能为开胸通痹，治胸痛偏左，满闷，甚或上引肩臂，脉律不整，舌苔黏腻，睡眠不佳，严重时可见肢冷唇青，猝然晕厥。可用于治疗冠心病心绞痛属痰湿气滞而血瘀者。该病凶险，应及时住院抢救，以免贻误病情。

半夏厚朴汤（《金匮要略》）

（附：四七汤）

【组成及用法】　半夏（1升）9g，厚朴（3两）9g，茯苓（4两）12g，生姜（5两）15g，苏叶（2两）6g，水煎服。

【主治】　咽中如有炙脔，咳之不出，咽之不下。

【临床应用】　本方是一个解郁剂。功能为行气开郁，降逆化痰。治七情不畅、痰气郁结的梅核气。症见咽中如有物阻，咳吐不出，胸胁满闷，或作痛，或咳或呕，舌苔白润或滑腻，脉弦缓或弦滑。可用于治疗癔症、胃肠神经官能症、食管痉挛、慢性咽炎等。本方加大枣名四七汤（《太平惠民和剂局方》），主治与本方相同。

附 方

四磨汤(《重订严氏济生方》) 人参、乌药、槟榔、沉香各等份,水煎服。功能为补气降逆。治气逆,烦闷不食,胸膈满闷。可用于治疗神经衰弱、慢性胃炎引起的精神不快,自觉心窝部满闷;或气逆上冲,食欲缺乏等症。

橘皮枳实生姜汤(《金匮要略》) 橘皮(1 斤)12g,枳实(3 两)9g,生姜(半斤)10g,水煎服。功能为行气降逆。治胸痹,胸中气塞、短气。可用于治疗慢性胃炎引起的呕逆,胸脘满闷。

【新参】 半夏厚朴汤是治疗梅核气的名方。动物实验表明,本方有一定的止呕作用,高剂量有促进胃排空,保护胃黏膜的作用;其醇提物可通过多途径实现抗抑郁作用。四磨汤是一个补气降逆的良方,临床上治疗糖尿病胃轻瘫(51 例)总有效率可达 94.1%。

良附丸(《中国药典》)

(附:上海方良附丸)

【组成及用法】 高良姜、醋制香附各 500g,共研为细面,水泛为丸,每次服 3~6g,每日 2 次。

【主治】 寒凝气滞,胃痛呕吐,脘腹胀满。

【临床应用】 本方是一个健胃镇痛剂。功能为温中理气,散寒止痛。治虚寒性的肝胃痛,胸脘满闷等。可用于治疗慢性胃炎、溃疡病引起的胃痛、食欲缺乏等。上海方良附丸(《全国中药成药处方集》)即本方加青皮、木香、当归、干姜、沉香。治虚寒性胃痛,胸满不食,而证候较良附丸复杂者。可用于治疗慢性胃炎、溃疡病引起的胃痛,久治不愈,受凉遇冷则痛甚,舌苔白,脉沉涩等。

附 方

推气丸(《重订严氏济生方》) 炒枳壳、桂心、片子姜黄各 15g,炙甘草 9g,研细末,每用 6g,姜枣煎汤调服。功能为行气止痛。治右肋疼痛，胀满不食。可用于治疗某些慢性肝炎的肋痛、纳呆。

柴芍六君丸[《中国基本中成药》(Ⅱ部)] 柴胡、白芍、党参、炒白术、茯苓、陈皮(制)、法半夏、炙甘草，依法制为水丸，每次服 9g，每日 2 次。饭后服。7 岁以上儿童减半，3～7 岁服 3g。功能为舒肝解郁，和胃健脾。治胁痛，胃脘胀痛，食纳呆钝，嗳气等。可用于治疗慢性胃炎、慢性肝炎见上述症状者。

乌贝散(《中国药典》)

(附：白乌贝散、安胃片、胃痛宁、胃乐片)

【组成及用法】 海螵蛸(去壳)850g，浙贝母 150g，陈皮油 1.5g，依法制为散剂，装瓶即得。每次服 3g，每日 3 次，饭前服；十二指肠溃疡可加倍服。

【主治】 胃痛泛酸，胃及十二指肠溃疡。

【临床应用】 本方是一个收敛制酸剂。功能为制酸止痛，收敛止血。适用于慢性胃炎、溃疡病所致的胃脘疼痛、胃酸过多、大便稀溏者。实验证明本方能吸附胃蛋白酶，中和胃酸，保护溃疡面。本方加云南白药，名白乌贝散(经验方)，止痛作用较好，适用于溃疡病、胃脘疼痛、大便隐血阳性者。安胃片(《中国药典》)由延胡索、煅白矾、海螵蛸制成，功能为行气活血、制酸止痛。可用于治疗气滞血瘀的胃及十二指肠溃疡、慢性胃炎。《常用中成药》称安胃片为胃痛宁。与此方相似者还有胃乐片(《常用中成药》)，其组成是海螵蛸、甘草各 1920g，制乳香、制没药各 500g，依法制片。饭前半小时及临睡前各服 4～6 片，活血止痛作用更强。

附 方

胃灵冲剂(《中药制剂手册》) 甘草、海螵蛸各 750g，白芍 630g，党参 150g，白术、醋炙延胡索各 390g，依法制为颗粒剂，每次服 3g，每日 3 次，开水冲服。功能为健胃，镇痛，消炎，止血。治胃炎及胃与十二指肠溃疡等症。

猴头健胃灵胶囊（《中国药典》）　猴头菌培养物、海螵蛸、延胡索（醋制）、白芍（醋制）、香附（醋制）、甘草，依法制为胶囊，每粒 0.34g，每次服 4 粒，每日 3 次。或遵医嘱。功能为疏肝和胃，理气止痛。用于治疗肝胃不和，胃脘胁肋胀痛，呕吐吞酸，慢性胃炎，胃及十二指肠溃疡有上述症状者。

天台乌药散（《医学发明》）

【组成及用法】　天台乌药、木香、炒茴香、炒高良姜、青皮、槟榔、川楝子、巴豆各 15g，先把巴豆打破，同川楝子用麦麸炒黑，去巴豆及麸皮不用，将川楝子与其他药共研成细面，每次服 3g，温酒送下，现用汤剂，去巴豆，加酒适量，水煎服。

【主治】　寒凝气滞的小肠疝气，小腹牵引睾丸而痛。

【临床应用】　本方是一个镇痛剂。功能为行气舒肝，散寒止痛。治过食生冷或寒侵肝脉所引起的脐腹疼痛及疝气，小腹牵引睾丸作痛，舌淡苔白，脉沉迟或弦。也可用于治疗精索静脉曲张引起的睾丸坠胀疼痛。

附　方

橘核丸（《重订严氏济生方》）（附：茴香橘核丸）　炒橘核、海藻、昆布、海带、炒川楝子、炒桃仁各 30g，姜厚朴、木通、炒枳实、炒延胡索、桂心、木香各 15g，共研细面，酒糊为丸，每次服 9g，白开水或淡盐水送下。功能为行气止痛，软坚散结。治睾丸肿胀、偏坠，牵引脐腹作痛；或睾丸肿硬如石；或阴囊肿胀成疮，流水、溃烂等。可用于治疗疝气、睾丸结核、睾丸鞘膜积液、睾丸炎、附睾炎等证属寒湿侵犯厥阴、肝经气血不和者。另有茴香橘核丸（《中国药典》），其组成是盐炒小茴香、醋炒青皮、橘核、八角茴香、醋制延胡索、醋制香附、槟榔、昆布各 40g，川楝子、荔枝核各 80g，桃仁、肉桂各 16g，盐炒补骨脂、木香、醋制莪术、制乳香、制穿山甲各20g，共研细面，水泛为丸，每次服6～9g，每日2次。功能为散寒行气，消肿止痛。治小肠疝气，睾丸肿痛。可用于治疗肝肾虚寒的睾丸炎、疝气等。

暖肝煎（《景岳全书》） 当归6～9g，枸杞子9g，乌药、茯苓、小茴香各6g，肉桂3～6g，沉香（或用木香亦可）3g，生姜3片，水煎服。功能为理气散寒止痛。治肝肾虚寒的小腹疼痛、疝气等。

金铃子散（《素问病机气宜保命集》）

【组成及用法】 金铃子、延胡索各30g，研末，每服9g，酒调下；现用汤剂，水煎服。

【主治】 心胸胁肋诸痛。

【临床应用】 本方是一个调理性镇痛剂。功能为疏肝泄热，行气活血定痛，治肝郁化火、气滞血郁的胸脘胁肋疼痛，时发时止及妇女痛经等，兼有口苦，舌偏红，苔薄黄，脉弦数。可用于治疗慢性胃炎、溃疡病所致的胃痛，肝炎所致的胁痛、心绞痛、疝气和妇人痛经，辨证为肝郁化火、气滞血瘀者。

附　方

导气汤（《医方集解》） 川楝子12g，木香9g，小茴香、吴茱萸各6g，水煎服。功能为行气散寒止痛。治肝寒气滞型疝气，少腹胀痛。

加味乌药汤（《济阴纲目》） 乌药、砂仁、木香、延胡索各30g，香附60g，甘草45g，研末，每用20g，加生姜3片，水煎服。功能为行气止痛。治妇女月经前或初行时，少腹胀痛，胀甚于痛；或连胸胁乳房胀痛，头痛或偏头痛，精神抑郁，胸闷泛恶，嗳气，舌淡苔白，脉弦涩。可用于治疗肝郁气滞的月经不调，临经腹胀作痛而偏寒者。

舒肝丸（《中国药典》）

（附：舒肝解郁丸、舒肝和胃丸）

【组成及用法】 川楝子150g，酒炒白芍120g，醋延胡索、片姜黄、沉香、麸炒枳壳、茯苓各100g，豆蔻仁、姜厚朴各60g，陈皮、木香、砂仁各80g，朱砂27g，依法制为蜜丸，水蜜丸每次服4g，大蜜丸每次服9g，每日2次；水丸每次2.3g（20丸），每日2～3次。

【主治】 肝郁气滞，胸胁胀满，胃脘疼痛，呕逆嘈杂，嗳气泛酸。

【临床应用】本方是一个健胃、解痉止痛剂。功能为疏肝和胃，理气止痛。治肝郁气滞引起的胁肋脘腹诸痛，并伴有消化不良者。可用于治疗慢性胃炎、溃疡病所致的胃脘痛、呕酸嘈杂、消化不良，慢性肝炎所致的肝区痛、胁胀、腹胀、消化不良及某些神经衰弱等。孕妇慎服。舒肝解郁丸是山西名医李翰卿先生的经验方，药用当归、神曲、麦芽、鸡内金、丹参各120g，白芍、青皮、郁金各90g，乳香、红花各30g，没药、柴胡各45g，茵陈、秦艽各15g，生、熟地黄各90g，炙甘草150g，白术、枳壳、川楝子各60g，依法制为蜜丸，每丸9g，每次服1丸，每日2～3次，白开水送下。治慢性肝炎所致的肝区胀痛。舒肝和胃丸也是李翰卿先生的经验方，组成是当归96g，生白芍、炙甘草、丹参、青皮、炒山楂、谷芽、麦芽各250g，郁金、枳壳、柴胡、茯苓、白术各120g，薄荷、广木香各60g，干姜30g，依法制成蜜丸，每丸重9g，每次服1丸，每日2～3次，白开水送下。治慢性肝炎所致的消化不良、食欲缺乏等。《中国药典》也有舒肝和胃丸，用药13味，内有槟榔、莱菔子，故伴有大便秘结者，用之更好。

附 方

九气拈痛丸（《中国药典》） 醋炙香附、醋延胡索、醋炒五灵脂各138g，木香、甘草、高良姜各34.5g，槟榔、陈皮、郁金各69g，醋制莪术 276g，依法制为水丸，每次服 6～9g，每日 2 次。功能为理气，活血，止痛。用于治疗脘腹、两胁胀满疼痛及痛经。

十香止痛丸（《中国药典》） 醋炙香附 160g，醋炙延胡索、醋炙五灵脂、乌药、零陵香（佩兰）、熟大黄、香橼、姜汁炙厚朴各 80g，蒲黄、醋制乳香、檀香、降香、木香各 40g，沉香、砂仁、丁香各 10g，高良姜 6g，共研细面，炼蜜为丸，每丸重 6g，每次服 1 丸，每日 2 次，白开水送下。功能为舒气解郁，散寒止痛。治胃寒气滞，两胁胀满，胃脘刺痛，腹痛等。

木香分气丸（《中国药典》） 木香、陈皮、枳实、炒山楂、麸炒白术、甘松、甘草各 192g，砂仁、丁香、檀香、广藿香、豆蔻各 48g，醋香附、姜厚朴、醋莪术各 384g，槟榔 96g，依法制为水丸，每次服 6g，每日 2 次，孕妇慎用。功能为宽胸消胀，止呕。用于治疗肝郁气滞、脾胃不和，胸膈痞闷，两胁胀满，胃脘疼痛，倒饱嘈杂，呕吐恶心，嗳气吞酸。

一贯煎（《续名医类案》）

【组成及用法】 北沙参、麦冬、当归各 9g，生地黄 18～45g，枸杞子 9～18g，川楝子 5g，水煎服。

【主治】 肝肾阴虚，肝气不舒，胸脘胁痛，吞酸吐苦，咽干口燥，舌红少津，脉细弱或虚弦。

【临床应用】 本方是一个滋补性抗抑郁剂，功能为滋养肝肾，柔肝以理气止痛。治肝肾阴亏，肝气不舒，郁而化热引起的胸脘胁痛、吞酸口苦等，是一个治疗肝肾阴虚而导致的肝郁胁脘疼痛的代表方剂。可用于治疗慢性肝炎、慢性肾炎、溃疡病所致的上腹痛、胁肋痛，以及神经衰弱、肋间神经痛等，辨证属于阴虚有热者。有实验报道，该方能防止幽门结扎所致的胃溃疡，对乙酰胆碱引起的家兔离体肠管痉挛有拮抗作用。

附　方

滋水清肝饮（《医宗已任编》）　熟地黄、山药、山茱萸、牡丹皮、茯苓、泽泻、柴胡、白芍、山栀、酸枣仁、当归身，水煎服。本方由丹栀逍遥散合六味地黄丸加减而成。功能滋阴清热，柔肝止痛。治阴虚肝郁有热的胁肋疼痛，胃脘痛，口干耳鸣，舌红无苔，脉弦略数或细数等。可用于治疗慢性肝炎、高血压及某些神经衰弱引起的胁痛，辨证属于阴虚肝郁者。

海藏柴胡六合汤（《医垒元戎》）　当归、熟地黄、川芎、白芍各一两（30g）柴胡、黄芩各七钱（21g），水煎服。治妊娠伤寒，胸胁满痛而脉弦者。可用于治疗妇人妊娠及慢性肝炎的胁痛口苦，入夜尤甚，纳食呆钝而属于血虚肝郁者。实际临床上可再加砂仁则效果更好。

【新参】　一贯煎应视为补益剂，能滋阴疏肝。从文献上看多用于消化道疾病，笔者统计不同时间的 6 篇文献报道，均为一贯煎加减治疗慢性萎缩性胃炎，总例数为 267 例，于此可见一斑。另有报道用本方加石决明、天麻、白芍、车前子、桑寄生、炒枣仁等治疗妊娠期高血压、子痫有效。

乳块消片（《中国药典》）

（附：乳癖消片）

【组成及用法】　橘叶、丹参各 825g，皂角刺、王不留行、川楝子、地龙 550g，依法制成糖衣片，每次服 4～6 片，每日 3 次。

【主治】　乳癖。

【临床应用】　本方是解郁消瘤剂。功能为疏肝理气，活血化瘀，消散乳癖。用于治疗肝气郁结，气滞血瘀所致的乳腺增生、乳房胀痛。另有乳癖消片（《中国药典》），昆布 231.45g，海藻 115.73g，牡丹皮 83.09g，木香 47.48g，赤芍 17.80g，鹿角 89.02g，天花粉、连翘各 23.74g，漏芦、红花各 35.6g，夏枯草、蒲公英、玄参、鸡血藤、三七各 59.35g，以上十五味依法制成，每次服小片5～6片，大片3片，每日3次。治乳癖结块，乳痈初起，乳腺囊性增生病及乳腺炎前期。

附　方

乳疾灵颗粒（《中国药典》）　柴胡150g，醋香附150g，青皮150g，赤芍150g，丹参200g，炒王不留行200g，鸡血藤250g，牡蛎500g，海藻250g，昆布250g，淫羊藿250g，菟丝子250g，依法制为颗粒剂，每袋14g，每次服1～2袋，每日3次。功能为疏肝解郁，散结消肿。用于肝郁气滞，痰瘀互结的乳腺增生症。

逍遥蒌贝散（《中医外科心得集》）　柴胡、贝母、半夏、天南星、当归、白芍、白术、山慈菇、茯苓各9g，瓜蒌、生牡蛎各15g，水煎服。功能为疏肝理气，化痰散结。治肝郁痰凝的乳癖、乳岩、瘰疬等症。可用于治疗肝脾两伤，痰瘀互结所致的乳腺增生，乳房中有肿块，大如杏李，乳房胀痛，牵及两肋，结块常随情绪的变化而消长。

旋覆代赭石汤（《伤寒论》）

【组成及用法】　旋覆花（3两）9g，人参（2两）6g，生姜（5两）9g，代赭石（1两）15g，炙甘草（3两）6g，半夏（半升）9g，大枣（12枚）4枚，水煎服。

【主治】　胃气虚弱，痰浊内阻，心下痞硬，胸胁逆满，嗳气不除，吐涎沫，反胃呕吐，苔滑白，脉弦而虚。

【临床应用】　本方是一个健胃止呕剂。功能为降逆化痰，益气和胃。治胃虚湿滞，气逆不降的恶心呕吐、嗳气。可用于治疗急慢性胃炎、胃肠神经官能症、溃疡病及幽门不全梗阻的恶心呕吐、嗳气、呃逆，辨证属于胃虚痰阻而大便又偏干结或不通者。近年的研究表明，该方具有明显的促胃肠动力作用，并证明这种作用既有一定的器官选择性，也有一定的病因选择性。刘渡舟老师指出，本方中的代赭石用量不宜大，其效乃彰。

附　方

橘皮竹茹汤（《金匮要略》）（附：济生橘皮竹茹汤、新制橘皮竹茹汤、竹茹汤）　橘皮、竹茹（各 2 升）各 9g，人参（1 两）3g，甘草（5 两）6g，生姜（半斤）9g，大枣（15 枚）5 枚，水煎服。功能为降逆止呕，益气清热。治久病虚弱，或吐利之后，胃虚有热，气逆不降而呃逆或呕哕，舌嫩红，脉虚数。可用于治疗急慢性胃炎、幽门不全梗阻、腹部术后以及妊娠恶阻引起的恶心呕吐、呃逆等。本方再加茯苓、半夏、麦冬、枇杷叶即济生橘皮竹茹汤（《重订严氏济生方》），治胃热多渴，呕哕不食。本方去人参、甘草、大枣，加柿蒂，名新制橘皮竹茹汤（《温病条辨》），治胃热呃逆，胃气不虚者。另有一方名竹茹汤（《重订严氏济生方》），组成及用法为：葛根 90g，制半夏 60g，炙甘草 30g，研粗末，每次用 15g，加竹茹 9g，生姜 3 片，水煎服。治胃受邪热，心烦喜冷，呕吐不止。

丁香散（《太平惠民和剂局方》）　人参 5g，丁香 6g，藿香叶 9g，共研末，水煎服。功能为补虚降逆，止呕。治胃虚气逆，呕吐不定，精神羸困，霍乱不安。

丁香柿蒂汤（《症因脉治》）

【组成及用法】　丁香、柿蒂、生姜各 6g，人参 3g，水煎服。

【主治】　胃气虚寒，呃逆，呕吐，胸痞脘满。

【临床应用】　本方是一个镇吐剂。功能为益气温中，降逆止呕。治中焦虚寒，胃气不降的呕吐，呃逆，舌苔淡白，脉沉迟者。可用于治疗神经性呃逆，膈肌痉挛，腹部手术后和慢性胃炎的呕恶不止而偏于虚寒者。

附　方

干姜人参半夏丸（《金匮要略》）　干姜、人参（各 1 两）各 3g，半夏（2 两）6g，共研末，生姜汁糊丸，如梧桐子大，每次服 10 丸，每日 3 次；现用汤剂，水煎服。功能温中补虚止呕。治妊娠恶阻及脾胃虚寒者。一般认为干姜、半夏给予孕妇有碍胎元，但临床用于恶阻有效而不碍胎，这大概就是《黄帝内经》讲的有故无殒的道理。

降逆止呃汤（《中医治法与方剂》） 代赭石 24g，旋覆花、竹茹、太子参各 12g，橘皮 15g，丁香、柿蒂、甘草、天冬、麦冬、枇杷叶各 9g，水煎服。功能为降逆止呃。治寒热错杂，胃气上逆，其声低怯，下肢欠温，口干舌红，苔薄脉细。

苏子降气汤（《太平惠民和剂局方》）

【组成及用法】 半夏、苏子各 75g，甘草 60g，前胡、姜厚朴各 30g，陈皮、当归各 40g，肉桂 45g，共研末，每次用 6g，加生姜 2 片，大枣 1 枚，苏叶 5 片，水煎服。

【主治】 上实下虚，痰涎壅盛，咳喘气短，胸膈满闷，咽喉不利；或肢体虚浮，身体倦怠；或大便秘结。

【临床应用】 本方是一个祛痰镇咳平喘剂。功能为降气平喘，温化寒痰。治喘咳气逆，痰涎壅盛，不得平卧。可用于治疗慢性支气管炎、支气管哮喘的咳嗽气喘，呼吸困难，或有头面水肿而属于虚阳上攻，气不升降者。

附　方

三子养亲汤（《韩氏医通》） 紫苏子、白芥子、莱菔子各等份，水煎服。功能为顺气降逆，化痰消食。治咳嗽气喘、痰多，胸脘痞满，不思饮食，舌苔黏腻，脉滑者。可用于治疗慢性支气管炎的咳嗽气喘，痰多食少等症。原方加葶苈子、桃杏仁，治喘嗽、面目浮肿而便秘或排便不畅者更好。子仁者，皆宜生用，炒之则效果不佳。

定喘汤（《摄生众妙方》） 白果、麻黄、款冬花、炙桑皮、制半夏各 9g，苏子 6g，甘草 3g，杏仁、黄芩各 5g，水煎服。功能为宣降肺气，定喘化痰。治风寒外束，痰热内蕴，咳嗽哮喘，痰多胸满，痰稠色黄，恶寒发热，舌苔黄腻，脉滑数。可用于治疗慢性支气管炎、支气管哮喘因感冒而气喘、咳嗽痰黄而稠者。

十三、理 血 剂

抵当汤（《伤寒论》）

（附：抵当丸）

【组成及用法】 水蛭、虻虫（均熬，各 30 个）各 10g，桃仁（20 个）10g，酒洗大黄（3 两）9g，水煎服。

【主治】 下焦蓄血，其人发狂，少腹硬满，小便自利，善忘，大便色黑而易解，脉沉结；以及妇女经闭，少腹硬满拒按者。

【临床应用】 本方是一个破血剂。功能为攻逐蓄血。治下焦血结，少腹满硬而痛，拒按，善忘，其人如狂；或痴呆默默不语等。可用于治疗某些精神分裂症及妇女的经闭。抵当丸（《伤寒论》）的组成、主治与本方相同，但水蛭、虻虫的用量较小，且一剂制作 4 丸，每次用 1 丸，是峻药缓投之法。

附 方

大黄䗪虫丸（《金匮要略》） 大黄（蒸）（10 分）300g，䗪虫（半升）30g，黄芩（2 两）60g，甘草（3 两）90g，桃仁、杏仁（1 升）各 120g，芍药（4 两）120g，干地黄（10 两）300g，干漆（1 两）30g，蛴螬（1 升）、虻虫（1 升）各 45g，水蛭（百枚）60g，依法制丸服。《中国药典》载制成水蜜丸或大蜜丸，水蜜丸每次服 3g，小蜜丸或大蜜丸，每次服 3～6g，每日 1～2 次。功能为破血、逐瘀、通经。《金匮要略》用于治干血痨，能祛瘀生新。现在用于治疗血瘀经闭，腹部肿块，肌肤甲错，目眶发黑，潮热，消瘦等。可用于治疗包块型结核性腹膜炎，正气不虚者；也可用于治疗肝硬化所致的肝脾大，脾功能亢进，用之缩小肝脾，减轻门静脉高压及脾功能亢进，使白细胞及血小板增加。孕妇忌服。

下瘀血汤（《金匮要略》）（附：癫狗咬毒汤） 大黄（3 两）9g，

䗪虫（20个）3g，桃仁（20枚）9g，加炼蜜为4丸，以酒煮服；现用水酒共煎服。治产妇腹痛，有干血着于脐下；亦治经水不利，服之当下血如猪肝样。据称浙江象山县用此方治疗狂犬咬伤取得了疗效，故也称“癫狗咬毒汤”（《汤头歌诀白话解》），但用量与下瘀血汤略有出入。孕妇忌服。

【新参】 大黄䗪虫丸属于中医的破血剂，作用较峻烈。现在研究其主要作用是：①抗血栓，对血小板有解聚功能；②抗肝损伤、抗纤维化；③抗癌和用于某些血液病，如再生障碍性贫血、真性红细胞增多症、原发性血小板增多症等，一般都与化疗药配合使用，能提高疗效。

失笑散（《太平惠民和剂局方》）

【组成及用法】 五灵脂（酒研）、蒲黄（炒香）各等份，共研末，每次用6～9g，布包煎服。

【主治】 瘀血阻滞，胸胁脘腹疼痛；产后心腹痛。

【临床应用】 本方是一个活血、止血、镇痛剂。功能为活血行瘀，散结止痛。治瘀血停滞的月经不调和产后恶漏不行的心腹作痛。现用本方加味治疗心绞痛和异位妊娠，证属于瘀血停滞者。孕妇忌服。实验证明，本方能提高机体对减压缺氧的耐受力，对抗因注射体后叶素引起的心肌缺血，并有镇静和降压作用。

附　方

手拈散（《是斋百一选方》） 五灵脂（熬）、延胡索、没药、草果各等份，研末，每次服 6～9g，不拘时热酒调下；或用熬砂糖做丸服。功能为活血止痛。治血气心腹痛，中脘瘀血痛。可用于治疗溃疡病导致的脘腹疼痛，辨证属于气血瘀滞者。

愈痛散（《重订严氏济生方》） 五灵脂、延胡索、蓬莪术、高良姜、当归各等份，研末，每次服6g，用热醋汤调服；现用汤剂，水煎服。功能为行气活血，温中止痛。治急心痛、胃痛。可用于治疗慢性胃炎及溃疡病所致的胃脘刺痛。

妇女痛经丸［《中国基本中成药》（Ⅰ部）］　醋制延胡索、丹参、醋炒五灵脂、蒲黄炭，依法制为浓缩丸，外包糖衣，每10粒重1.8g，每次服30粒，每日2次。功能为活血，调经，止痛。治气血凝滞，小腹胀痛，经期腹痛。

【新参】　失笑散可看作是一个“药对”，主要用于治疗经闭、痛经等证，近年用于治疗冠心病、异位妊娠等。现代的新剂型有胶囊、滴丸等，对于各种疼痛性的急症，使用方便，滴丸起效快，优于散剂，据《北京中医杂志》一篇文献报道：用胶囊剂，经前2天口服，每次3粒，每日2次，连服7～10日，月经干净后停服，3个月为1个疗程，治疗痛经86例，痊愈26例，显效30例，有效21例，无效9例，前后对照评分，有显著差异。

补阳还五汤（《医林改错》）

【组成及用法】　生黄芪120g，归尾6g，赤芍5g，地龙、川芎、桃仁、红花各3g，水煎服。

【主治】　中风半身不遂，口眼㖞斜，语言謇涩，口角流涎，或大便干燥，小便频数，或遗尿不禁，苔白，脉缓。

【临床应用】　本方是一个强壮性活血剂。功能为补气，活血，通络。治中风半身不遂。可用于治疗脑出血后遗症引起的半身不遂，口眼㖞斜。初病时可加防风；亦可用于治疗小儿麻痹后遗症及其他原因引起的上肢或下肢痿软无力，辨证属于气虚血瘀者。现代研究表明，本方确能改善血液流变，从而发挥治疗作用。

附　　方

通窍活血汤（《医林改错》）　赤芍、川芎各3g，桃仁、红花、老葱、鲜姜各9g，大枣7枚，麝香（冲服）0.15g，黄酒250g，水煎服。功能为活血通窍。治瘀血阻滞头面的脱发、耳聋、酒渣鼻、头痛、头晕，以及结核病、妇女干血痨及小儿疳积，肌肉消瘦，潮热，咳嗽等症。可用于治疗脑震荡后遗症的头痛、健忘、失眠等。

血府逐瘀汤（《医林改错》） 当归、生地黄、牛膝、红花各 9g，枳壳、赤芍、甘草各 6g，桔梗、川芎各 5g，柴胡 3g，桃仁 2g，水煎服。功能为活血祛瘀，行气止痛。治瘀血内阻，头痛，胸痛，内热烦闷，失眠多梦，心悸怔忡，呃逆干呕，急躁善怒；或舌质暗红，边有瘀斑，唇暗、脉涩或弦紧。可用于治疗神经衰弱、脑震荡后遗症引起的精神抑郁，幻视幻听，头痛失眠，健忘，而伴有大便色黑兼秘者；亦可用于治疗冠心病，风湿性心脏病，胸部挫伤，肋软骨炎引起的胁痛等。

膈下逐瘀汤（《医林改错》） 炒五灵脂、甘草、当归、红花、桃仁各 9g，牡丹皮、赤芍、川芎、乌药各 6g，延胡索 3g，香附、枳壳各 5g，水煎服。功能为活血祛瘀，行气止痛。治腹内积块，小儿痞块，腹痛而有定处不移者。

少腹逐瘀汤（《医林改错》） 炒小茴香 7 粒，炒干姜 0.6g，肉桂、延胡索各 3g，没药、炒五灵脂、川芎、赤芍各 6g，当归、生蒲黄各 9g，水煎服。功能为活血祛瘀，温经止痛。治少腹块痛或不痛，或痛而无块，或少腹胀满，月经不调，色或紫或黑，或有瘀块，痛经；或崩漏、赤白带下。可用于治疗妇女月经不调、痛经、习惯性流产、不孕症等，而有虚寒表现者。

身痛逐瘀汤（《医林改错》） 羌活、香附、秦艽各 3g，桃仁、当归、牛膝、红花各 9g，甘草、川芎、没药、炒五灵脂、地龙各 6g，有微热者加苍术、黄柏；虚弱者加黄芪，水煎服。功能为活血祛风，通痹止痛。治肩臂腰腿痹痛。可用于治疗风湿性关节炎而病程较久者。

【新参】 补阳还五汤是补气活血的代表方，近年来研究深入，应用广泛。贾公孚总结该方的药理作用有 5 个方面：①扩张脑血管、增加脑血流量；②改善血流变；③抗血小板积聚和释放，促进血栓溶解，抗动脉硬化；④抑制自由基反应；⑤促进神经组织损伤修复。由于本方中生黄芪剂量之大超乎寻常，达 120g，难免引发质疑，有实验表明，用30g、60g、120g三个剂量的组方，治疗脑梗死恢复期患者108例，结果显示大剂量黄芪最有利于脑梗死病损的改善，因此认为足量黄芪是该方治疗中风取得疗效的重要保证。还有临床观察表明，该方对缺血性中风及脑出血恢复期或后遗症期均有较好疗效，中西药配合效益佳，临证研究表明，该方在低分子右旋糖酐改善微循环作用的基础上发挥了更有效的作用，对脑梗死急性期下丘脑-垂体-甲状腺功能紊乱及激素分泌异常有显著的恢复作用。《吉林中医药》曾有文献报道用本方稍做加减治疗再生障碍性贫血68例，效果满意，并指出服药3个月显效后，要继续服药一段时间，以期巩固疗效。《湖北中医杂志》等有文献报道用本方加减治疗2型糖尿病、糖尿病周围神经病变及其并发症，辨证属气虚血瘀者，都取得满意疗效。

活络效灵丹（《医学衷中参西录》）

【组成及用法】 当归、丹参、乳香、没药各15g，水煎服；若作散剂，每剂分为4次服，温酒送下。

【主治】 气血凝滞，久癖癥瘕，心腹疼痛，腿痛臂痛，内外疮疡，一切脏腑积聚，经络痹阻。

【临床应用】 本方是一个活血镇痛剂。功能为活血祛瘀，通络止痛。治气血凝滞的各种疼痛、肿块、疮疡等。可用于治疗妇女的月经不调、风湿性关节炎、冠心病、脑血栓形成、坐骨神经痛、盆腔炎、宫外孕，以及跌打损伤等，证属气滞血瘀者。

附 方

宫外孕方（《中国百年百名中医临床家丛书·李翰卿》）（附：宫外孕Ⅱ号方） 丹参、赤芍各15g，桃仁9g，水煎服。功能为活血祛瘀，消癥止痛。治异位妊娠破裂不稳定型；再加三棱、莪术各1.5～6g，称宫外孕Ⅱ号方，治异位妊娠包块型；也可用于治疗血瘀气滞型的多种妇产科疾病，如子宫周围炎、附件炎、盆腔结缔组织炎等盆腔炎症和子宫出血、痛经、不孕症及手术后肠粘连、感染、血肿等。

舒筋活血定痛散（《全国中药成药处方集》） 川芎、红花、生大黄、当归各 15g，乳香、没药、赤芍、甘草、血竭各 9g，共为细面，每次服 3g，黄酒送下；1～3 岁小儿每次用 0.6g。孕妇忌服。功能为舒筋、活血、止痛。治气血不和，四肢疼痛，伤筋动骨，瘀血不散等。

生化汤（《傅青主女科》）

（附：生化汤丸、加参生化汤）

【组成及用法】 当归 24g，川芎 9g，桃仁 6g，炮姜、炙甘草各 2g，黄酒、童便各半煎服；或水煎服。

【主治】 产后恶露不行，或行而不畅，夹有血块，小腹冷痛。

【临床应用】 本方是一个强壮性活血剂。功能为活血化瘀，温经止痛。治产后恶露不行"儿枕痛"。本方对产后有一定的调理作用，不但能促进乳汁分泌，加速子宫复旧，制止宫缩腹痛，且能预防产褥感染，所以很多地方把本方当作产后的必服药。成药生化汤丸，即本方制成的丸剂[《中国基本中成药》（Ⅰ部）]，每次服 9g，每日 3 次，温开水送下，连服 2 日。本方加人参，名加参生化汤（《傅青主女科》），治产后一二日间，血块未消，而气血虚脱，或晕或厥，甚则汗出如珠，口气渐冷，烦渴喘急者。现代常用于人工流产后的调理。现代还有五加生化汤，实际即用刺五加替代人参矣。

附　方

黑神散（《太平惠民和剂局方》） 熟地黄、当归尾、赤芍、蒲黄、桂心、炒干姜、甘草各 120g，黑豆（炒去皮）30g，共研末，每次用 6g，酒、童便煎服；现用汤剂，水加黄酒少许煎服。功能为温经养血，活血止痛。治产后恶露不尽攻冲作痛；以及胞衣不下，胎死腹中。

桂枝茯苓丸（《金匮要略》） 桂枝、茯苓、牡丹皮、桃仁、芍药各等份，共研细面，炼蜜为丸，每次服9g，白开水送下。功能为活血，化瘀，消癥。治妇女小腹宿有癥块，或血瘀经闭，行经腹痛，产后恶露不尽。可用于治疗妇科诸病，如子宫内膜炎及附件炎所引起的出血及子宫肌瘤等。孕妇忌服。此方《中国药典》也有收载，功用与本方相同。《中国药典》还有桂枝茯苓胶囊，用药、功能与本方相同，而治证很多，如妇人瘀血阻络所致的癥块、经闭、痛经、产后恶露不尽；子宫肌瘤、慢性盆腔炎包块、痛经、子宫内膜异位症，卵巢囊肿见上述证候者；也可用于治疗女性乳腺囊性增生病，证属瘀血阻络者，症见乳房疼痛、乳房肿块、胸胁胀闷；或用于治疗前列腺增生属瘀阻膀胱证，症见小便不爽，尿流细如线，或点滴而下、小腹胀痛者。

温经汤（《金匮要略》）（附：妇人良方温经汤） 吴茱萸（3两）10g，当归、芍药、川芎、人参、桂枝、阿胶、牡丹皮（去心）、甘草各（2两）各6g，半夏（半升）6g，麦冬（去心，1升）9g，水煎服。功能为温经散寒，养血祛瘀，主治冲任虚寒，瘀血阻滞的漏下不止，淋漓不断，色暗有血块；以及月经不调，赶前错后，腹痛，手足心热，或宫寒不孕等症。《妇人大全良方》载妇人良方温经汤，用药和功能与《金匮要略》方基本相似，但《妇人大全良方》的温经汤用了莪术、牛膝等，其活血化瘀作用略强。

【新参】 生化汤是中医妇科分娩后的常用药，现代则常用作“人流”“药流”后的首选药。《实用妇产科杂志》等有文献报道，观察用生化汤后对“药流”后阴道出血量及时间，与对照组比较出血时间缩短4日左右，出血量也较少；还能预防晚期产后出血。更妙的是用本方合右归饮治疗前列腺增生，辨证属于肾阳虚而又兼瘀血者。桂枝茯苓丸在现代辅助生殖技术领域中已有应用，在给予绒毛膜促性腺激素肌内注射的同时口服桂枝茯苓丸胶囊3粒，每日3次，以促进卵泡发育成熟。观察表明本品不仅可改善局部血液循环，还有助于卵泡发育成熟，同时对诱导成熟卵泡外排、改善子宫内膜环境及调节生殖内分泌轴等都有很好的调理作用。温经汤听其名即可知是一个温经散寒的调经方，临床上多用于治疗功能性子宫出血、不孕症、痛经等症。有报道用本方治疗子宫内膜异位症，用汤剂治疗 45 例，每日 1 剂，连服 3 个月，结果痊愈 7 例，显效 14 例，有效 17 例，无效 7 例，而西药甲羟孕对照组 40 例，两组相比前者有效率为 84.44%，后者仅为 62.50%，差异显著（$P<0.05$）。另有动物实验表明，温经汤可以直接作用于卵巢，促进雌二醇、黄体酮的分泌，这可能正是该方治疗虚寒型月经不调、不孕症等病的药理学依据。

佛手散（《普济本事方》）

（又名川芎散、芎藭汤，附：艾附芎归饮）

【组成及用法】 当归 180g，川芎 120g，共研粗末，每次用 6g，水煎服；现用汤剂，水煎服。

【主治】 妊娠伤胎，难产，胞衣不下等症。

【临床应用】 本方是一个祛瘀活血剂。功能为养血活血。治妊娠伤胎漏血，难产及胞衣不下等。本方加香附、艾叶、延胡索，名艾附芎归饮[《方剂学》（贵阳中医学院）]，治产后恶露不下或下亦甚少，少腹胀痛，胸胁胀满，脉弦者。

附　方

益母丸（《中国药典》） 益母草 480g、当归 240g、川芎 120g、木香 45g，依法制为大蜜丸，每次 1 丸，每日 2 次。功能为行气活血，调经止痛。用于治疗气滞血瘀所致的月经量少、错后、有血块、小腹疼痛、经行痛减及产后恶露不净。

慈航丹（《山西省中药成方选辑》） 当归 500g，川芎 360g，益母草 750g，制香附 120g，红花 60g，依法制为蜜丸，朱砂为衣，每次服 9g，黄酒、童便或白开水送下。功能为理气调经，行瘀止痛。治经血不调，行经腹痛，胎动漏血，产后瘀血诸症。

香附丸（《中国药典》）

【组成及用法】 醋制香附 300g，当归 200g，炒白芍、熟地黄、炒白术各 100g，砂仁 25g，陈皮、川芎、黄芩各 50g，依法制成蜜丸，水蜜丸每次 9～13g，大蜜丸每次服 1～2 丸，每日 2 次。黄酒或白开水送服。

【主治】 血虚气滞，胸闷胁痛，经期腹痛，月经不调。

【临床应用】 本方是一个调经镇痛剂。功能为调和气血。治妇女月经不调、痛经，辨证属于血虚气滞者。

附 方

痛经丸（《中国药典》）（附：痛经宝颗粒） 川芎 69g，熟地黄 184g，当归、山楂炭、丹参、醋香附各 138g，木香、青皮、炮姜、肉桂各 23g，茺蔚子、红花各 46g，益母草 551.7g，白芍、延胡索、醋炒五灵脂各 92g，依法制为浓缩丸，每次服 6～9g，每日 1～2 次，临经时服。功能为活血，散寒，调经止痛。治寒凝血滞，经来腹痛。另有痛经宝颗粒（《中国药典》），药物组成为红花 750g，当归 500g，肉桂 300g，三棱 500g，莪术 500g，丹参 750g，五灵脂 500g，木香 300g，延胡索（醋制）750g，依法制为颗粒剂，每袋 10g 或 4g（无糖型），温开水冲服，每次 1 袋，每日 2 次。于月经前 1 周开始服用，持续至月经来 3 日后停服，连续服用 3 个月经周期。功能为温经化瘀，理气止痛。用于治疗寒凝气滞血瘀，妇女痛经，少腹冷痛，月经不调，经色暗淡。

当归散（《儒门事亲》） 醋制延胡索、当归、没药、红花各 3g，共研末，黄酒调服。功能为养血活血，调经止痛。治月经欲来前后腹中痛。

丹参饮（《医宗金鉴》）

【组成及用法】 丹参30g，檀香、砂仁各5g，水煎服。

【主治】 气滞血瘀，胃脘疼痛。

【临床应用】 本方是一个镇痛剂。功能为行气化瘀止痛。治气滞血瘀而偏于虚寒的胃脘疼痛。可用于治疗慢性胃炎、溃疡病所致的胃痛；慢性支气管炎所致的胸膺满闷或冠心病所致的心前区憋闷或心绞痛，亦可加减试用。

附　　方

加味乌沉汤（《奇效良方》） 乌药、缩砂仁、木香、延胡索各30g，香附60g，甘草45g，共研末，每取12g，加生姜3片，水煎服。功能为活血止痛，治妇人经水欲来，脐腹刺痛。适用于妇人、少女的经前腹痛绵绵，经行则疼痛渐缓。

元胡止痛片（《中国药典》）（附：复方元胡止痛片） 醋延胡索445g，白芷223g，依法制为糖衣或薄膜包衣片，每次服4～6片，每日3次。功能为理气，活血，止痛。可用于治疗气滞血瘀的胃痛、胸胁痛及牙痛、头痛，妇女痛经等。复方元胡止痛片［《中国基本中成药》（Ⅱ部）］由醋制延胡索、川楝子、制香附、徐长卿制成，功用与元胡止痛片基本相同。

女金丸（《中国药典》）

（原名女金丹）

【组成及用法】 陈皮、当归各140g，白芍、川芎、熟地黄、炒白术、茯苓、甘草、肉桂、牡丹皮、制没药、醋制延胡索、藁本、白芷、黄芩、白薇、阿胶、煅赤石脂各70g，党参55g，益母草200g，鹿角霜、醋制香附各150g，砂仁50g，依法制为蜜丸，水蜜丸每次服5g；大蜜丸每丸重9g，每次服1丸，每日2次。

【主治】 月经不调，痛经，小腹胀痛，经水淋漓不净。

【临床应用】 本方是一个滋补性调经剂。功能为调经养血，理气止痛。治妇女气血虚亏的月经不调、痛经、神疲乏力。孕妇慎用。

附　　方

乌鸡白凤丸（《中国药典》）（附：乌鸡白凤片、参茸白凤丸） 乌鸡（去毛、爪、肠）640g，鹿角胶、人参、白芍、醋香附、丹参、山药各 128g，醋鳖甲、川芎、炒芡实各 64g，煅牡蛎、桑螵蛸各 48g，黄芪、甘草各 32g，当归 144g，天冬 64g，生地黄、熟地黄各 256g，银柴胡 26g，依法制为蜜丸，水蜜丸每次服 6g，小蜜丸或大蜜丸每次服 9g，每日 2 次。功能为补气养血，调经止带。用于治疗气血两虚，身体瘦弱，腰膝酸软，月经不调，崩漏带下。据称还可用于治疗慢性肝炎，以恢复肝功能。2000 年版《中国药典》还有乌鸡白凤片，药物组成及功用与本方相同。另有参茸白凤丸，药物组成与本方不同，但功能证治相似，兼能治经漏早产。

八宝坤顺丸（《中国药典》）（附：八宝坤顺丹） 熟地黄、生地黄、白芍、当归、川芎、白术、茯苓、黄芩、橘红各 80g，牛膝、沉香、人参、甘草、益母草、砂仁、琥珀各 40g，木香 16g，依法制成大蜜丸，每丸重 9g，每次服 1 丸，每日 2 次。功能为益气，调经养血。治月经不调，经期腹痛，腰腿酸痛，经血量少。山西八宝坤顺丹（《山西省中药成方选辑》）较本方多乌药、紫苏、香附、阿胶四味药，功用及主治与本方相似。

复元活血汤（《医学发明》）

【组成及用法】 柴胡 15g，天花粉、桃仁、当归各 9g，红花、甘草、炮穿山甲各 6g，大黄（酒浸）30g，水、酒各半煎服。

【主治】 跌打损伤，恶血留于胁下，疼痛不可忍者。

【临床应用】 本方是一个活血镇痛剂。功能为活血祛瘀，舒肝止痛。治跌打损伤的瘀血肿痛、大便秘结。可用于治疗各种外伤、软组织损伤的肿硬作痛；也可用于治疗肋间神经痛、肋软骨炎。

附　方

七厘散（《中国药典》）　血竭 500g，人工麝香、冰片各 6g，制乳香、制没药、红花各 75g，朱砂 60g，儿茶 120g，依法制为散剂，密闭储存备用，每次服 1～1.5g，每日 1～3 次；外用调敷患处。功能为化瘀消肿，止痛止血。治跌打损伤，血瘀疼痛，外伤出血。可用于治疗各种软组织损伤的肿硬疼痛。内服、外用均可，黄酒或温开水调服。曾有报道试用于治疗中毒性心肌炎、冠心病、带状疱疹及肝炎的胁痛，辨证属于血瘀热郁者，均有一定的效果。孕妇忌服。

跌打丸（《中国药典》）（附：跌打活血散）　三七、赤芍各 64g，红花、苏木、醋制三棱、甘草、白芍、制乳香、制没药、血竭各 48g，桃仁、土鳖虫、自然铜（煅）、当归、北刘寄奴、烫骨碎补、牡丹皮、甜瓜子、防风、炒枳实、桔梗、木通各 32g，姜黄 24g，续断 320g，依法制为蜜丸，每次服 1 丸（3g），每日 2 次。功能为活血散瘀，消肿止痛。治跌打损伤，筋断骨折，瘀血肿痛，闪腰岔气。可用于治疗各种挫伤、骨折，以及风湿性关节炎等。孕妇忌服。另有跌打活血散（《中国药典》），药仅 12 味，功用与本方基本相同，每次服 3g，温黄酒或温开水送服，每日 2 次。外用以黄酒或醋调敷患处（皮肤破损处不宜敷）。

五虎散（《中国药典》）　当归、红花、防风、制天南星各 350g，白芷 240g，依法制为散，每次服 6g，温黄酒或温开水送服；外用白酒调敷患处。功能为活血散瘀，消肿止痛。用于治疗跌打损伤，瘀血肿痛，扭伤。孕妇慎用。

九分散（《中国药典》）　马钱子粉、麻黄、制乳香、制没药各 250g，依法制为散，每次服 2.5g，每日只服 1 次，饭后服；外用适量，创伤青肿未破者以酒调敷。功能为活血散瘀，消肿止痛。用于治疗跌打损伤，瘀血肿痛。高血压及心肾病患者、小儿及体弱者，遵医嘱服用；孕妇忌服。本品有毒，不可多服，破伤出血者不可外敷。

【新参】 复元活血汤是一治疗外伤瘀血肿痛的首选方剂，现代研究证明该方有显著的抗凝、抗血栓、降低血黏度、扩张外周血管、改善微循环的功能。临床上似是主要用于胸胁部的跌打仆伤、挫伤、皮下血肿，局部瘀血肿硬、色青紫等血瘀征象明显者，《浙江中医杂志》有文献报道胸胁部软组织挫伤 30 例，本方治疗效果满意，疗效优于布洛芬对照组；《广西中医药》杂志有文献报道，复元活血汤能预防鼻咽癌放疗后张口困难；《实用中西医结合杂志》有文献用本方合四妙丸加减治疗前列腺增生症 130 例，都有新意，值得参考。

复方丹参片（《中国药典》）

（附：复方丹参滴丸、冠心丹参片、冠心丹参胶囊）

【组成及用法】 丹参 450g，三七 141g，冰片 8g，依法制成糖衣片或薄膜衣片，每次服 3 片，每日 3 次。

【主治】 胸中憋闷，心绞痛。

【临床应用】 本方是一个活血镇痛剂。功能为活血化瘀，理气止痛。用于血瘀气滞的冠心病、心绞痛。复方丹参滴丸（《中国药典》）组成及功用与本方相同，每次口服或舌下含服 10 丸，每日 3 次，4 周为 1 个疗程，或遵医嘱。孕妇慎用。另有冠心丹参片、胶囊（《中国药典》），即上方去冰片，加降香油。功用及禁忌与本方相同。

附 方

速效救心丸（《中成药与名方药理及临床应用》） 川芎、冰片等，制成滴丸，每丸重 40mg，每次 4～6 粒，每日 3 次，含化服。急性发作时每次 10～15 粒，功能为行气活血，祛瘀止痛。能增加冠状动脉血流量，缓解心绞痛。可用于治疗气滞血瘀型冠心病、心绞痛。也可用于治疗高山缺氧和血管神经性头痛。

精制冠心片（《中国药典》）（附：精制冠心颗粒） 丹参 375g，川芎 187.5g，赤芍、红花各 187.5g，降香 125g，依法制为糖衣片。

口服每次6～8片，每日3次。功能为活血化瘀，用于治疗心血瘀阻之冠心病、心绞痛。精制冠心颗粒（《中国药典》）药物组成、功用同片剂。

【新参】 复方丹参片（滴丸）、速效救心丸（滴丸）、精制冠心片（颗粒）都是近年治疗心血管疾病的新药。它们的组成有某些相似之处，但值得注意的是制剂不同，功效有别，如复方丹参片是中药饮片直接研粉、压片制成，吸收较慢，起效也慢，且只能口服，故不能立刻缓解心绞痛；而滴丸则不然，既可口服也可舌下含服，作用快，可以做缓解心绞痛的急诊药用；还有片剂，冰片用量较大，有的患者服后胃部不适，而滴丸则无此不良反应。还有文献报道称，滴丸既有阿司匹林的抗血小板集聚作用，又能降低胆固醇、三酰甘油、血黏稠度，改善全身和心脏微循环、抗氧化自由基、保护心肌细胞等功能。速效救心丸除了用于治疗心血管疾病，还有报道称可用于治疗多种神经系统的疼痛，如偏头痛、血管神经性头痛、三叉神经痛、肋间神经痛等，每服10～15粒，每日3次，可资参考。

舒心口服液（《中国药典》）

【组成及用法】 党参、黄芪、红花、当归、川芎、三棱、蒲黄，依法制成口服液，每支20ml，口服每次20ml，每日2次。孕妇慎用。

【主治】 冠心病、心绞痛。

【临床应用】 本方是一个滋补性活血镇痛剂。功能为补益气血，活血化瘀。用于治疗气虚血瘀所致的胸闷、胸痛，气短乏力，冠心病、心绞痛。

附　方

灵宝护心丹（《中国药典》） 人工麝香4g，蟾酥42g，人工牛黄150g，冰片48g，红参240g，三七240g，琥珀120g，丹参400g，苏合香油100ml，依法制为浓缩微丸，每10丸重0.08g，每次服3～4丸，每日3～4次。饭后服或遵医嘱。功能为强心益气，通阳复脉，芳香开窍，活血镇痛。用于治疗心动过缓型病态窦房结综合征及冠心病心绞痛，对某些心功能不全及部分心律失常的患者也有一定疗效。孕妇忌服。

麝香保心丸（《中国药典》） 人工麝香、人参提取物、人工牛黄、肉桂、苏合香、蟾酥、冰片，依法制为微丸，每丸重 22.5mg，每次服 1～2 丸，每日 3 次，或在症状发作时服用。孕妇禁用。功能为芳香温通，益气强心，用于治疗心肌缺血引起的心绞痛、胸闷及心肌梗死。

舒胸片（《中国药典》）

【组成及用法】 三七、红花各 100g，川芎 200g，依法制为糖衣片。每次服 5 片，每日 3 次。孕妇慎用；热证所致瘀血忌用。

【主治】 胸痹心痛，跌打损伤，瘀血肿痛。

【临床应用】 本方是一个活血镇痛剂。功能为活血，祛瘀，止痛。可用于治疗瘀血阻滞的冠心病、心绞痛、心律失常及软组织挫伤等。

附 方

乐脉颗粒（《中国药典》） 丹参 499g，川芎、赤芍、红花各 249.5g，香附 124.95g，木香 124.75g，山楂 62.4g，依法制为颗粒剂，每袋 3g，每次服 1～2 袋，每日 3 次，开水冲服。功能为行气活血，化瘀通脉。用于治疗气滞血瘀所致的头痛、眩晕、胸痛心悸；冠心病心绞痛，多发性脑梗死见上述证候者。

地奥心血康胶囊（《中国药典》） 本品为薯蓣科植物黄山药、穿山薯蓣根茎提取物地奥心血康加工制成的胶囊剂，每粒含地奥心血康 100mg，每次服 1～2 粒，每日 3 次。功能为活血化瘀，行气止痛；扩张冠状动脉血管，改善心肌缺血。用于预防和治疗冠心病、心绞痛，以及治疗瘀血内阻之胸痹眩晕，气短心悸，胸闷或痛等症。

脑得生丸(《中国药典》)

(附：脑得生片)

【组成及用法】 三七 78g，川芎 78g，红花 91g，葛根 261g，山楂(去核)157g，依法制为大蜜丸，每丸重 9g，每次服 9g，每日 3 次。

【主治】 脑动脉硬化及中风后遗症。

【临床应用】 本方是一个活血剂。功能为活血化瘀，疏通经络，醒脑开窍。用于治疗脑动脉硬化、缺血性中风及脑出血后遗症等。脑得生片(《中国药典》)即上方制成的糖衣片，功能及主治与本方相同。

附 方

化瘀通络汤(《谢海洲临床经验辑要》) 苏木、豨莶草、赤芍各 15g，刘寄奴、鬼箭羽、泽兰各 10g，鸡血藤 30g，川芎、土鳖虫、石菖蒲各 5g，水煎服。功能为活血化瘀，通络开窍。用于治疗颅脑损伤后遗症初期，头痛或偏头痛，痛有定处，其痛如刺；头晕，记忆力减退，一侧或双侧手足麻木，或语言障碍等；舌质紫暗或有紫斑，脉弦细或沉涩。

脑震宁冲剂[《中国基本中成药》(Ⅱ部)] 当归、生地黄、牡丹皮、川芎、地龙、丹参、茯苓、陈皮、酸枣仁、竹茹、柏子仁，依法制成冲剂，每袋 15g，每次服 1～2 袋，每日 1～2 次，温开水冲服。功能为养血活血，清热化痰，通络止痛、宁心安神。可用于治疗颅脑损伤后遗症或脑震荡后遗症、血管神经性头痛、健忘、失眠等症。

柴胡细辛汤(《农村医生手册》) 柴胡、半夏各 6g，当归、土鳖虫、丹参、泽兰各 9g，川芎、薄荷各 5g，细辛、黄连各 3g，水煎服，连服 3 日。适用于脑震荡和脑挫伤所致的头痛、头眩、恶心、呕吐等，证属瘀血阻塞者。

鳖甲煎丸(《金匮要略》)

【组成及用法】 鳖甲(炙)、赤硝(各12分)各90g,乌扇(炮)、黄芩、鼠妇、干姜、大黄、桂枝、石韦(去毛)、厚朴、瞿麦、紫葳、阿胶(各3分)各23g,芍药、牡丹皮、䗪虫(熬,各5分)各37g,柴胡、蜣螂(熬,各6分)各45g,蜂窝(炙,4分)30g,桃仁(2分)15g,人参、半夏、葶苈(各1分)各8g,依法制为蜜丸,每次服6g,每日3次。

【主治】 腹部肿块,肝脾大;疟母。

【临床应用】 本方是一个活血剂。功能为活血化瘀,软坚散结。治疟疾日久不愈,胁下痞硬有块,成为疟母;以及各种癥瘕积聚。可用于治疗疟疾、内脏利什曼病所致的脾大,以及慢性肝炎、血吸虫病引起的肝脾大等。孕妇忌服。

附 方

化癥回生片(《中国药典》)(附:复方紫参冲剂) 鳖甲胶、益母草各112g,红花、花椒炭、烫水蛭、苏木、醋三棱、两头尖、川芎、降香、高良姜、醋炙没药、麝香、醋炙五灵脂、虻虫、醋制延胡索、炙艾叶、蒲黄炭、醋乳香、煅干漆、甘草水炙吴茱萸、阿魏、肉桂、紫苏子、醋香附各14g,白芍、熟地黄、当归各28g,人参42g,姜黄8.4g,丁香、炒苦杏仁各21g,大黄56g,盐小茴香、桃仁各21g,依法制为片剂,每次服5~6片,每日2次,饭前温酒送服。功能为消癥化瘀。用于治疗癥积血痹,妇女干血痨,产后瘀血,少腹疼痛拒按。可用于治疗肝脾大、子宫肌瘤等。孕妇禁用。还有复方紫参冲剂[《中国基本中成药》(Ⅱ部)],由石见穿、丹参、鸡血藤、当归、香附、郁金、鳖甲、红花组成,治血吸虫病引起的肝脾大。

阿魏化痞膏(《中国药典》) 阿魏、大蒜、香附、大黄、生川乌、三棱、当归、莪术、穿山甲、白芷、使君子、厚朴、蓖麻子、木鳖子、生草乌、蜣螂、胡黄连各20g,乳香、没药、芦荟、血竭各3g，樟脑、雄黄、肉桂各15g，依法制为黑膏药，分摊于布片上，每张净重6～12g，用时温热化开，贴于脐上或患处。功能为化痞消积。治气滞血凝，癥瘕痞块，脘腹疼痛，胸胁胀满。孕妇忌用。

十灰散（《十药神书》）

【组成及用法】 大蓟、小蓟、荷叶、侧柏叶、白茅根、茜草根、大黄、山栀子、棕榈皮、牡丹皮各等份，各药烧存性，研极细末，出火毒，每次服15g，藕汁或萝卜汁磨京墨适量调服；或作汤剂服。

【主治】 吐血、咯血、衄血等诸种出血。

【临床应用】 本方是一个收敛性止血剂。功能为凉血，止血。治血热妄行的各种出血。从临床实践看，本方为收涩止血剂，乃治标之法。宜用于治疗小量的上消化道出血、支气管扩张及肺结核咯血，证属气火上逆者。

附　方

九炭方（《中华医学杂志》1973年） 当归炭、白芍炭、蒲黄炭、牡丹皮炭、藕节炭、生地黄炭、阿胶珠、陈皮、制香附各9g，艾绒炭4.5g，贯众炭、棕榈炭各7.5g，续断15g，水煎服。治各种类型子宫出血。

四红丹（《中药制剂手册》） 当归炭、蒲黄炭、大黄炭、槐花炭、阿胶珠各60g，依法制为大蜜丸，每次服1丸，每日2次，温开水送服。功能为清热止血。治邪热引起的吐血、衄血、便血、尿血及妇女崩漏等证。

云南白药（云南验方）（附：云南白药酊、云南白药膏、云南白药气雾剂） 成人内服每次0.3～0.5g，或遵医嘱，小儿酌减（重伤患者可先服瓶内备用的保险子），白开水或温酒送服；外伤用适量敷于伤口；红肿疮毒用酒或白开水调涂患处。治一切刀枪跌打创伤，筋骨疼痛，麻木不仁，妇女月经不调、经闭或经痛，产后瘀血；慢性胃痛，咯血，咽喉肿痛，疮痈红肿疼痛等。可用于治疗各种外伤出血或软组织损伤，红肿疼痛；子宫出血，吐血咯血，慢性胃炎或溃疡病引起的胃痛、胃出血、便血；慢性风湿性关节炎等。近年来还生产了云南白药酊，即白药制成的酊剂。酒精浓度为50%～60%。口服每次3～5ml，每日3次，极量为每次10ml。外用适量涂于患处，每次3分钟左右，每日3～5 次。服后1日内忌食蚕豆、鱼类、酸、冷食物；孕妇忌用。功能为活血散瘀，消肿止痛。可用于治疗跌打损伤，风湿麻木，筋骨及关节疼痛，肌肉酸痛及冻伤等症。外涂局部还能止血消炎，治蚊虫叮咬，Ⅰ～Ⅱ度冻伤等。云南白药膏即白药制成的橡胶膏剂，外贴患处。主要用于治疗跌打损伤，瘀血肿痛，风湿疼痛等症。孕妇忌用。还有云南白药气雾剂，用于治疗扭挫伤痛，局部使用十分方便。关于云南白药的研究与应用，可参考高崇昆主编的《云南白药探秘》一书。

四生丸（《妇人良方》）

【组成及用法】　生荷叶、生艾叶、生柏叶、生地黄各等份，研末，丸如鸡子大，每次用1丸，水煎服；现用汤剂，水煎服。

【主治】　吐血、衄血、血色鲜红，口干咽燥，舌红或绛，脉弦数有力者。

【临床应用】　本方是一个止血剂。功能凉血止血。治血热妄行所造成的各种出血，尤宜于上部的出血症。可用于肺结核、支气管扩张的咯血，胃溃疡的吐血；也可试用于高血压，有血热见症者。

附　　方

小蓟饮子（《重订严氏济生方》）　生地黄12g，小蓟根、滑石、通草、炒蒲黄、淡竹叶、山栀仁、当归、藕节、炙甘草各 15g，研末，每次用 12g，煎服；现用汤剂，水煎服。功能为凉血止血，利尿通淋。治下焦热结，血淋尿血，小便频数，尿热涩痛，舌红，脉数。可用于治疗急性尿路感染的尿血、尿道涩痛者。方中的小蓟根，因药房大多不备，一般均用小蓟代替。

生地连栀汤［《名医名方录》（第一辑）］ 生地黄20～30g，黄连、炒黑栀子、赤芍、牡丹皮、滑石、木通、地骨皮各9g，瞿麦12g，水煎服，急重者每日2剂，分4次服。功能为凉血、通淋、清热。治热淋、血淋，可用于治疗急性膀胱炎。

血康口服液（《中国药典》） 为肿节风浸膏粉制成的口服液（肿节风为金粟兰科植物草珊瑚的全草），每支10ml。每次服10～20ml，每日3～4次，小儿酌减，可连服1个月。个别患者服后有轻度的恶心、嗜睡现象，继续服药后可自行消失。功能为活血化瘀，消肿散结，凉血止血。用于治疗血热妄行、皮肤紫斑，原发性及继发性血小板减少性紫癜。

槐花散（《普济本事方》）

【组成及用法】 炒槐花、侧柏叶（焙）、荆芥穗、炒枳壳各等份，研细末，每次用6g，米饮调服；现用汤剂，水煎服。

【主治】 肠风下血，血色鲜红；或粪中带血，痔疮出血。

【临床应用】 本方是一个止血剂。功能为清肠止血，疏风行气。治风邪热毒或湿热壅遏于肠腑的肠风脏毒便血，痔疮出血等。

附　　方

脏连丸（《中国药典》） 黄连25g，黄芩150g，阿胶、赤芍、当归、荆芥穗各50g，地黄、地榆炭各75g，槐角100g，槐花75g。依法用猪大肠蒸熟，制为蜜丸，大蜜丸或小蜜丸每次服9g，水蜜丸每次服6～9g，每日2次。功能为清肠止血。治便血，肛门灼热，痔疮出血肿痛。

荷叶丸（《中国药典》） 荷叶320g，大蓟炭、小蓟炭各48g，藕节、焦栀子、知母、白芍、黄芩炭各64g，地黄炭、棕榈炭、白茅根炭、玄参各96g，当归32g，香墨8g，依法制为蜜丸，每丸重9g，每次服1丸，每日2～3次。功能为凉血，止血。治咯血、衄血、尿血、便血、崩漏。可用于治疗溃疡性结肠炎。

槐角丸（《中国药典》）　炒槐角 200g，地榆炭、黄芩、炒枳壳、当归、防风各 100g，依法制为蜜丸，大蜜丸或小蜜丸每次服 9g，水蜜丸每次服 6g，每日 2 次。功能为清肠疏风，凉血止血。治痔疮肿痛，肠风下血。

赤小豆当归散（《金匮要略》）　赤小豆（3升，浸令芽出，曝干）30g，当归 15g（原书无用量），共为散，每次服 6g，浆水调服；现用汤剂，水煎服。功能为清热和血。治湿热蕴毒，积于肠中，形成痈脓。症见肌表热不甚，微烦，欲卧，汗出，脉数者；亦治大便下血，先血后便。可用于治疗肛门周围脓肿，痔疮，肛门肿痛，便脓血。

黄土汤（《金匮要略》）

【组成及用法】　甘草、干地黄、白术、炮附子、阿胶、黄芩各 3 两，灶心黄土（即伏龙肝）半斤，先将黄土煎汤代水，再煎余药，2 次分服。

【主治】　大便下血，吐血，衄血，妇人血崩，血色黯淡，四肢不温，面色萎黄，舌淡苔白，脉沉细无力者。

【临床应用】　本方是一个强壮性止血剂。功能为温阳健脾，养血止血。治虚寒性便血。可用于治疗溃疡病的慢性出血和功能性子宫出血，证属脾阳不足者。

附　方

黑地黄丸（《素问病机气宜保命集》）　苍术、熟地黄各 500g，五味子 250g，干姜 30g，共研细面，枣肉为丸，每次服 9g，白开水送下。功能为温脾止血，滋阴。治久痔便血，脾胃虚弱，形体消瘦，神倦乏力，面色萎黄。临床上常加三七粉吞服，以增强生肌止血的作用。

驻车丸（《中国药典》）　黄连 360g，当归、阿胶各 180g，炮姜 120g，共研细面，醋、水泛制为丸，每次服 6～9g，每日 3 次，白开水送下。功能为滋阴，止痢。治久痢伤阴，赤痢腹痛，休息痢，而兼阴伤者。

十四、治 风 剂

独活寄生汤（《备急千金要方》）

【组成及用法】 独活 9g，桑寄生、秦艽、防风、细辛、当归、芍药、川芎、干地黄、杜仲、牛膝、人参、茯苓、甘草、桂心各 6g，研粗末，水煎，3 次分服；现用汤剂，水煎服。

【主治】 肝肾两亏，风寒湿痹，腰膝冷痛，肢节屈伸不利；或麻木不仁，畏寒喜温，舌淡苔白，脉细弱。

【临床应用】 本方是一个抗风湿、镇痛剂。功能为益肝肾，补气血，祛风湿，止痹痛。治肝肾不足的风湿痹痛。可用于治疗慢性风湿性关节炎所致的关节疼痛、麻木等。

附 方

三痹汤（《妇人良方》） 独活、秦艽、川芎、地黄各 3g，白芍、肉桂、茯苓、防风、细辛、当归、杜仲、牛膝、甘草、人参、黄芪、续断各 5g，加生姜、大枣，水煎服。功能为益肝肾，补气血，祛风湿，止痹痛。治风寒湿痹，手足拘挛，肝肾两亏，气血不足者。

蠲痹汤（《重订严氏济生方》） 羌活、片子姜黄、酒当归、黄芪、赤茯苓各 45g，炙甘草 15g，共为粗末，每次用 12g，加生姜 5 片，大枣 1 枚，水煎服。功能为益气和营，祛风除湿。治身体烦痛，项背拘急，或痛或重，举动艰难，以及手足冷痹腰腿沉重，筋脉无力等。可用于治疗风湿性关节炎而痹痛偏于项、肩、肘者。《医方集解》的蠲痹汤有防风、赤芍，无赤茯苓。功用与本方基本相同。

【新参】 独活寄生汤是治疗关节肿痛、屈伸不利的名方，有药理研究报道称本方能改善微循环，增加脊柱、关节及其周围组织的血液供应，改善营养状态，减少致痛物质堆积，通络止痛。但据临床研究报道，多是配合各种按摩、推拿、熏洗、艾灸等共用，如对椎间盘髓核摘出术后，配用本方剂能缩短疗程，缓解疼痛。

木瓜丸（《中国药典》）

【组成及用法】　木瓜、当归、川芎、海风藤、白芷、威灵仙各80g，制狗脊、鸡血藤、人参、制川乌、制草乌各40g，牛膝160g，依法制为糖衣浓缩丸，每10粒重1.8g，每次服30粒，每日2次。

【主治】　风寒湿痹，四肢麻木，关节疼痛，腰膝无力，步履艰难。

【临床应用】　本方是一个抗风湿、镇痛剂。功能为散风祛寒，活络止痛。治肝肾两虚的风湿痹痛。可用于治疗风湿性关节炎。孕妇禁服。

附　方

天麻丸（《中国药典》）（附：全天麻胶囊）　当归、羌活各100g，独活50g，盐炒杜仲70g，天麻、玄参、牛膝、粉萆薢各60g，制附子10g，地黄160g，依法制为蜜丸，水蜜丸每次服6g，大蜜丸每次服9g，每日2～3次。功能祛风湿，舒筋和络，活血止痛，补肝肾。治肝肾不足，风湿瘀阻，肢体拘挛，手足麻木，腰腿酸痛。孕妇慎用。全天麻胶囊（《中国药典》），系单味天麻制成。主要用于头痛眩晕、肢体麻木、癫痫抽搐。适用于三叉神经痛、颅脑外伤综合征、高血脂、高血压等。

豨桐丸（《中药制剂手册》）（附：豨莶丸）　豨莶草、臭梧桐各500g，依法制为水蜜丸，每次服6～9g，每日2次，温开水送服。功能为祛风除湿，舒筋活络。治风寒湿痹，两足酸软，步履艰难，状似风瘫。可用于治疗风湿性关节炎、关节疼痛，而兼有高血压者。另有豨莶丸（《中国药典》）系豨莶草一味制成的蜜丸，亦治风寒湿痹，半身不遂，并治风疹湿疮。

舒筋丸(《中国药典》)

（附：舒筋散）

【组成及用法】 马钱子粉115g，麻黄80g，独活、羌活、桂枝、甘草、千年健、牛膝、乳香（醋制）、木瓜、没药（醋制）、防风、地枫皮各6g，杜仲（盐制）、续断各3g，依法制蜜丸，每丸重3g，每次1丸，每日1次，孕妇忌服。

【主治】 四肢麻木，筋骨疼痛，行步艰难。

【临床应用】 本方是一个祛风湿镇痛剂，含有马钱子。功能为祛风除湿，舒筋活络，定痛。用于治疗风寒湿痹的慢性关节炎，俗称“老寒腿”的筋骨疼痛、行动不便等症。因其含有马钱子，有毒，用量等均需谨慎。另有舒筋散(《山西省中药成方选辑》)，与本方不同，其药物是台蘑4800g，白酒、黄酒各528ml，花椒10g，依法制为散剂。每次服9g，白开水送下。孕妇忌服。功能为舒筋活络，治风湿腰腿麻木、疼痛、筋脉不舒等症，可用于治疗风湿性关节炎所致的腰腿疼痛、麻木等症。本方在山西是一个传统名方，药性平和，广为流传和应用。

附　方

妙济丸(《中国药典》)(附：木耳舒筋丸) 黑木耳(醋制)300g，酒白芍10g，川芎12g，木瓜16g，杜仲（盐炒）20g，当归、续断、川牛膝（酒蒸）、土茯苓、苍术各32g，小茴香（盐炒）、乳香（制）各8g，木香、丁香、母丁香各6g，茯苓、龟甲（制）各50g，依法制为大蜜丸，丸重6g，每服1～2丸，每日2次，黄酒送下。功能为强筋壮骨，祛湿通络，活血止痛。用于治疗四肢麻木拘挛，骨节疼痛，腰腿酸软。可用于治疗风湿性关节炎等，以顽麻拘急较重者。木耳舒筋丸[《中国基本中成药》(Ⅱ部)]由木耳、当归、川芎、枸杞子、盐炒杜仲、牛膝、白巨胜子7味药组成，偏于治疗补肾强腰膝，肾虚老者宜之。

和合丸（《山西省中药成方选辑》） 黑木耳180g，苍术90g，生乳香、生没药各75g，生川乌、生草乌、杜仲炭、牛膝各60g，依法制为水丸，每服6g，每日2次。功能为暖肾搜风，散寒定痛。可用于治疗风湿性关节炎所致的腰腿麻木、筋骨不利、疼痛等症。

五加皮酒（《中药制剂手册》）

【组成及用法】 当归、檀香、青风藤、川芎、威灵仙、木瓜各120g，炒白术、白芷各180g，怀牛膝、菊花、红花各250g，橘皮、五加皮各500g，党参、姜黄各750g，玉竹2000g，肉豆蔻、豆蔻仁各90g，公丁香、砂仁、木香、肉桂、独活、炙川乌、炙草乌各60g，栀子1500g，冰糖20kg，白酒200kg，依法制为药酒，每次服15～30ml，每日3次。孕妇忌服。

【主治】 风寒痹痛。

【临床应用】 本方是一个抗风湿镇痛剂。功能为祛风除湿，舒筋活血。治手足拘挛，四肢麻木，腰膝酸重；以及阴囊潮湿，妇人阴冷等症。可用于治疗风湿性关节炎。

附 方

木瓜酒（《中国基本中成药》）（附：冯了性风湿跌打药酒） 木瓜、栀子、羌活、当归、秦艽、红花、玉竹、独活、陈皮、川芎、五加皮、川牛膝、千年健、桑寄生，依法制为药酒，每次服10～15ml，每日3次。功能为舒筋活络，祛风湿。治疗风寒湿痹，关节疼痛，四肢筋脉拘挛，屈伸不利，舌质淡，苔白，脉沉迟者。可用于治疗风湿性关节炎等。《中国药典》还有冯了性风湿跌打药酒，组成药物27味，以丁公藤用量最大，故主要作用是治风湿痹证，兼治跌扑损伤。孕妇禁服和涂搽腹部。

舒筋活络酒（《中国药典》）（附：国公酒） 木瓜、当归、红花各45g，桑寄生75g，玉竹240g，续断、独活、羌活、甘草各30g，川牛膝、白术各90g，川芎、防风、蚕沙各60g，红曲180g，依法制为药酒，酒精浓度应为50%～57%，每次服20～30ml，每日2次。功能为祛风除湿，舒筋活络。治风寒湿痹，关节疼痛，四肢麻木，屈伸不利。国公酒是一个由33味药组成的大复方，《中国药典》有收载，功用与本方基本相同，兼治中风半身不遂，口眼㖞斜，下肢痿软，步行无力。

三两半药酒（《中国药典》） 当归、炙黄芪、牛膝各100g，防风50g，上药碎成粗粉，依法制为药酒（含糖840g），酒精浓度为20%～25%。每次服30～60ml，每日3次。高血压慎服；孕妇忌服。功能为益气活血，祛风通络。用于治疗气血不和，四肢疼痛，感受风湿的四肢疼痛，筋脉拘挛。

狗皮膏（《中国药典》）

（附：精制狗皮膏）

【组成及用法】 生川乌80g，生草乌40g，羌活、独活、苍术、蛇床子、小茴香、当归各20g，青风藤、香加皮、防风、铁丝威灵仙、赤芍、木瓜、苏木、生大黄、油松节、川芎、麻黄、白芷各30g，高良姜9g，官桂10g，续断40g，乳香、没药、樟脑各34g，冰片、丁香各17g，肉桂11g，依法制成黑膏药，摊于兽皮或布上，每贴重12g、15g、24g、30g，用生姜擦净患处皮肤，将膏药加温软化贴于患处或穴位上。

【主治】 风寒湿邪、气滞血瘀引起的四肢麻木，腰腿疼痛，筋脉拘挛；跌打损伤，闪腰岔气，腹部冷痛，行经腹痛，寒湿带下，积聚痞块。

【临床应用】 本方是一个外用抗风湿镇痛剂。功能为祛风散寒，舒筋活血，止痛。局部外贴，7～10日换1次，对关节痹痛有一定疗效，尤宜于冬季使用；亦能治跌打损伤，腹胀腹痛。可用于治疗慢性风湿性关节炎，关节疼痛。孕妇忌贴腹部和腰部。精制狗皮膏

(《中药制剂手册》) 是一种新剂型，由生川乌等 18 味药制成的橡皮硬膏，需要时贴于患处。功能为舒筋，活血，散寒，止痛。治筋骨痛、急性扭伤、挫伤、肌肉疼痛及风湿痛、肝区疼痛等症。

附　方

追风膏(《中国基本中成药》)(附：追风丸)　牛膝、桃仁、麻黄、当归、草乌、红大戟、天麻、羌活、穿山甲、细辛、乌药、白芷、高良姜、肉桂、独活、赤芍、海风藤、红花、威灵仙各 50g，蜈蚣 15g，苏木、生地黄、熟地黄、续断各 24g，五加皮、蛇蜕、川乌各 12g，冰片 2.4g，没药、雄黄、血竭、麝香、乳香、丁香、檀香各 7.4g，依法制为黑膏药，摊涂于布片或纸片上，每张净重 12g，用时加温软化，贴于患处。功能为祛风散寒，活血止痛。治风湿痹痛，腰背酸痛，四肢麻木。可用于治疗慢性风湿性关节炎、类风湿关节炎。孕妇忌贴腰腹部。另有一种追风丸 (《中国基本成药》) 是口服丸剂，与追风膏外用不能混淆。

伤湿止痛膏(《中国药典》)(附：伤湿祛痛膏)　伤湿止痛流浸膏 50g，水杨酸甲酯 15g，薄荷脑、冰片各 10g，樟脑 20g，芸香浸膏 12.5g，颠茄流浸膏 30g，依法再加 3.7～4.0 倍重量由橡胶、松香等制成的基质，制成涂料，摊涂于布片上，用时外贴患处。功能为祛风湿，活血止痛。治风湿性关节炎、肌肉痛。孕妇慎用。另有伤湿祛痛膏 (《中药制剂手册》) 系由生川乌、生草乌、麻黄各 3600g，吴茱萸 14.940g，当归 7410g，苍术 7410g，大茴香 2400g，山柰 3000g，薄荷冰 1560g，樟脑、冰片各 1020g，冬青油 1530g，椰子油 2400g，加辅料，依法制成橡皮膏，每片 5cm×6.5cm，用时贴于患处。功能为祛湿止痛。治风湿引起的疼痛，头痛、神经痛及扭挫伤、肌肉酸痛等。对橡胶过敏、皮肤糜烂及外伤合并化脓者不宜贴用。

坎离砂(《中国药典》)　当归 3.75g，川芎、防风、透骨草各 5.0g，另加入适量铁粉、木粉、活性炭和氯化钠，混匀，制成 1000g，装入布袋中，每袋 62.5g。外用，将布袋抖动至发热后置于患处。一次 1 袋。功能为祛风散寒，活血止痛。用于治疗风寒湿痹，四肢麻木，关节疼痛，脘腹冷痛。本方为外用药，切勿内服；孕妇腹痛者忌用。

【新参】 伤湿止痛膏近年来用于治疗肌内注射引起的硬结和静脉炎，局部贴敷，每日 1 帖；还有报道贴敷肺俞穴，每日换药 1 次，连用 3～6 日，治疗顽固性咳嗽有效；有文献报道治疗咳嗽 36 例，仅贴 2 日即能止咳。

小活络丸（《中国药典》）

（原名活络丹、小活络丹，附：大活络丹）

【组成及用法】 胆南星、制川乌、制草乌、地龙各 180g，制乳香、制没药各 66g，依法制为蜜丸，每丸重 3g，每次服 1 丸，每日 2 次。

【主治】 风寒湿痹、痰瘀阻络的肢体疼痛，麻木拘挛。

【临床应用】 本方是一个抗风湿、镇痛剂，也是治疗痰瘀互结的代表性方剂。功能为祛风活络、除湿化痰、止痛。治风寒湿痹或中风，湿痰死血留滞经络，日久不去，腿臂筋脉拘挛，屈伸不利；或麻木不仁、疼痛。可用于治疗脑出血后遗症的半身不遂和慢性风湿性关节炎的关节疼痛、筋脉拘挛、经久不愈而属寒湿痰凝血瘀互结经络者。孕妇忌服。本方原名活络丹（《太平惠民和剂局方》），亦名小活络丹。另外还有大活络丹（《中药制剂手册》），药用 52 味，蜜丸每丸重 3g，每次服 1 丸，每日 2 次，开水送下。功能为祛风止痛，除湿豁痰，舒筋活络。治中风痰厥引起的瘫痪，足痿痹痛，筋脉拘急，腰腿疼痛及跌仆损伤，行走不便。孕妇忌服。

附　方

再造丸（《中国药典》）（附：人参再造丸、参桂再造丸、华佗再造丸） 蕲蛇肉、天麻、防风、羌活、白芷、川芎、麻黄、肉桂、桑寄生、粉萆薢、人参、黄芪、甘草、制何首乌、熟地黄、玄参、黄连、大黄、广藿香、草豆蔻、两头尖（醋制）各 20g，全蝎、水牛角浓缩粉、葛根、酒炒威灵仙各 15g，地龙、麝香、三七、檀香各 5g，人工牛黄、片姜黄、冰片各 2.5g，制龟甲、朱砂、炒僵蚕、制穿山甲、制豹骨（多用塞隆骨代替）、细辛、制附子、油松节、炒骨碎补、当归、赤芍、制乳香、制没药、茯苓、天竺黄、醋炒青皮、沉香、母丁香、乌药、豆蔻、醋制香附各 10g，血竭 7.5g，炒白术 18g，化橘红、建曲各 40g，红曲 5g，依法制为大蜜丸，每丸 9g，每次服 1 丸，每日 2 次。功能为祛风化痰，活血通络。治中风、口眼㖞斜，半身不遂，手足麻木、疼痛拘挛，言语不清。市售成药人参再造丸（由 56 味药组成）和参桂再造丸（由 38 味药组成）都是大复方，其主要功能及主治与再造丸相似。另外还有华佗再造丸(《中国药典》)，由川芎、吴茱萸、冰片等组成，用于治疗痰瘀闭阻经络之中风瘫痪，拘挛麻木，口眼㖞斜，言语不清。孕妇忌用。

尪痹冲剂（《焦树德临床经验辑要》） 生地黄、熟地黄、附片、骨碎补、淫羊藿、独活、桂枝、防风、蜈蚣、知母、皂角刺、羊胫骨、白芍、红花、威灵仙、伸筋草、补骨脂，依法制为冲剂，每袋 10g，每次服 1 袋，每日 2～3 次，重者每次服 2 袋。小儿遵医嘱服用。孕妇慎用。尪痹冲剂是焦树德先生根据中医药理论，结合疾病的病因病机证候定名的。本方可治疗痹证中较严重的一个证型，大体包括类风湿关节炎、强直性脊柱炎等一类的疾病。实际临床上的加减方法，详见《焦树德临床经验辑要》。

【新参】 小活络丸是治疗痰瘀互结的代表性方剂，除了用于风湿痹痛和中风后的半身不遂，近年用于治疗肩关节周围炎；还有学者在治疗痹症的同时也治好了胃脘痛。药理学研究证明，该方镇痛、镇静作用明显；研究还发现本品毒性较大，但分析表明，本品在体内吸收、分布快，消除则慢，提示易于蓄积，但其镇痛的药效成分分布和消除半衰期均大于毒性成分，即毒性成分衰减快而镇痛作用持久。大活络丹是名副其实的“大”，其药物组成在 50 味左右，《中国药典》未予以收载。该方镇痛作用明显，可用于治疗三叉神经痛、血管性头痛、坐骨神经痛等。还有医师用于治疗癫痫性精神障碍，同时与奋乃静合用经治 42 例，并设奋乃静合用苯妥英钠 49 例为对照，结果表明，两组都有较好疗效，但大活络丹组安全度高，不良反应少，对行为障碍疗效明显，不影响患者的性功能，宜于较长时间服用。

小续命汤（《备急千金要方》）

【组成及用法】 麻黄、防己、人参、川芎、黄芩、桂枝、甘草、芍药、杏仁各 30g，附子 1 枚，防风 45g，生姜 15g，水煎服。

【主治】 筋脉拘急，口眼㖞斜，语言謇涩，半身不遂；或神气愦乱，风湿痹痛。

【临床应用】 本方是一个祛风镇痛剂。功能为辛温发散，扶正祛邪。治全身筋脉拘急，肢节疼痛等。可用于治疗风湿病初起、关节疼痛、恶寒发热及中风后遗症所致的半身不遂、口眼㖞斜而有恶寒拘急症状者。实验表明，本方有改善血液循环的作用，并能降低血脂。

附　方

大秦艽汤（《素问病机气宜保命集》） 秦艽 90g，石膏、当归、白芍、川芎、独活各 60g，生地黄、熟地黄、茯苓、炒白术、炙甘草、黄芩、防风、羌活、白芷各 30g，细辛 15g，锉，每用 30g，水煎服；现用汤剂，水煎服。功能为调理气血，祛风清热。治风邪初中经络，手足不能运动，舌强不能言，风邪散见，不拘一经者；以及外感风寒，恶寒发热，拘急身痛。可用于治疗面神经麻痹，或脑血栓形成及脑血管痉挛引起的口眼㖞斜，语言謇涩，半身不遂，而外有恶寒拘急，内有郁热烦躁症状者。

乌药顺气散（《太平惠民和剂局方》） 乌药、陈皮、麻黄各 60g，川芎、白芷、枳壳、桔梗、炒僵蚕、炙甘草各 30g，炮干姜 15g，研细末，每次用 9g，加大枣 1 枚，水煎服。功能为发汗，调气，祛风。

治男女一切风气，攻疰四肢、骨节疼痛、遍身顽麻、头目眩晕、语言謇涩、瘫痪、筋脉拘挛，以及脚气、步履艰难、脚膝软弱等。对于大怒之后，肝气郁逆，突然晕厥，不知人事，牙关紧闭，四肢发凉，脉沉伏的气厥证亦有效。可用于治疗某些癔病、风湿病及中风后遗症而有遍身顽麻、筋脉不舒者。另有乌药顺气汤，见于《痧胀玉衡》，别名“十一号屯象”。组成为三棱、莪术、莱菔子、白芥子、延胡索各 3g，枳壳、青皮、乌药各 2.5g，红花 2g，水煎，稍冷服。主治痧气内攻，心腹切痛，胀闷非常。

玉真散（《中国药典》）

【组成及用法】　生白附子 706g，防风、白芷、生天南星、天麻、羌活各 58.8g，依法制为散，每服 1～1.5g，或遵医嘱；外用适量敷患处。

【主治】　破伤风；外用治跌打损伤。

【临床应用】　本方是一个镇痉、镇痛剂。功能为息风解痉，止痛。治破伤风，症见口噤唇紧，牙关紧闭，身体强直，角弓反张；以及狂犬咬伤。适用于破伤风，以热酒调服。孕妇忌服。

附　方

止痉散（民间经验方）　蜈蚣、全蝎各等份，共研细面，每次服 1.5～3g，白开水、温酒或汤药送下。功能为祛风止痉。治惊风抽搐，口眼㖞斜，瘰疬等。适用于破伤风、流行性乙型脑炎、癫痫引起的抽搐和面神经麻痹、淋巴结核、风湿性关节炎、疮痈、血栓闭塞性脉管炎、蛇咬伤等。对某些顽固性的头痛，如三叉神经痛、脑部肿瘤引起的疼痛也有一定的作用。

逐风汤（《医学衷中参西录》）　生箭芪（即黄芪）18g，当归 12g，羌活、独活、全蝎各 6g，蜈蚣（大者）2 条，水煎服。治中风抽掣及破伤后受风抽掣者。

牵正散（《杨氏家藏方》）

（附：复方牵正膏）

【组成及用法】 白附子、僵蚕、全蝎各等份，共研细末，每次服3g，热酒送下；亦可做汤剂，水煎服。

【主治】 风中经络，口眼㖞斜。

【临床应用】 本方是一个治疗面瘫的名方。功能为祛风化痰止痉。可用于治疗周围性面神经麻痹，面肌痉挛；三叉神经痛，证属风痰阻络者。一般认为散剂疗效较汤剂为优。对于脑血管意外的中枢性口眼㖞斜，流涎，目不能闭合也可加减应用。复方牵正膏（《中国药典》）由白附子、地龙、全蝎、僵蚕、川芎、白芷、当归、赤芍、防风、生姜、樟脑、冰片、薄荷脑、麝香草酚组成，依法制为橡胶贴膏，切成4cm×6.5cm或6.5cm×10cm的小块，外用贴于患侧相关穴位。贴敷期间应防风寒，如有皮肤过敏，可暂停使用。用于风邪中络，口眼㖞斜。

附　方

正颜汤（《方剂心得十讲》） 荆芥、防风各9g，全蝎6～9g，白僵蚕10g，桃仁、红花、白芷各10g，蜈蚣2～3条，钩藤20～30g，葛根12g，白附子、炙穿山甲各6g，水煎服。功能为散风通络，化痰解痉。治风邪中于面部脉络引起的口眼㖞斜，皮肤麻痹，眼睛不能闭合等，适用于颜面神经麻痹，证属中络证者，若是中枢性脑血管意外，单用本方恐力所不逮。

正舌散（《中医治法与方剂》） 蝎尾（滚醋泡，炒）9g，茯苓（姜汁拌晒）30g，研末，分6次开水送服。治惊痰堵塞窍隧，肝热生风，舌强不正。

钩藤饮（《医宗金鉴》）

【组成及用法】　钩藤（后入）9g，羚羊角（多用山羊角代替，磨粉冲服）0.3g，全蝎 1g，人参 3g，天麻 6g，炙甘草 2g，水煎服。

【主治】　小儿天钓。

【临床应用】　本方是一个解热镇痉剂。功能为清热息风，益气解痉。治小儿肝热动风的惊悸抽搐，头目仰视。可用于治疗某些高热或传染性疾病的发热、手足抽搐、神志不清等症。

附　　方

羚角钩藤汤（《通俗伤寒论》）　羚羊角（多用山羊角代替）片 4.5g，霜桑叶 6g，川贝母 12g，淡竹茹、鲜生地黄各 15g，钩藤（后入）、茯神木、滁菊花、生白芍各 9g，生甘草 2.5g，水煎服。功能为清热平肝，息风止痉。治阳热亢盛，内传厥阴，肝风内动的烦躁不宁，神志不清，甚至痉厥抽搐之症。可用于治疗热病过程中及妊娠子痫的痉厥抽搐，壮热神昏；或高血压所致的头晕目眩，耳鸣心跳，而有肝经热盛等表现者。

天麻钩藤饮（《杂病证治新义》）（附：天麻钩藤颗粒）　天麻、钩藤、生石决明、山栀子、黄芩、牛膝、杜仲、益母草、桑寄生、首乌藤、朱茯神，水煎服。功能为平肝息风，清热安神。治高血压头痛、晕眩、失眠。天麻钩藤颗粒（《中国药典》）即本方以茯苓易朱茯神，功用与本方相同。动物实验证明，本方对高血压有明显降压作用，并对高级神经活动有一定的调节作用。

地黄饮子（《黄帝素问宣明论方》）

【组成及用法】　干地黄、巴戟天、山茱萸、肉苁蓉、石斛、麦冬、肉桂、五味子、白茯苓、炮附子、石菖蒲、远志各等份，共研末，每次用 9g，加薄荷少许，生姜 5 片，大枣 1 枚，水煎服。

【主治】　喑痱。

【临床应用】　本方是一个滋补强壮性治风剂。原方出自《圣济总录》，名地黄饮，《宣明论方》加少许薄荷，更名为地黄饮子。功能为滋肾阴，补肾阳，化痰开窍。治语声不出，下肢瘫软，或手足俱废，不能运动，不知痛痒。本方早年用于治疗脊髓结核、脊髓炎引起的手足瘫软，不能运转，或共济失调，感觉障碍等，近年用于治疗泛发性神经性皮炎和有机磷中毒性神经炎都有效。

附　方

资寿解语汤（《杂病源流犀烛》）　羌活、炙甘草各 2g，防风、附子、酸枣仁、天麻各 1.5g，竹沥（冲）5 匙，羚羊角（多用山羊角代替）、桂枝各 3g，生姜汁（冲）1 匙，水煎服。治中风，舌强不语。可用于治疗高血压、脑出血后遗症的舌强不灵，言语不利。

局方牛黄清心丸（《太平惠民和剂局方》）　白芍药、麦冬、黄芩、当归、防风、白术各 45g，柴胡、桔梗、川芎、白茯苓、杏仁各 38g，神曲、炒蒲黄、人参各 75g，羚羊角（多用山羊角代替）末、麝香、龙脑各 30g，肉桂、大豆卷、阿胶各 52g，白薇、炮干姜各 22g，牛黄 36g，犀角末（多用水牛角代替）60g，雄黄 24g，干山药 210g，甘草 150g，金箔 1200 张，大枣 100 枚，依法制为蜜丸，金箔为衣，每丸重 9g，每次服 1 丸，每日 2 次。功能为镇惊安神，化痰，息风，补虚。治诸风，缓纵不随，语言謇涩，心悸健忘，恍惚去来，头目眩晕，胸中烦郁，痰涎壅塞，精神昏聩；又治心气不足，神志不定，惊恐怕怖，悲忧惨戚，虚烦少睡，喜怒无时；或发狂癫，神情昏乱。可用于治疗某些高血压、癫痫及某些神经官能症等心烦、失眠之症。孕妇慎用。

镇肝熄风汤（《医学衷中参西录》）　怀牛膝、生赭石各 30g，生龙骨、生牡蛎、生龟甲、生杭芍、玄参、天冬各 15g，川楝子、生麦芽、茵陈各 6g，甘草 4g，水煎服。功能为镇肝息风。治内中风证，脉弦长有力；或上盛下虚，头目时常眩晕；或脑中时常发热作痛；或目胀耳鸣；或心中烦热；或时常噫气；或肢体渐觉不利；或口眼渐形㖞斜；或面色如醉；或眩晕至于颠仆，昏不知人，移时始醒，醒后不能复原，精神短少；或肢体痿废；或成偏枯。可用于治疗高血压、嗜铬细胞瘤、经前期紧张症，辨证属于阴不潜阳，肝阳上亢，肝风内动者。若血压甚高，头痛较重而眼珠胀痛者，可加苦丁茶、白菊花、夏枯草等。

【新参】 河间方地黄饮子是治疗中枢神经系统的有效方剂。现代常用于治疗心脑血管疾病，如冠心病、脑血管意外恢复期肢体瘫痪和老年性痴呆，动物实验报道指出，该方可以提高老年性痴呆小鼠的学习记忆能力，其机制可能与降低脑组织中乙酰胆碱酯酶活性有关。还有报道用地黄饮子雾化吸入法治疗乙脑恢复期阴伤液耗、虚阳上浮、痰浊堵塞窍道所致的发热、神志呆钝、吞咽困难、四肢运动功能障碍等有效。更妙的是治疗男子性功能障碍和精子稀少、死精症等。局方牛黄清心丸是大复方，用药庞杂，寒热温凉兼用，教科书及药典均未收载。但在临床上某些久病不愈的高血压等症均有疗效。近年动物实验报道指出，本方有镇静、镇惊作用，并有解热和抗高温的功能，尤其是后者，似是新的亮点。

大定风珠（《温病条辨》）

（附：小定风珠）

【组成及用法】 生白芍、干生地黄、麦冬各18g，阿胶（冲）9g，生龟甲、生鳖甲、生牡蛎、炙甘草各12g，麻仁、五味子各6g，生鸡蛋黄（冲）2枚，水煎服。

【主治】 温病日久灼伤真阴，虚火内动，神倦瘛疭，时时欲脱，脉虚弱，舌绛少苔等。

【临床应用】 本方是一个滋补强壮性镇静剂。功能为滋阴息风。治温邪久留，或因误汗误下，阴伤内耗的肝风暗动。可用于治疗流行性乙型脑炎等热性病耗伤阴液，手足抽动等症。小定风珠（《温病条辨》）由鸡蛋黄（冲）1枚，阿胶（冲）6g，生龟甲18g，淡菜9g，童便一杯组成。使用时用水先煮龟甲、淡菜，去渣，冲入阿胶、鸡蛋黄，烊化，再兑入童便，一次服下。治温邪久羁，灼耗阴液，呕哕等。

附　方

阿胶鸡子黄汤（《通俗伤寒论》）（附：黄连阿胶汤）　陈阿胶（烊冲）、双钩藤各6g，生白芍、络石藤各9g，石决明15g，清炙草2g，大生地黄、茯神木、生牡蛎各12g，鸡子黄（冲）2枚，除阿胶、鸡子黄外，用水煎，去渣取汁，纳胶烊尽，再入鸡子黄，搅令相得，温服。功能为养血滋阴，柔肝息风。治邪热久羁，灼烁真阴，筋脉拘急，手足徐动；或头目眩晕，舌绛苔少，脉细数者。与此方相类者有黄连阿胶汤（《温病条辨》），由黄连12g，阿胶9g，黄芩、芍药各3g，鸡子黄2枚（冲）组成。功能为清热育阴。治温病热烁真阴，心中烦不得卧，身热，舌红苔黄，脉细数等。

三甲复脉汤（《温病条辨》）（附：一甲复脉汤、二甲复脉汤）　炙甘草、干地黄、生白芍各18g，阿胶、麻仁各9g，麦冬、生牡蛎各15g，生鳖甲24g，生龟甲30g，水煎服。功能为滋阴潜阳镇惊。治温病后期，阴津耗伤，痉厥，心悸，脉象细促，舌干绛龟裂。本方去龟甲，称二甲复脉汤；再去鳖甲、麻仁，称一甲复脉汤，都是温病中常用的养阴息风剂，临床上可根据病情选用。

都梁丸（《中国药典》）

（又名头风镇痛丸）

【组成及用法】　白芷（酒炖）500g，川芎125g，依法制为蜜丸，每丸9g，每次服1丸，每日3次，白开水送下。

【主治】　风寒瘀血阻滞脉络的头痛，症见头胀痛或刺痛，痛有定处、反复发作，遇风寒诱发或加重。

【临床应用】　本方是一个消炎镇痛剂。功能为祛风散寒，活血通络。治风寒感冒头痛、偏正头痛及鼻窦炎和血管神经性头痛有效。

本方源自《景岳全书》，药仅白芷一味，《北京市中药成方选集》加川芎仍以都梁丸名应市，天津则定名为头风镇痛丸。

附　方

复方羊角冲剂（《中药制剂汇编》）　羊角 300g，川芎 10g，白芷 100g，制川乌 75g，依法制为冲剂，每次服 8g，每日 2～3 次。功能为平肝镇痛。治偏头痛、血管性头痛、紧张性头痛；对三叉神经痛及枕后神经痛效果也较显著。

大天麻汤（经验方）　大黄 6g，天麻、川芎、白芷、菊花各 10g，水煎服，每日 1 剂。功能为平肝降压，祛风定痛。用于治疗肝热头晕、头痛、高血压、高血脂伴有便秘者。

十五、祛　湿　剂

平胃散（《太平惠民和剂局方》）

（附：香砂平胃丸、香砂平胃冲剂、对金饮子、厚朴散、和解散、不换金正气散、藿香散、正气散、柴平汤）

【组成及用法】　陈皮、姜厚朴各 1560g，苍术 2400g，炙甘草 800g，共研末，每次取 6g，加生姜 2 片，大枣 2 枚，水煎服；现用汤剂，水煎服。

【主治】　湿阻脾胃，不思饮食，脘腹胀满，吞酸嗳气，或口中无味，大便溏稀，身体倦怠乏力，舌苔白腻脉缓者。

【临床应用】　本方是一个健胃剂。功能为燥湿运脾，行气和胃。治脾湿胃弱，气机阻滞，脘痞纳呆，停饮吞酸，嗳气胀满等。可用于治疗慢性胃炎、胃无力或胃下垂所致的心窝部胀满作痛，吞酸嘈杂，嗳气，食欲缺乏，胃部有振水音，或恶心呕吐者。香砂平胃丸（《中药制剂手册》）即本方加木香、砂仁。依法制为水丸，每次服 6～

9g，每日 2 次，温开水送下。功能为和胃止呕，顺气理脾。治脾湿伤食引起的倒饱嘈杂，呕吐恶心，消化不良。香砂平胃冲剂[《中国基本中成药》（Ⅱ部）]是香砂平胃丸中木香换成香附，其余均同。以上三方均可视为胃肠动力药和芳香健胃药，可用于治疗慢性胃炎的食欲缺乏，脘腹胀满等。《太平惠民和剂局方》中有对金饮子一方，组成和平胃散完全相同，剂量略有出入，有许多加减方，治证亦随之有异。另外，平胃散加干姜，名厚朴散，治小儿外感风冷；加藁本、桔梗，名和解散，治四时感冒头痛；加藿香、制半夏，名不换金正气散，治四时伤寒及霍乱吐泻；去苍术，加藿香叶，名藿香散，治胸膈痞满，呕哕；苍术换成白术，加藿香、半夏，名正气散，治伤寒阴证，心下坚满等。以上诸方均出自《太平惠民和剂局方》。《景岳全书》还有柴平汤，即平胃散与小柴胡汤之合方。

附　方

太无神术散（《医学正传》）　苍术、厚朴各 3g，陈皮 6g，炙甘草、石菖蒲、藿香各 4.5g，水煎服。功能为化湿解表，和胃。治感受时行不正之气所引起的憎寒壮热，周身疼痛，或轻度肿胀等。可用于治疗某些胃肠型感冒，中医辨证属于感受寒湿秽浊之邪的寒热，食欲缺乏，恶心作吐，大便溏泄，舌苔白腻等。本方原名神术散，《医学正传》引作太无神术散。

小儿香橘丸（《中国药典》）　木香 9g、苍术（米泔炒）、茯苓、陈皮、炒白术、醋香附各 54g，白扁豆（去皮）、莲子、炒山楂、麸炒枳实、麸炒山药、麸炒薏苡仁、炒麦芽、法半夏各 36g，砂仁、泽泻、甘草各 18g。依法制为蜜丸，每丸 3g，每服 1 丸，每日 3 次；1 周岁内小儿酌减。功能为健脾和胃，消食止泻。用于治疗脾虚食滞所致的呕吐便泻、脾胃不和、身热腹胀、面黄肌瘦、不思饮食。

【新参】　平胃散是治疗胃肠病的基本方剂，由其衍化的方剂很多。临床上用于治疗多种胃肠道疾病，对幽门螺杆菌有抑杀作用，有一组 20 例的文献报道，抑杀率为 60%，消除率为 30%。由于本方中多芳香健胃之品，能促进胃肠蠕动，消化液分泌增加，并能抑制肠内异常发酵，促进肠道排气，改善消化不良，增进食欲等，总的来看，本方是一个胃肠动力药，其加味方平胃四逆汤治疗肠胃易激综合征 86 例，效果良好，并认为此乃调节自主神经功能、解痉作用的结果。还有报道称用依沙吖啶宫腔内注射引产，加用口服平胃散，可使产程缩短、出血量减少，较单用依沙吖啶组为优。

藿香正气水（《中国药典》）

（附：藿香正气散、藿香正气口服液、藿香正气丸、藿香正气胶囊、藿香正气软胶囊、藿香正气滴丸）

【组成及用法】 苍术、陈皮、厚朴（姜制）、生半夏各 160g，白芷、茯苓、大腹皮各 240g，甘草浸膏 20g、广藿香油 1.6ml、紫苏叶油 0.8ml 以法治得，口服，每次 5～10ml，每日 2 次，用时摇匀。

【主治】 外感风寒、内伤湿滞或夏伤暑湿所致的感冒，症见头痛昏重、胸膈痞闷、脘腹胀痛、呕吐泄泻胃肠型感冒见上述症候者。

【临床应用】 本方是一个化湿解表剂。功能为解表化湿，理气和中。治外感风寒，内伤饮食，尤其是夏天的暑湿外感；或感受山岚瘴疟、水土不服引起的霍乱，发热恶寒、腹痛腹泻、恶心呕吐等症。可用于治疗胃肠型感冒、急性胃肠炎及夏日感冒、中暑所致的发热头痛、恶心呕吐、腹泻、腹痛，舌苔白腻者。另有藿香正气散、藿香正气口服液 、藿香正气软胶囊、藿香正气滴丸（《中国药典》），其组成及功效与上方相同。现代药理研究证明，该方确有解痉、镇痛、止呕的作用；并有体外抗菌、抗炎、抗过敏之功，因此近年来藿香正气水还用于治疗某些皮肤病、体癣、痱子、女性外阴炎等。目前市场上的成药藿香正气丸、藿香正气胶囊的组成、功用虽相同，但已基本被上述新剂型所替代。

附 方

六合定中丸（《中国药典》）（附：六合汤） 广藿香、紫苏叶、香薷各 16g，木香、檀香各 36g，姜制厚朴、炒枳壳、陈皮、桔梗、甘草、茯苓、木瓜、炒山楂各 48g，炒白扁豆 16g，炒六神曲、炒麦芽、炒稻芽各 192g，依法制为水丸，每次服 3～6g，每日 2～3 次。功能为祛暑除湿，和中消食。治夏日伤暑湿，宿食停滞，寒热头痛，胸闷恶心，吐泻腹痛。六合汤（《太平惠民和剂局方》）由砂仁、半夏、杏仁、人参、白术、甘草、藿香、木瓜、厚朴、扁豆、赤茯苓组成，水煎服。治夏日饮食不调，湿伤脾胃，外感风寒，胸膈痞满，霍乱转筋，恶寒发热，头痛，身体困倦，小便不利，舌苔白滑者。可用于治疗夏天的感冒、中暑及急性胃肠炎所致的恶心呕吐，腹痛泄泻而小便不利者。

纯阳正气丸（《中国药典》） 广藿香、姜半夏、木香、陈皮、丁香、肉桂、苍术、白术、茯苓各 100g，朱砂、精制硝石 10g、硼砂、雄黄各 6g，煅金礞石 4g，麝香、冰片各 3g，依法制为水丸。每次服 1.5～3g，每日 1～2 次，开水送下。功能为温化湿浊。治夏日感寒受湿，腹痛吐泻，胸膈胀满，头痛恶寒，肢体酸软。孕妇禁用。

【新参】 藿香正气散（《太平惠民和剂局方》）是夏季的多功能常用药，最常用于暑天的感冒，特别是胃肠型感冒所致的腹泻、发热等症。研究表明，藿香正气丸低浓度时对家兔离体小肠有双相调节作用，即肠管运动较强则表现为抑制，活动弱则表现为兴奋；高浓度时则呈现抑制作用，并能拮抗乙酰胆碱引起的痉挛，因此可止泻。另有研究表明，藿香正气片还能增强地西泮等镇静安眠药的作用，临床上对顽固性失眠在服用地西泮的同时加服藿香正气片，疗效非常显著，并能使“浅睡眠”得到改善，进而提高睡眠质量。目前藿香正气散的剂型至少有七、八种之多，其中水剂有的含有酒精，酒精浓度为 40%～50%，据调查，服用 10ml 藿香正气水 10 分钟后，以吹气或酒精测试检测即属酒后驾车（即超过 13mg/100ml）。因此驾车出行勿服水剂，以免造成“酒驾冤情”。另《江苏中医》有文献报道，在用 B 超检查胃肠道疾病时，服用藿香正气散制剂后，胃腔、胃壁、胃毗邻组织器官清晰可辨，并能判断癌细胞浸润的程度及转移途径。

三仁汤（《温病条辨》）

【组成及用法】　杏仁、半夏各15g，生薏苡仁、飞滑石各18g，白蔻仁、白通草、竹叶、厚朴各6g，水煎服。

【主治】　湿温初起，邪在气分，以及暑温夹湿，头痛身重，面色淡黄，胸闷不饥，午后身热，舌苔白，不渴，脉濡或弦细者。

【临床应用】　本方是一个利尿、解热剂。功能为宣畅气机，清利湿热。治湿热互结，湿重于热的胸脘痞满，不饥不渴，恶寒，头身重痛，午后发热，体倦等症。可用于治疗肠伤寒初期的湿热夹杂而湿重热轻，以及肾盂肾炎急性发作时，热窜胃肠，湿重于热者。

附　方

甘露消毒丸（《中国药典》）又名普济解毒丹　飞滑石300，茵陈220g，黄芩200g，石菖蒲120g，木通、川贝母各100g，射干、连翘、薄荷、豆蔻、藿香各180g。依法制为水丸，每服6～9g，白开水送服，每日2次；亦可用汤剂，水煎服。功能为芳化湿浊，清热解毒。用于治疗暑湿蕴结，身热肢酸，胸闷腹胀，尿赤黄疸。可用于治疗中暑、肠炎、传染性肝炎而有湿热表现者。据实验研究报道，本方有保肝利胆的作用，临床上用于治疗传染性黄疸型肝炎百余例，效果明显，退黄快，还能促进消化、缓解腹胀等症。

藿朴夏苓汤（《感证辑要》）　藿香6g，泽泻、半夏各4.5g，赤苓、猪苓、淡豆豉、杏仁各9g，生薏苡仁12g，白蔻仁、通草、厚朴各3g，水煎服。功能为宣通气机，化湿利水。治湿温病初起，身热恶寒，肢体倦怠，胸闷口腻，舌苔白滑，脉濡缓者。

连朴饮（《霍乱论》）又名王氏连朴饮　厚朴6g，黄连、石菖蒲、制半夏各3g，炒香豆豉、焦山栀各9g，芦根60g，水煎服。功能为清热化湿，调和肠胃。治霍乱，湿热阻于胃肠，呕吐泄泻，胸闷，不思饮食，舌苔黄腻。可用于治疗急性胃肠炎、肠伤寒等有上述见症者。

【新参】 三仁汤在温病中治疗湿热蕴结诸症，现在临床上除用于治疗肠伤寒外，也可用于治疗某些病毒感染，如慢性乙肝、带状疱疹。本方加味煎汤内服、外洗，对湿热内蕴所致的某些病毒感染有效。还有报道用于男科诸病，如勃起功能障碍、不射精或射精痛等症，可资参考。与此方近似的甘露消毒丸，现代研究表明，其能抑制柯萨奇病毒在培养细胞内复制。

二妙丸（《中国药典》）

（附：三妙丸、四妙丸）

【组成及用法】 炒苍术、炒黄柏各 500g，依法制为水丸，每服 6～9g，每日 2 次。

【主治】 湿热下注，足膝红肿热痛；下肢丹毒，白带，阴囊湿痒。

【临床应用】 本方是一个消炎清热剂。功能清热燥湿。治湿热下注的湿疮痒疹、筋骨疼痛等。本方加牛膝名三妙丸（《中国药典》），功能为燥湿清热，治湿热下注，小便黄少，足膝红肿热痛；三妙丸再加薏苡仁名四妙丸（《中国药典》），功能为清热利湿，治湿热下注所致的痹病，症见足膝红肿，筋骨疼痛。以上三方均可用于治疗风湿性关节炎、多形性红斑的关节局部红肿热痛等，还可加入金银花藤、桑枝、木瓜、赤芍、秦艽等，以增强效力。孕妇慎用。

附　　方

桂枝芍药知母汤（《金匮要略》） 桂枝、知母、防风（各 4 两）各 12g，芍药（8 两）9g，麻黄、甘草、炮附子（各 2 两）各 6g，白术、生姜（各 5 两）各 15g，水煎服。功能为祛风湿，通痹止痛。治肢节疼痛，身体尫羸，脚肿如脱，头眩短气。可用于治疗风湿性关节炎、肌肉风湿症等。

宣痹汤（《温病条辨》） 防己、薏苡仁、杏仁、滑石各 15g，连翘、山栀子各 9g，半夏、晚蚕沙、赤小豆皮各 9g，水煎服。功能为清利湿热，宣通经络。治湿热痹，湿聚热蒸，蕴于经络。症见寒战热炽，骨骼烦痛，舌色灰滞，面目萎黄，小便短赤。可用于治疗风湿性关节炎、关节红肿疼痛者。

拈痛汤（《兰室秘藏》）（附：当归拈痛汤） 当归 9g，羌活、甘草、黄芩、茵陈蒿各 15g，人参、酒炒苦参、升麻、葛根、苍术各 6g，白术 5g，泽泻、猪苓、防风、知母各 9g，水煎服。功能为清湿热，祛风湿。治湿热相搏，肢节烦痛，肩背沉重；或遍身疼痛；或脚气肿痛，脚膝生疮，脓水不绝；以及湿热发黄，脉沉实数滑者。可用于治疗急性风湿性关节炎的关节疼痛，尤其是下肢的红肿疼痛，或结节性红斑等皮肤病。《医方集解》有当归拈痛汤，较本方少一味人参，功能及主治与本方相同。

【新参】 二妙丸及其加味方是治疗湿热下注的基础方。近年来随着人们饮食习惯的变化与改善，高尿酸血症已成为常见病之一，据实验研究报道，二妙丸能降低高尿酸血症模型的尿酸。《中国中西医结合杂志》有文献报道用三妙丸加益母草、山慈菇，水煎服，每日 1 剂，4 周为 1 个疗程，可用 3 个疗程，临床上在西医常规治疗的基础上加用本方，结果表明，不仅能明显降低血尿酸，而且还能降低蛋白尿、血尿 β-微球蛋白、尿 N-乙酰 β-D 氨基葡萄糖苷酶和改善肾功能。另有实验研究表明，二妙散袋泡颗粒剂的浸膏得率、有效成分盐酸小檗碱含量均较免煎饮片和传统饮片为高。

羌活胜湿汤（《内外伤辨惑论》）

【组成及用法】 羌活、独活各 8g，藁本、防风、炙甘草、川芎各 1.5g，蔓荆子 1g，研末，水煎服。

【主治】 风湿在表，头痛头重，一身尽痛，难以转侧，恶寒微热。

【临床应用】 本方是一个抗风湿、镇痛剂。功能为祛风除湿。治外受风湿的筋骨疼痛、头痛。可用于治疗感冒、风湿性关节炎、神经性头痛，有微热恶寒，无汗脉浮者。

附　方

除湿蠲痹汤（《证治准绳》） 苍术6g，羌活、茯苓、泽泻、白术各5g，陈皮3g，甘草1g，水煎，加姜汁、竹沥各2～3匙兑入服。功能为除湿定痛。治着痹。可用于治疗风湿性关节炎而湿邪较重者。

五痹汤（《太平惠民和剂局方》） 片姜黄、羌活、白术、防己各30g，甘草15g，研粗末，每次服15g，加姜10片，水煎服。功能为祛风湿，止痹痛。治风寒湿邪，客留肌体，手足缓弱，麻痹不仁；或气血失顺，痹滞不仁。可用于治疗风湿性关节炎，偏于上肢者。

鸡鸣散（《类编朱氏集验医方》）

【组成及用法】 槟榔7枚，陈皮、木瓜各30g，吴茱萸6g，紫苏9g，桔梗、生姜各15g，共研末，水煎2次，去渣，放冷，早晨空腹分3～5次服（或加温服），服后当下黑粪水；现用汤剂，水煎服。

【主治】 寒湿脚气，风湿流注，脚痛不可忍，筋脉水肿。

【临床应用】 本方是一个抗风湿、利尿剂。功能为行气降浊，温化寒湿。治湿脚气，两足胫肿重无力，运动不灵，麻木冷痛；或挛急上冲，甚至胸闷泛恶；以及风湿流注，发热恶寒。适用于脚气病（维生素B缺乏）的初期，下肢、脚面感觉异常，水肿；以及丝虫病的象皮肿等。

附　方

槟榔汤（《圣济总录》） 槟榔15g，防风30g，桂枝30g，当归30g，赤茯苓30g，犀角屑（多用水牛角代替）9g，麻仁6g，水煎服，每日1剂，2次分服。治风毒脚气，麻痹无力，四肢不仁。

茱萸木瓜汤（《证治准绳》） 吴茱萸 15g，干木瓜 30g，槟榔 69g，研粗末，每次用 24g，加生姜 5 片，水煎服。治脚气冲心，闷乱不识人，手足脉欲绝。

五苓散（《伤寒论》）

（附；四苓散、春泽汤、茵陈五苓散、胃苓汤、胃苓丸）

【组成及用法】 猪苓、茯苓、炒白术（各 18 铢）各 9g，泽泻（1 两 6 铢）15g，桂枝（半两）6g，依法制为散，每次取 6g，每日 2 次，米饮送下；现用汤剂，水煎服。

【主治】 水肿腹胀，呕逆泄泻，渴不思饮，小便不利。

【临床应用】 本方是一个利尿健胃剂。功能为温阳化气行水。治小便不利，水肿，泄泻；痰饮，脐下动悸，属膀胱气化不利，水蓄下焦者。可用于治疗多种原因引起的小便不利，水肿，如肾炎、心力衰竭、肝硬化等症所致的小便不利、腹水，急性胃肠炎所致的水泻，以及胃无力症所致的胃内有振水音、头眩晕等。实验研究证明，五苓散原方原量利尿作用很强，并能促进乙醇的氧化作用，调节水电解质代谢，故对急、慢性酒精中毒及宿醉有预防和治疗作用。本方去桂枝，名四苓散（《明医指掌》），治内伤饮食而有湿，小便赤少，大便溏泄。春泽汤（《医方集解》）即五苓散加人参，功能为补气行水。治气虚伤湿，小便不利。可用于治疗手术后的尿闭，并曰："春泽汤再加甘草，即成四君五苓散，仍称春泽汤，治无病而渴与病瘥后而渴者"。《金匮要略》还有茵陈五苓散，由茵陈蒿末（10 分）4g，五苓散（5 分）2g 组成，每次服 6g，每日 3 次，功能为利湿退黄，治疗湿热黄疸、湿多热少、小便不利等症。本方与平胃散等份组方，名胃苓汤（《丹溪心法》），姜枣煎汤送服；《中药制剂手册》制为水丸，名胃苓丸，均能祛湿、和胃、行气利水，治湿浊中阻、消化不良引起的呕吐泄泻、胸腹胀满、小便短少等，可用于夏秋之季，脾胃受冷而发生的急性肠炎的腹泻不止，以及慢性肾炎引起的水肿等症。

附　方

猪苓汤（《伤寒论》）　猪苓、茯苓、泽泻、阿胶（烊冲）、滑石（各 1 两）各 9g，水煎服。功能为利水清热，养阴。治水热互结，或内热阴亏，小便不利，渴欲饮水，心烦不得眠，以及淋病，尿血，小便涩痛，点滴难出，小腹胀满作痛者。可用于治疗急性泌尿系统炎症，如膀胱炎、尿道炎及尿路结石症引起的小便不利、尿痛、尿急、尿血等。有学者根据休克微循环障碍学说，结合中医理论用本方为主，治疗流行性出血热休克期患者 13 例，并设 12 例对照观察，结果表明，猪苓汤组优于对照组。

大橘皮汤（《奇效良方》）　橘皮 9g，滑石 12g，猪苓、木香、槟榔、茯苓、泽泻、白术各 3g，肉桂 1.5g，甘草 1g，生姜 5 片，水煎服。功能为行气利湿。治中焦阳气不宣，湿浊内聚，脘腹胀满，小便不利，大便稀而不畅，腿脚微肿，舌苔腻厚，脉濡者。可用于治疗慢性肝炎、早期肝硬化的消化不良，腹胀，二便不利，轻度水肿等。

【新参】　五苓散是治疗多种水肿，小便不利的利尿剂。有报道指出，本方有利尿激素样作用，服用之可使尿量增加 12%，但不影响正常人的尿量，与复方新诺明合用，可减轻（其）肾损害，与西药利尿药合用可增强其利尿作用，防止低钾血症。临床上稍做加减用于治疗多种尿潴留；也可用于治疗充血性心力衰竭、肾炎水肿等均有良效。其加味方治疗单用控制饮食无效的高尿酸血症及痛风性关节炎都有较好的疗效；五苓散还能解酒毒，促进乙醇氧化而治疗“两日醉”——即大量饮酒后的第 2 日出现的口渴、饮水则恶心呕吐、少尿、颜面潮红、水肿、头昏脑胀、胸闷乏力等症，还能用于治疗眼科疾病，与八珍汤合用是治疗青光眼手术后前房迟延形成的有效方法；与逍遥散加减治疗青光眼术后前房形成迟缓；对于中心视网膜病变，用五苓散加味治疗，疗效高，疗程短，最适用于基层医院。

五皮散（《华氏中藏经》）

（又名五皮饮，附：麻科五皮饮、局方五皮散）

【组成及用法】　生姜皮、桑白皮、陈橘皮、大腹皮、茯苓皮各等份，共研粗末，每用 9g，水煎服；现用汤剂，水煎服。

【主治】　皮水证，一身悉肿，肢体沉重，心腹胀，上气促急，小便不利，以及妊娠水肿等。

【临床应用】　本方是一个利尿剂。功能为理气健脾，利湿消肿。治脾湿盛、流溢肌肤的水肿，头面四肢俱肿，心腹胀满，小便不利，气短急促，以及妊娠胎水等。可用于治疗多种原因引起的水肿，如慢性肾炎、心力衰竭所致的水肿或腹水，妊娠水肿等病。本方去桑白皮，加五加皮，名麻科五皮饮（《麻科活人全书》），主治基本相同，兼有通经络、祛风湿的作用；本方去桑白皮、陈皮，加五加皮、地骨皮，即局方五皮散（《太平惠民和剂局方》），行气之力较缓。

附　方

白术散（《全生指迷方》）又名全生白术散　白术 30g，茯苓、陈皮、生姜、大腹皮各 15g，水煎服。功能为健脾行水。治妊娠面目虚浮，四肢肿胀之子肿。可用于治疗妊娠水肿。

千金鲤鱼汤（《备急千金要方》）　当归、生姜、芍药各 90g，茯苓 120g，白术 150g，鲤鱼 1 条（重 1000g 左右），先将鲤鱼去鳞及肠杂，白水煮熟，取鱼汤代水煎余药，空腹分 5 次服。功能为养血健脾，利湿消肿。治妊娠胎间有水气，腹大胀满；或全身水肿，小便不利者。可用于治疗慢性羊水过多的腹大，胸满气短，水肿不甚，行步不便，头昏，小便短少，脉滑而濡，苔白腻者。据考《备急千金要方》至少还有 2 个“鲤鱼汤”，一方见于卷三，鲤鱼（去肠杂）1000g，葱白 20 枚，淡豆豉 30g，干姜、肉桂各 6g，以清水先煮鲤鱼取清汤约 1000ml，加入上药再煎，去渣，分 2～3 次服。功能为温化水湿，治身体虚弱，阳虚水湿不化，肢面水肿者。另一方载于卷二十一，药用赤小豆200g，桑白皮60g，白术24g，鲤鱼1条（1000～1500g，去肠杂），药与鱼加水共煎至鱼烂，去渣，浓缩至适量，分4～5次服。功能为健脾利水，治大肠水。综观以上三方均用鲤鱼和健脾利水药，以通利小便、利尿消肿。从如今的观点看鲤鱼含有大量优质蛋白，因此，用于妊娠贫血或慢性肾炎、心脏病的血浆蛋白降低引起的水肿有效，同时需配合低盐饮食或忌盐效果更好。

治通身水肿方（《增广验方新编》）　鲫鱼（250g以上者）1条，红皮蒜7瓣（或8瓣），绿矾1.5g，松罗茶9g，先将鲫鱼去鳞、剖腹去肠杂，再将后三味药塞入鱼腹中缝合，置清水中煮熟（不得加盐），吃鱼饮汤，3日服完。治水肿，腹胀。方中之绿矾即皂矾，主要成分是硫酸亚铁，因此推测该方可能对缺铁性贫血、血浆蛋白减少引起的轻度水肿有效。

实脾散（《重订严氏济生方》）

（又名实脾饮）

【组成及用法】　厚朴、白术、茯苓、大腹子、木瓜、草豆蔻、木香、炮附子、炮干姜各30g，炙甘草15g，捣碎，每次用12g，加生姜5片、大枣1枚，水煎服；现用汤剂，水煎服。

【主治】　阳虚水肿。症见肢体水肿，腰以下较重，胸腹胀满，体倦少食，手足不温，口不渴，大便溏稀，小便短少，舌淡苔腻或润，脉沉迟者。

【临床应用】　本方是一个强壮性利尿剂。功能为温阳健脾，行气利水。治脾肾阳虚，阳不化水，气滞水停，肚腹胀满，下肢水肿等症。可用于治疗慢性肾炎、慢性肝炎、早期肝硬化的腹胀、下肢水肿，轻度腹水；以及心力衰竭所致的轻度水肿，而身体较弱，食欲缺乏，辨证属于脾肾阳虚、气滞水停者。方中大腹子，现多改用大腹皮。

附 方

防己茯苓汤（《金匮要略》） 防己、黄芪、桂枝（各 3 两）各 9g，茯苓（6 两）18g，甘草（2 两）6g，水煎服。功能为益气，通阳，利水。治皮水、四肢肿，水气在皮肤中，四肢聂聂动者。

防己黄芪汤（《金匮要略》） 防己（1 两）9g，炙甘草（半两）5g，白术（7.5 钱）8g，黄芪（1 两 1 分）10g，研碎，加生姜 4 片、大枣 1 枚，水煎服；现用汤剂，水煎服。功能为益气固表、健脾利水。治风湿或风水，身重汗出恶风，小便不利，脉浮。可用于治疗某些慢性肾炎的水肿，表虚不固，汗出恶风者。据报道，本方的提取物有使类风湿因子转阴的作用。

【新参】 实脾饮顾名思义即可知是治脾虚水泛的水肿病，有报道用该方加猪苓、王不留行为主，辨证加减治疗肝硬化、肝癌腹水患者 64 例，腹水全消者 36 例，占 1/2 以上；附方防己黄芪汤具有利尿、降压、扩张血管、抗过敏等作用，临床上与真武汤加减，治疗脾肾阳虚的小儿慢性肾炎计 38 例，疗效满意。实验研究表明，防己黄芪能升高实验动物小鼠血浆心房钠尿肽水平，心房钠尿肽主要是由心房细胞合成并释放入血的一类多肽激素，具有迅速强大的排钠利尿作用，同时能舒张血管，抑制肾素释放，减少醛固酮合成而产生降压作用，参与心血管功能及水盐代谢调节。实验证明该方的利尿作用并非由无机盐所致，因此认为该方治疗各种原因的水肿、高血压、肥胖症等，可能与其使体内心钠素升高有关。

苓桂术甘汤（《金匮要略》）

（又名茯苓桂枝白术甘草汤）

【组成及用法】 茯苓（4 两）12g，桂枝（3 两）9g，白术、炙甘草（各 2 两）各 6g，水煎服。

【主治】 痰饮病。症见胸胁支满，心悸目眩，或气短。

【临床应用】 本方是一个健胃利尿剂。功能为健脾渗湿，温化痰饮。治中焦阳虚，脾失健运，气不化水，湿邪停聚而成之痰饮证。本方又见于《伤寒论》，名茯苓桂枝白术甘草汤，治心下逆满，气上冲胸，起则头眩等。实际也是中阳受损而有水饮所致，是知本方能治水气上冲，又治痰饮内停等证。可用于治疗慢性支气管炎、慢性胃肠炎、神经衰弱等。

附　　方

联珠饮（《汉方后世要方解说》） 当归、白术、川芎、芍药、熟地黄各 3g，茯苓 5g，桂枝 4g，甘草 2g，水煎服，此乃四物汤与苓桂术甘汤之合方，日本汉医对此方甚为欣赏，治血虚眩晕，心下逆满，发热自汗，妇人诸疾。可用于治疗贫血、神经衰弱等引起的眩晕、心悸亢进、头痛、水肿等症。

附术汤（《重订严氏济生方》） 炮附子、白术各 30g，炒杜仲 15g，研末，每次取 12g，加生姜 7 片，水煎服；现用汤剂，水煎服。功能为温阳补肾，燥湿。治湿伤肾经，腰肿冷痛，小便自利。可用于治疗某些风湿腰痛，或加川续断、赤芍尤妙。

【新参】 苓桂术甘汤是温阳化饮的名方，从《金匮要略》原文的描述看，胸胁支满、心悸、短气等都可能是心脏疾病，早年的报道用于治疗病毒性心肌炎，乃至房室传导阻滞等均有较好的效果；本方与四物汤合用名联珠饮，是日本汉医推崇备至的名方，矢数道明曾用此方治疗 1 例脉不整、心动悸的患者，连服 2 个月，患者登楼爬坡也无碍，并解释该方的作用是“四物汤通血脉，苓桂术甘汤宣通心阳以通心气”等。20 世纪 80 年代还有治疗睾丸鞘膜积液的报道，中医称之为“水疝”，病位在肝，病源在脾，辨证加味治疗 25 例，痊愈者 23 例。动物实验表明，本方能明显增加小鼠免疫器官的重量，提高炭粒廓清指数及吞噬活性，促进血清抗体生成和淋巴细胞转化。

真武汤（《伤寒论》）

【组成及用法】 茯苓、芍药、生姜（各 3 两）各 9g，炮附子（1 枚）9g，白术（2 两）6g，水煎服。

【主治】 肾阳衰微，水气内停，小便不利，四肢沉重疼痛，恶寒腹痛下利；或肢体水肿；或心悸头眩。

【临床应用】 本方是一个强壮性利尿剂。功能为温阳利水。治少阴阳衰、水气为患的四肢沉重或水肿，小便不利，苔白不渴，脉沉。可用于治疗慢性肾炎、风湿性心脏病心力衰竭引起的慢性水肿；以及胃肠功能减退，消化不良，心腹胀满，腹泻，小便不利，水肿，四肢不温，体倦无力，或有心悸头眩，辨证属于脾肾阳虚者。据临床体会，方中生姜改干姜，姜附协力，其强心作用更好。原方加葶苈子、紫苏子，强心利尿，用于治疗肺心病有效。对充血性心力衰竭，用本方加活血药丹参、红花等，心肾功能均显著改善，且对机体内环境干扰不大；还有学者用本方加味治疗血栓闭塞性脉管炎亦获良效。

附 方

附子汤（《伤寒论》） 炮附子（2 枚）9g，芍药、茯苓（各 3 两）各 9g，人参（2 两）6g，白术（4 两）12g，水煎服。功能为温肾祛寒，化湿。治少阴病，阳虚寒湿内侵，身体痛，背恶寒，手足不温，舌苔白滑，脉沉微无力者。可用于治疗慢性肾炎、心力衰竭的水肿，小便不利，而一般情况较差者；以及风湿性关节炎，关节困痛等症。

渗湿汤（《重订严氏济生方》） 白术 60g，人参、炮干姜、白芍药、炮附子、白茯苓、桂枝、炙甘草各 15g，研粗末，每服 12g，加生姜 5 片，大枣 1 枚，水煎服；现用汤剂，水煎服。功能为温补脾肾，通阳除湿。治坐卧湿地，或为雨露所袭，身重脚弱，关节痛，发热恶寒；或多汗恶风；或腿膝水肿；或小便不利，大便溏泻。可用于治疗风湿性关节炎及慢性胃肠炎，寒湿较盛者。

【新参】 真武汤是温阳利水消肿的代表方，近年来的药理学研究证实，本方能调节肾上腺皮质醇的分泌量和昼夜节律，有温补肾阳功能，其强心利尿作用已明确，若改用赤芍效果优于白芍；还能降血脂和防止动脉粥样硬化，临床上有报道用真武汤加红参、黄芪、牛膝、磁石治疗老年人高血压 30 例，总有效率高达 90%，与苓桂术甘汤合用治疗内耳性眩晕 60 例，辨证属于阳虚水气内停者，效果显著。关于真武汤的利尿作用，《北京中医药大学学报》报道，用醋酸氢化可的松造模大鼠研究表明，该方能调整实验动物的渗透压调定点，减少血管升压素分泌，促进钠、钾离子排泄，使体内水液、电解质保持在正常水平，拮抗外源性糖皮质激素对肾上腺皮质分泌功能的抑制，促进醛固酮分泌，发挥正常“保钠排钾”的作用，并通过兴奋受抑制的下丘脑-垂体-靶腺轴，增加机体有效循环血容量，促进心房钠尿肽分泌恢复至正常水平；改善肾阳虚大鼠肾功能，改善肾小球滤过膜的通透性，促使代谢产物肌酐、尿素氮的排出，减少血浆白蛋白的大量丢失。天津中医药大学第三附属医院报道，临床观察 110 例非 IgA 系膜增生性肾小球肾炎，随机分为治疗组（真武汤加泽泻、车前子、益母草、丹参）和对照组（泼尼松）治疗 4 个月，结果表明，真武汤加味方对蛋白尿、血尿有明显的治疗作用（$P<0.05$），并且不损伤肾。“不损伤肾脏”这一点很重要，因为所有慢性肾脏病导致的肾衰竭的病理是肾小管间质纤维化，《中药药理与临床》有文献报道，尿肾损伤分子-1（KIM-1）、聚集素（clusterin）、活性蛋白（OPN）是反映肾损害的特异性标志，实验表明真武汤可降低实验动物尿液中此标志物，从而达到缓解肾间质纤维化而保护肾。

萆薢分清饮（《医学心悟》）

（附：丹溪萆薢分清饮、萆薢分清丸）

【组成及用法】 川萆薢 6g，炒黄柏、石菖蒲各 1.5g，茯苓、白术各 3g，莲子心 2g，丹参、车前子各 4.5g，水煎服。

【主治】　湿热渗入膀胱，小便浑浊短赤。

【临床应用】　本方是一个消炎利尿剂。功能清利湿热，分清导浊。治湿热下注的尿液浑浊如膏糊的膏淋、白浊。可用于慢性泌尿系炎症及乳糜尿引起的小便浑浊。另有一丹溪萆薢分清饮（《丹溪心法》），药仅 4 味，萆薢、益智仁、石菖蒲、乌药。药性偏温，治真元不固，小便频数，浑浊不清，白如米泔，凝如膏糊，舌淡苔白，脉沉者。可用于治疗乳糜尿、慢性前列腺炎属于下焦虚寒者。《中国药典》有萆薢分清丸，较丹溪方多甘草，功用与本方基本相同。

附　方

膏淋汤（《医学衷中参西录》）　生山药 30g，生芡实、生龙骨、生牡蛎、大生地黄各 18g，党参、生杭芍各 9g，水煎服。功能为固肾清热。治膏淋。症见小便浑浊、黏稠，尿道涩痛。可用于治疗泌尿系统感染、乳糜尿等。

治浊固本丸（《医学正传》）　黄连、莲须各 60g，白茯苓、砂仁、益智仁、姜半夏、炒黄柏各 30g，猪苓 75g，甘草 90g，共研细面，水泛为丸，每次服 9g，每日 2 次，白开水送下。功能为固肾，清湿热。治湿热下注，小便淋浊不清。本方再加土茯苓、车前子等，可用于治疗慢性肾盂肾炎、前列腺炎等。

前列舒丸（《中国药典》）　熟地黄 120g，薏苡仁 120g，冬瓜子 75g，山茱萸 60g，山药 60g，牡丹皮 60g，苍术 60g，桃仁 60g，泽泻 45g，茯苓 45g，桂枝 15g，附子（制）15g，韭菜子 15g，淫羊藿 20g，甘草 15g，依法制为蜜丸，大蜜丸（9g）每服 1～2 丸；水蜜丸（10 丸重 3g）每服 6～12g，每日 3 次。本方可看作是八味地黄丸的加味方，功能为扶正固本、滋阴益肾、利尿。用于治疗肾虚所致的尿频、尿急、尿滴沥、血尿，以及慢性前列腺炎、前列腺增生。

茵陈蒿汤（《伤寒论》）

（附：茵栀黄口服液、茵栀黄注射液）

【组成及用法】 茵陈蒿（6两）30g，栀子（14枚）15g，大黄（2两）6g，水煎服。

【主治】 湿热黄疸，黄色鲜明如橘子色，腹微满，口渴，但头汗出，小便不利，舌苔黄腻，脉沉实或滑数者。

【临床应用】 本方是一个消炎、退黄、利尿剂。功能为清热利湿。治阳黄证。可用于治疗急性黄疸型传染性肝炎，以及其他原因，如胆囊炎、胆石症，钩端螺旋体病所引起的黄疸而属于阳黄证者。实验研究表明，茵陈蒿汤确能明显地引起胆囊收缩，呈利胆作用，并降低动物的丙氨酸氨基转移酶（ALT）和天门冬氨酸氨基转移酶（AST）。另有茵栀黄口服液和茵栀黄注射液（《新编国家中成药》）原方出自《外台秘要》，处方与本方相同，但均用其提取物黄芩苷、金银花提取物、茵陈提取物、栀子提取物，依法制成口服液或注射液。功能和主治与本方基本相同，功能为清热、解毒、利湿、退黄，用于治疗湿热蕴结的急性、迁延性、慢性肝炎和重症肝炎，口服液每次服10ml，每日3次，注射液一次10～20ml，加入10%葡萄糖注射液250～500ml静脉滴注，肌内注射每日2～4ml。

附　　方

茵陈承气汤（《新急腹症学》） 茵陈、木香、川厚朴、枳壳、大黄、芒硝各30g，水煎服。治胆道蛔虫症蛔热型。

大黄硝石汤（《金匮要略》） 大黄、黄柏、硝石（各4两）各12g，栀子（15枚）10g，水煎顿服。功能为利湿热，退黄疸。治黄疸，腹满，小便不利而赤，自汗出者。可用于治疗急性黄疸型肝炎、胆石症的黄疸，辨证属湿热者。

栀子柏皮汤（《伤寒论》） 栀子（15枚）9g，炙甘草（1两）3g，黄柏（2两）6g，水煎服。功能为清热利湿。治伤寒身热黄疸。

可用于治疗急性黄疸型传染性肝炎，大便不干结，热重于湿者。

茵陈四逆汤（《卫生宝鉴·补遗》） 茵陈、炮姜各 5g，附子、甘草各 3g，水煎服。功能为温阳利湿，退黄疸。治阴黄证，黄疸色晦暗，色如烟熏，神倦食少，肢体逆冷，胸腹胀满，甚或二便不利，大腹水肿，脉沉细者。适用于某些肝硬化、肝癌等，辨证属于阴黄者。

茵陈术附汤（《医学心悟》） 炙甘草、茵陈蒿各 3g，白术 6g，附子、干姜各 2g，肉桂 1g，水煎服。治寒湿阻滞之阴黄。症见身目俱黄，黄色晦暗，口淡不渴，神倦食少，脉沉迟无力者。

【新参】 茵陈蒿汤是治疗各种黄疸的基础方剂。近年来除用于治疗各种肝胆疾病引起的黄疸外，还用于治疗妇女妊娠期内胆汁淤积性黄疸，中西医结合治疗，生化指标明显改善，临床症状缓解，预后良好。还有报道用本方加减治疗孕期 ABO 血型不合所致的免疫性溶血症 132 例，取得良效。对于新生儿多种黄疸，如高间接胆红素血症、母乳性黄疸，以及不耐光疗或不接受光疗者，亦可用本方治疗，并且同时进行蓝光照射与其对照观察，疗效满意，且无毒副作用。一组母乳性黄疸 114 例，用本方联合西药妈咪爱治疗观察，结果表明中西药联合用药使胆红素日均下降值及下降天数都明显优于单纯用茵陈蒿汤，不仅缩短了病程，还不必停止母乳喂养，这就保证了婴儿的营养和免疫抗体的获得，安全、方便、有效，值得推广。

利胆排石片（《中国药典》）

（附：利胆排石冲剂）

【组成及用法】 金钱草、茵陈各 250g，黄芩、木香、郁金各 75g，大黄、槟榔各 125g，芒硝 25g，枳实（麸炒）、厚朴（姜制）各 50g，依法制为糖衣片，排石每次服 6～10 片，每日 2 次；胆囊炎症每次服4～6片，每日3次。体弱、肝功能不良者慎用，孕妇禁用。

【主治】 胆囊炎、胆结石。

【临床应用】 本方是一个消炎抗菌、利胆排石剂。功能为清热利湿，利胆排石。用于治疗胆道结石、胆道感染、胆囊炎，辨证属于肝胆湿热，大便秘结者。利胆排石冲剂[《中国基本中成药》（Ⅱ部）]，其组成是茵陈、金钱草、柴胡（醋炒）、龙胆草、赤芍、郁金、蒲公英、五灵脂、大黄、芒硝、蔗糖，此方兼有活血祛瘀之力。

附　方

利胆片[《中国基本中成药》（Ⅰ部）] 大黄、茵陈、白芍、木香、大青叶等，依法制为片剂。每次服6～10片，每日3次。温开水送下。功能为清热利湿，行气止痛。用于治疗湿热积滞的胁肋及脘腹痛，拒按，大便不通，尿黄，或有黄疸等症。可用于治疗急慢性胆道感染、胆囊炎、胆石症等。

加味五金汤[《名医名方录》（第3辑）] 金钱草30g，玉米须、海金沙各15g，鸡内金、金铃子、川郁金各10g，水煎服，每日1剂。功能为清热利湿，化结排石。用于治疗肝胆结石、尿路结石，以及肝炎、胆囊炎、肾炎、肾盂肾炎、膀胱炎等。

排石颗粒（《中国药典》）

【组成及用法】 连钱草1038g，车前子（盐水炒）156g，木通156g，徐长卿156g，石韦156g，瞿麦156g，忍冬藤260g，滑石260g，苘麻子156g，甘草260，依法制为颗粒剂，每袋20g或5g（无糖型），每次服1袋，每日3次，开水冲服。

【主治】 泌尿系结石。

【临床应用】 本方是一个抗炎、利尿、排石剂。功能为清热利水，通淋排石。用于治疗肾结石、输尿管结石、膀胱结石等，证属下焦湿热者。

附　方

复方石淋通片[《中国基本中成药》(Ⅱ部)]　广金钱草、海金沙、滑石、忍冬藤，依法制为片剂，每片相当药材2.86g，每次服4～6片，每日3次。饭后温开水送下。功能为清热通淋，利尿排石。治湿热下注的肾结石、膀胱结石等泌尿系统结石症。

琥珀消石冲剂[《中国基本中成药》(Ⅱ部)]　赤小豆、琥珀、海金沙、金钱草、当归、蒲黄、郁金、鸡内金、牛膝，依法制为冲剂，每包重15g，冲服每次1袋，每日3次。功能为清利湿热，通淋止血。治石淋、尿血。可用于治疗泌尿系统结石的小便淋涩不爽，尿中夹有砂石或带血，小腹拘急，痛引腰腹，舌苔黄，脉数者。孕妇忌服。

十六、治　燥　剂

桑杏汤（《温病条辨》）

【组成及用法】　桑叶、香豉、栀子皮、梨皮各3g，杏仁5g，沙参、象贝母各6g，水煎服。

【主治】　外感燥热，头痛身热，口渴，干咳无痰，或痰少而黏，舌红、苔薄白而燥，脉浮数。

【临床应用】　本方是一个镇咳剂。功能为清宣肺热，润肺止咳。治燥热干咳。可用于治疗上呼吸道感染的发热、干咳无痰等症。

附　方

清燥救肺汤（《医门法律》）　冬桑叶9g，生石膏8g，人参2g，麦冬4g，甘草、胡麻仁、真阿胶、杏仁、枇杷叶各3g，水煎服。功能为清燥润肺。治温燥伤肺，头痛身热，干咳无痰，气逆而喘，咽干口渴，鼻干，舌干无津。可用于治疗支气管炎的咳嗽无痰或少痰等症。临床上方中之人参多改用北沙参或西洋参。

沙参麦门冬汤（《温病条辨》） 沙参、麦冬 9g，玉竹 6g，生甘草 3g，冬桑叶、生扁豆、花粉各 5g，水煎服。功能为清养肺胃，生津润燥。治燥伤肺胃阴分，咽干口渴，干咳无痰，舌红少苔。有学者用本方治疗慢性萎缩性胃炎 88 例,病理学检查总有效率达 61.4%，可资参考。

【新参】 桑杏汤是治疗外感温燥的轻剂,《新中医》报道用于治疗百日咳 72 例, 疗效出乎意料的好。放射治疗是目前治疗肺部肿瘤重要的有效手段, 而放射性损伤——肺炎、肺纤维化是严重的并发症，有报道用清燥救肺汤加黄芪精口服液，每服 10ml，每日 2 次，不仅早期有效，晚期亦然，长期服用对心、肝、肾无损害。还有报道治疗失音，肺燥型单服本方；风寒型加荆芥、防风；痰热型加川贝、桔梗；实热型重用石膏，经治 85 例，仅 1 例无效，84 例治愈。

百花膏（《重订严氏济生方》）

【组成及用法】 百合、款冬花，依法制为蜜丸。现用膏滋剂，每次服 20g，每日 2 次，开水冲服。

【主治】 秋燥咳喘。

【临床应用】 本方是一个滋补性镇咳平喘剂。功能为润燥止咳喘，治寒热错杂，肺津不足的燥咳无痰或少痰，或痰中带血丝，口干咽燥，久久不愈，舌红少苔，脉细数。可用于治疗某些支气管炎、肺结核呈肺燥表现者。

附　方

二冬膏（《中国药典》） 天冬、麦冬各 500g，依法制为膏滋剂，每次服 9～15g，每日 2 次。功能为养阴润肺。治燥咳痰少。可用于治疗肺结核及急性支气管炎的干咳无痰，咽干咽痛，或痰中带血丝属肺燥有热者。

川贝雪梨膏（《中国药典》）（附：梨膏） 梨清膏 400g，麦冬

100g，川贝母、百合各 50g，款冬花 25g，依法制为膏滋剂。每次服 15g，每日 2 次。忌食辛辣食物。功能为润肺止咳，生津利咽。用于治疗阴虚肺热，咳嗽喘促，口燥咽干等症。《中药制剂手册》的梨膏药味组成及功效与本方相同，均可用于治疗肺结核、气管炎所致的干咳无痰、口燥咽干等。

养阴清肺汤（《重楼玉钥》）

（附：养阴清肺丸、养阴清肺膏）

【组成及用法】　大生地黄 6g，麦冬 4g，薄荷、生甘草各 2g，玄参 5g，贝母、牡丹皮、炒白芍各 3g，水煎服。

【主治】　白喉。症见喉间起白如腐，不易剥去，咽喉肿痛，发热，鼻干唇燥，呼吸有声，似喘非喘，脉数。

【临床应用】　本方是一个消炎抗菌解毒剂。功能为养阴清肺解毒。治白喉，以及肺肾阴伤所致的鼻干唇燥，口渴，咽喉干燥、疼痛，咳嗽、痰中带血。可用于治疗白喉、扁桃体炎、咽喉炎等。养阴清肺丸、养阴清肺膏（《中国药典》）与本方组成、主治相同，用量略有出入。本方早在 20 世纪 50 年代即广泛应用于喉科，对白喉、扁桃体炎都有良效，实验室证明，本方对白喉杆菌有高度抗菌作用，并能中和其毒素，也可用于治疗慢性咽炎。

附　方

清咽润喉丸（《中国药典》）　射干、桔梗、山豆根、青果、知母、牡丹皮、浙贝母各 30g，炒僵蚕、栀子（姜炙）、金果榄各 15g，麦冬、玄参、地黄各 45g，白芍、甘草各 60g，水牛角浓缩粉 3g，冰片 6g，依法制为蜜丸，每服水蜜丸 4.5g，大蜜丸（3g）2 丸，每日 2 次。功能为清热利咽，消肿止痛。治风热外感，肺胃热盛的胸膈不利，口渴心烦，咳嗽痰多，咽部红肿，咽痛、失音、声哑。

清咽丸（《中国药典》）（附：清音丸）　桔梗、北寒水石、薄荷、诃子（去核）、甘草、乌梅（去核）各 100g，青黛、煅硼砂、冰片各 20g，依法制成大蜜丸，或水蜜丸，每次服 6g，每日 2～3 次，口服或含化服。功能为清热利咽，治声哑失音，咽下不利。忌食烟、酒、辛辣之物。《中药制剂手册》有清音丸，其药物组成较本方多，共 17 味药。功能为养阴清热解毒。治咽喉肿痛，声音嘶哑，口干舌燥，咽下不利等症。

贝母瓜蒌散（《医学心悟》）

【组成及用法】 贝母 5g，瓜蒌 8g，天花粉、茯苓、桔梗各 2g，水煎服。

【主治】 肺有燥热，咳痰不利，咽喉干燥哽痛，上气喘促，舌红少苔，脉数。

【临床应用】 本方是一个祛痰镇咳剂。功能为润肺化痰，清热止咳。治燥热伤肺，灼液成痰引起的咳嗽、痰黏不爽、舌红少苔等症。可用于治疗某些支气管炎咳嗽少痰，或痰黏不爽，辨证属于肺有燥热者。

附　　方

西瓜膏（《全国中药成药处方集》） 西瓜 2 个（不少于 15kg），陈皮、甘草、生石膏、制半夏、炒苏子、百合各 30g，杏仁、生阿胶各 15g，五味子 9g，蜂蜜适量，依法制为膏滋剂，每次服 30g，开水冲服。功能为清热化痰止嗽，生津止渴。治咳嗽多痰，痰中带血，口燥咽干，胃热作呕。

止嗽化痰丸（《中药制剂手册》） 知母、杏仁、玄参、百合、麦冬各 3kg，紫菀、米壳、贝母各 1.5kg，款冬花 4.5kg，依法制为蜜丸，每丸重 4.5g，每次服 2 丸，每日 2 次。功能为润肺化痰，止嗽定喘。治肺气不足引起的咳嗽痰黏、气喘，夜卧不安。方中之米壳即罂粟壳，有毒，不宜多服久服。

百合固金丸（《中国药典》）

【组成及用法】 百合、甘草、川贝母、当归、白芍各 100g，地黄 200g，熟地黄 300g，麦冬 150g，桔梗、玄参各 80g，依法制为蜜丸，水蜜丸每次服 6g，大蜜丸每次服 9g，每日 2 次。

【主治】 肺肾阴虚，燥咳少痰，痰中带血，咽干喉痛。

【临床应用】 本方是一个滋补强壮性镇咳剂。功能为养阴润肺，化痰止咳。治肺肾阴虚，虚火上炎的咳喘；久咳伤肺，痰中带血，手足烦热，舌红少苔，脉细数。可用于治疗肺结核、支气管炎的干咳无痰，或痰黏不爽，或痰中带血；以及支气管扩张的咯血，证属于阴亏肺伤者；也有用于治疗自发性气胸者。

附 方

补肺阿胶汤（《小儿药证直诀》）又名阿胶散、补肺散（附：经效阿胶丸） 阿胶（蛤粉炒）30g，马兜铃、炙甘草、糯米各 15g，炒牛蒡子 9g，杏仁 2g，研末，每用 30g，煎服；现用汤剂，水煎服。功能为补肺养阴，宁嗽止血。治肺虚火盛，津液受伤，口干咽燥，痰少而嗽出不爽，或痰中夹血，或呛咳微喘，舌光少苔，脉细数者。可用于治疗肺结核或慢性支气管炎的久咳、咳痰不爽或痰中带血者。

经效阿胶丸（《重订严氏济生方》） 阿胶（蛤粉炒）、生地黄、卷柏叶（炒）、山药（炒）、大蓟根、五味子、鸡苏各 30g，柏子仁（炒）、人参、茯苓、百部、防风、远志（甘草水煮）、麦冬各 15g，依法制为蜜丸，每次服 10g，浓煎小麦汤或麦冬汤送下。功能为止咳，止血。用于治疗劳嗽日久，咯血唾血而偏于虚衰者。

紫菀散（《卫生宝鉴》） 紫菀（蛤粉炒）9g，桔梗、茯苓、知母各 5g，贝母、人参、五味子各 3g，甘草 2g，水煎服。功能为补脾润肺，化痰止咳。治虚劳肺痿，口燥咽干，咳嗽痰血，形体消瘦，四肢无力，精神不振。可用于治疗肺结核的咳嗽、咯血而又伴有脾胃症状者。

【新参】 百合固金丸除用于治疗支气管扩张咯血外，加减方多用于治肺结核，久咳不愈或肺手术后咳嗽，都有较好的疗效；也有用治疗阴虚内热型肺癌，辨证加减治疗 38 例，效果满意。

五味沙棘散（《中国药典》）

【组成及用法】 沙棘膏 180g，木香 150g，白葡萄干 120g，栀子 60g，甘草 90g，依法制为散剂，每袋 15g，每次服 3g，每日 1～2 次。

【主治】 久嗽喘促，胸满作痛。

【临床应用】 本方是一个润肺镇咳剂，系蒙古族验方。功能为清热祛痰，止咳定喘，用于肺热久嗽，喘促痰多，胸中满闷，胸胁作痛。可用于治疗慢性支气管炎，见上述证候者。

附　方

洋参保肺丸（《中国药典》） 枳实、陈皮、苦杏仁、玄参各 60g，西洋参 45g，依法制为大蜜丸，每丸重 6g，每次服 2 丸，每日 2～3 次。感冒咳嗽者勿服。功能为滋阴补肺，止嗽定喘，用于治疗阴虚肺热，咳嗽，痰喘，胸闷气短，口燥咽干，睡卧不安。可用于治疗某些支气管炎干咳无痰或肺结核干咳无休止者。本方含有阿片，只宜暂服不可常服。

紫菀杏仁丸［《名医名方录》（第 1 辑）］ 紫菀 40g，杏仁、胡桃仁各 80g，依法制为蜜丸，每丸 10g，每次服 1 丸，每日 2～3 次，温开水送下。功能为化痰纳气，降浊润肠。可用于治疗慢性支气管炎所致的咳喘多痰，大便偏于燥结者。

麦门冬汤（《金匮要略》）

（附：加减麦门冬汤）

【组成及用法】 麦冬（7 升）35g，半夏（1 升）5g，粳米（3 合）5g，人参、甘草（各 2 两）各 6g，大枣（12 枚）4 枚，水煎服。

【主治】　肺痿。

【临床应用】　本方是一个滋补强壮剂。功能为益胃生津，降逆下气。治阴虚肺痿，咳唾涎沫，气喘短气，咽干口燥，舌干红少苔，脉虚数。可用于治疗肺结核、慢性支气管炎及某些慢性胃肠功能失调的气短，呕呃等症，还可以加入枇杷叶、瓜蒌等，以增强降逆下气之功。加减麦门冬汤（方药中先生经验方）由麦冬、沙参、半夏、紫菀、桑白皮、甘草、百部、竹叶、枇杷叶组成，水煎服。功能为润肺、化痰止咳。治新久咳嗽，干咳无痰；或痰黏不爽；或喘咳并作。可用于治疗支气管炎的咳嗽、痰黏不爽或无痰。

附　方

玉竹麦门冬汤（《温病条辨》）　玉竹、麦冬各 9g，沙参 6g，生甘草 3g，水煎，2 次分服。功能为养阴润燥，治温病燥伤胃阴。

麦门冬饮子（《宣明论方》）　麦冬 60g，瓜蒌、知母、炙甘草、生地黄、人参、葛根、茯神各 30g，上为粗末，每剂 15g，加竹叶数片，水煎去渣，食后服。《杂病源流犀烛》亦有本方，较本方多一味五味子。

【新参】　麦门冬汤功在清养肺胃，近年来研究认为该方能促进呼吸道净化，改善高敏状态，并能镇咳，因此治疗咳嗽有良效。对卡托普利引起的咳嗽，每日服本方提取物 9g，有效率可达 85%。日本的实验报道称，本方可使家兔气管纤毛上皮细胞纤毛运动的频率明显增加，从而改善气管黏液纤毛输送系统功能障碍。国内报道用本方加减治疗非特异性炎症型右肺中叶综合征 60 例，对已治愈的 57 例随访 1～6 个月，未见复发，随访 2～4 年，仅复发 2 例。另有报道称本方能促进唾液分泌，对干燥综合征可作为首选，对精神疾病治疗药物引起的口渴、口干，亦可加减应用。

韭汁牛乳饮（《丹溪心法》）

【组成及用法】　韭汁 60g，牛乳 250g，生姜汁 15g，煮开温服。

【主治】 反胃噎嗝，肠燥便秘。

【临床应用】 本方是一个强壮性的润肠通便剂。功能为散瘀润燥通便。治火盛血枯，或瘀血寒痰阻滞，津液亏少的噎嗝便秘。可用于治疗某些胃癌、食管癌，梗阻不得食，肠结便秘不通。

附 方

五汁饮（《温病条辨》）（附：五汁安中饮） 梨汁、荸荠汁、鲜苇根汁、麦冬汁、藕汁（或用甘蔗汁）各适量，和匀凉服或温服。功能为清热生津养液。治温病肺胃津伤，口渴，吐白沫黏滞不快者。另外还有五汁安中饮（《汤头歌诀》），由牛乳 6 份，韭汁、姜汁、藕汁、梨汁各 1 份组成，和匀，少量频服。功能为滋养润燥，活血化痰。治噎嗝。症见胸膈痞闷隐痛，食入反出，口干咽燥，大便艰涩，形容枯槁。可用于治疗食管癌、贲门癌等，吞咽梗涩而痛，固体食物难以咽下，或可进流质食物，形体消瘦，大便干结，五心烦热，舌质干绛，脉弦细而数。

消渴方（《丹溪心法》） 黄连末、天花粉末、人乳汁（或牛乳汁）、藕汁、生地黄汁（原书无用量）加适量姜汁和蜂蜜制成膏，含化服。功能为泻火生津，益血润燥。治胃热消渴。

消渴丸（《中国药典》） 地黄 159g，格列本脲 0.25g，葛根 265g，黄芪 53g，山药 265g，天花粉 265g，五味子 53g，玉米须 265g，依法制为包衣浓缩水丸，每 10 丸重 2.5g（含格列本脲 2.5mg），每服 5～10 丸，每日 2～3 次，饭前服。功能为滋肾养阴，益气生津。用于治疗气阴两虚所致的消渴病，多饮、多尿、多食、消瘦、体倦乏力、眠差、腰痛，也可用于治疗 2 型糖尿病。本品是一个中西药共用的新方，因此对 2 型糖尿病气阴两伤者疗效不错，正因其已加用西药格列本脲，所以服用本品时严禁加服降血糖的化学药物。严重肾功能不全、青少年型糖尿病、妊娠期糖尿病、糖尿病性昏迷等患者不宜使用；肝炎患者慎用；偶见有因格列本脲引起的不良反应，需在医师指导下用药。

玉液汤（《医学衷中参西录》）

【组成及用法】 生山药 30g，生黄芪 15g，知母 18g，生鸡内金（研面）6g，葛根 5g，五味子、天花粉各 9g，水煎服。

【主治】 消渴。

【临床应用】 本方是一个滋补强壮剂。治元气不升的消渴。可用于治疗糖尿病，而身体较虚，烦渴多尿者。

附 方

白茯苓丸（《太平圣惠方》） 白茯苓、覆盆子、黄连、瓜蒌根、萆薢、人参、熟地黄、玄参各 30g，石斛、蛇床子各 23g，鸡内金（炙）30 个，依法制为蜜丸，每次服 9g，磁石煎水送下。功能为补肾固精，清热止渴。治胃热入肾，消烁肾脂，令肾枯燥，口渴多饮、多尿，尿液浑浊而有脂似麸片，有臭味，两腿渐细，腰腿无力。可用于糖尿病引起的多渴多尿，尿液浑浊等。

易简方地黄饮子（《医方集解》） 人参、炙黄芪、炙甘草、生地黄、熟地黄、天冬、麦冬、炙枇杷叶、石斛、泽泻、炒枳壳各等份，研末，每次服 9g；现用汤剂，水煎服。功能为补精血，润燥止渴。治血分燥热，消渴烦躁，咽干面赤，神气衰疲、消瘦。可用于热病的恢复期，以及糖尿病所致的口渴、神倦而兼有便秘倾向者。

滋膵饮（《医学衷中参西录》） 生黄芪、净山茱萸各 15g，大生地黄、生怀山药各 30g，生猪胰子（切碎）9g，前四味水煎取汁，送服猪胰子，2 次分服。治消渴。可用于治疗糖尿病。

增液汤（《温病条辨》）

【组成及用法】 玄参 30g，麦冬、生地黄各 25g，水煎，频服。

【主治】 温热之邪耗损津液，或阴液素虚，大便秘结不通。

【临床应用】 本方是一个滋补性的缓泻剂，是温病学中增水行舟的代表方。功能为增液，润燥，通下。治疗温病热盛造成的阴伤体虚而便秘、口渴、舌干红、脉稍数或沉而无力等。目前，临床上用本方制成的大输液补液有调整电解质平衡，改善微循环和毛细血管通透性的作用，有利于炎性分泌物的吸收，减少毒性反应。

附　方

益胃汤（《温病条辨》）　沙参 9g，麦冬、细生地各 15g，玉竹（炒香）4.5g，冰糖适量，水煎，分 2 次服。功能为养阴益胃，治阳明温病，胃阴损伤证。适用于不能食，口干咽燥，舌红少苔，脉细数者。可用于治疗某些慢性胃炎、小儿厌食症而有胃阴亏损者。

吴氏玉女煎（《温病条辨》）　玄参、知母各 12g，细生地黄、麦冬各 18g，生石膏 30g，水煎，2 次分服。本方见《温病条辨》卷 1。治太阴温病，气血两燔者。按原书是取张景岳的玉女煎加减而成，但也可视为增液汤加石膏、知母。

【新参】　增液汤是“增水行舟”以治疗“津亏便秘”的名方，所以也可列入通下剂中，不过实际应用时总有增液有余，攻下不足之憾。可用增液承气汤（即增液汤加大黄、芒硝），但对一般阴虚津伤的便秘尚可用，《中医药信息》报道 50 例，有效率达 100%。有实验报道证实增液汤制成的口服液和口服补盐液均能迅速缓解体内缺水而引起的多种不良变化，但对体内水分的保留则增液口服液略强。增液汤加天冬，益气养阴，可缓解排斥反应，动物实验表明，对于形成抗体的细胞功能有不同程度的抑制作用。

通幽汤（《兰室秘藏》）

（附：当归润燥汤、润燥汤、当归润肠汤）

【组成及用法】　桃仁（研）3g，甘草、红花 1g，槟榔（研末、冲）、生地黄、熟地黄各 2g，当归身、升麻各 3g，水煎服。

【主治】　幽门不通，大便难。

【临床应用】　本方是一个活血化瘀性的缓泻剂。功能为润燥活血通便。治幽门不通，噎嗝，气不得下，大便艰难，干结如羊屎。可用于治疗食管癌、胃癌及溃疡病造成的幽门不全梗阻而便秘、呕吐，常能缓解症状，一般情况下，大便得通，呕逆症状则可缓解。本方加大黄、麻仁，当归身改当归梢，名当归润燥汤，又称润燥汤（《兰室秘藏》），功能、主治与本方基本相同。至清代汪昂的《医方集解》始更名为当归润肠汤。

附　　方

活血润燥生津汤（《丹溪心法》）　熟地黄、当归、白芍、天冬、瓜蒌各 9g，桃仁、红花各 3g，水煎服。功能为活血润燥。治内燥，津液枯少，血虚血瘀的潮热、口渴、大便秘结等症。

搜风顺气丸（《太平圣惠方》，转引自《汤头歌诀白话解》）　熟大黄 150g，郁李仁、火麻仁、山药、车前子、怀牛膝、山茱萸各 60g，防风、独活、槟榔、炒枳壳、菟丝子各 30g，依法制为蜜丸，每次服 9g，每日 2 次。功能为搜风顺气，润肠通便，补虚。治中风、风秘、气秘，大小便不畅，周身虚痒及肠风下血等症。可用于治疗阴血亏损所致的便秘、肛裂、中风后遗症所致的半身不遂，大便不通而年事较高者。

十七、祛　痰　剂

止嗽散（《医学心悟》）

【组成及用法】　桔梗、荆芥、蒸紫菀、蒸百部、蒸白前各 960g，炙甘草 360g，陈皮 900g，研末，每次服 9g，开水调下；或作汤剂，水煎服。

【主治】　咳嗽，咽痒，咳痰不爽，微有恶风发热，舌苔薄白等。

【临床应用】　本方是一个祛痰镇咳剂。功能为止咳化痰，宣肺疏表。治风邪犯肺的新久咳嗽。可用于治疗感冒及慢性支气管炎的咳嗽。

附　方

杏苏散（《温病条辨》）　苏叶 9g，炙甘草 2g，半夏、枳壳、生姜各 5g，苦桔梗、橘皮各 3g，前胡、茯苓、杏仁各 6g，大枣 2 枚，水煎服。功能为宣肺化痰，止咳。治外感凉燥，头微痛，恶寒无汗，咳嗽痰稀，鼻塞苔白，脉浮弦。可用于治疗感冒、轻浅的支气管炎等咳嗽。

金沸草散（《太平惠民和剂局方》）（附：活人金沸草散）　旋覆花、麻黄、前胡各 90g，荆芥穗 120g，炒甘草、制半夏、赤芍药各 30g，研粗末，每次用 9g，加生姜 3 片，大枣 1 个，煎服；现用汤剂，水煎服。功能为散风化痰，止咳。治头目昏痛，颈项强急，往来寒热，肢体烦痛，胸膈满闷，痰涎不利，咳嗽喘满，涕唾黏稠；以及时行寒疫，壮热恶风。可用于治疗慢性支气管炎、感冒咳嗽吐痰而表证较明显者。活人金沸草散出自《类证活人书》，较本方少麻黄、赤芍，多细辛、赤茯苓，治证基本相同，尤宜于素有寒饮又感风寒的慢性支气管炎见咳嗽痰多，恶寒发热，鼻塞不通，舌苔白，脉浮者。按本方名金沸草散，药用却是旋覆花，考《神农本草经》旋覆花条一名金沸草，且本方的出典《太平惠民和剂局方》原书也用的是旋覆花，因而用旋覆花也是有所本的。但《中国药典》的确收载有金沸草（即条叶旋覆花或旋覆花的地上部分）。不过已有文献报道，条叶旋覆花有致呕的不良反应，因此实际临床上还是用旋覆花为妥当。

解肌宁嗽丸（《中国药典》）　紫苏叶 48g，前胡、葛根、苦杏仁、桔梗、制半夏、陈皮、玄参、浙贝母、天花粉、枳壳各 80g，甘草、茯苓各 64g，木香 24g，依法制为蜜丸，每丸重 3g，小儿 1 岁内每次服 1/2 丸，2～3 岁每次服 1 丸，每日 2 次。功能为解表宣肺，止嗽化痰。治小儿感冒发热，咳嗽痰多。

通宣理肺丸（《中国药典》）　紫苏叶 144g，前胡、桔梗、麻黄、陈皮、茯苓、炒枳壳、黄芩各 96g，苦杏仁、甘草、制半夏各 72g，依法制为蜜丸，大蜜丸每丸重 6g，每次服 2 丸，水蜜丸每次服 7g，每日 2～3 次。功能为解表散寒，宣肺止嗽。治感冒咳嗽，发热恶寒，头痛无汗，肢体酸痛。可用于治疗气管炎、感冒所致的咳嗽等症。

二陈丸（《中国药典》）

（附：二陈汤、香砂二陈汤、苓术二陈煎、苍白二陈汤）

【组成及用法】 陈皮、制半夏 250g，茯苓 150g，甘草 75g，依法制为水丸，每次服 9～15g，每日 2 次。

【主治】 咳嗽痰多，胸脘胀闷，恶心呕吐。

【临床应用】 本方是一个健胃祛痰剂。功能为燥湿化痰，理气和胃。治脾湿痰饮为患，脘痞纳呆，咳嗽吐白痰，舌苔白润，脉滑。可用于治疗慢性支气管炎引起的咳嗽，痰多而白，且伴有胃肠症状者，如食欲缺乏、吐酸、胃灼热等；亦可用于慢性胃炎而兼有咳嗽吐痰者。本方源自《太平惠民和剂局方》的二陈汤，原方用橘红，而非陈皮，还有乌梅，但在临床上多被忽略，恰与《中国药典》一致。另有香砂二陈汤（《重订通俗伤寒论》），即原方去生姜、乌梅，加檀香、砂仁。本方能温中和胃，治胃有停饮或过食寒凉而伤胃引起的胸脘痞满、疼痛或呕酸者。验之临床对此症以不去生姜或加吴茱萸为好。《景岳全书》还有苓术二陈煎，即二陈汤去乌梅、生姜加干姜、白术、泽泻、猪苓，长于健脾利湿。用于治疗脾胃虚寒，湿滞中焦的胃纳呆钝，腹泻便溏，小便少，四肢无力或有咳吐白痰等症。苍白二陈汤（《中医内科新论》）即二陈汤加苍术、白术，治重阴的癫症、神志呆滞、嗜睡多梦、舌淡苔白、脉细、肢凉、浮肿等。

附 方

金水六君煎（《景岳全书》） 陈皮、制半夏、茯苓、甘草、生姜、当归、熟地黄，水煎服。本方可看作是二陈汤去乌梅，加当归、熟地黄，故名金水六君煎。功能为滋补肺肾，祛湿化痰。治肺肾虚寒，年高体弱，痰浊内盛，咳嗽痰多等症。

六安煎（《景岳全书》）　陈皮、制半夏、茯苓、甘草、杏仁、白芥子，加生姜三五七片，水煎服。本方由二陈汤加杏仁、白芥子组成，降气化痰之功较强。治外感咳嗽，痰多不易出，气滞胸闷等症。

半夏白术天麻汤（《医学心悟》）　半夏 5g，天麻、茯苓、橘红各 3g，白术 9g，甘草 2g，生姜 1 片，大枣 2 枚，水煎服。功能为祛痰息风，健脾祛湿。治风痰眩晕，头痛，胸膈胀闷，舌苔白腻、脉滑数。可用于治疗神经衰弱、梅尼埃病引起的头痛、眩晕，辨证属于风痰而又兼有胃肠症状者。

【新参】　二陈汤是中医健胃化痰的基本方，近年用于胃肠道术后胃功能重建和化疗后的胃肠道不良反应，如恶心、呕吐等；《浙江中医杂志》有文献报道，辨证属于湿阻中焦、气血亏虚者，用二陈汤加减治疗 193 例，并与单纯化疗 189 例做对照观察，疗效满意。

温胆汤（《三因极一病证方论》）

（附：千金温胆汤、黄连温胆汤、十味温胆汤）

【组成及用法】　橘皮 9g，制半夏、炒枳实、竹茹各 6g，炙甘草 3g，白茯苓 4.5g，生姜 5 片，大枣 1 枚，水煎服。

【主治】　胆怯易惊，虚烦不宁，失眠多梦，呕吐呃逆，癫痫等症。

【临床应用】　本方是一个健胃剂。功能为理气化痰，清胆和胃，除烦止呕。治肝胃不和，痰热内扰的虚烦不眠，呕呃不食，胃脘满闷，舌苔白腻微黄，脉弦或滑。可用于治疗急慢性胃炎、神经官能症、梅尼埃综合征、妊娠恶阻等，证属于痰热内扰或胆胃不和者。考《备急千金要方》千金温胆汤的原方，较本方少茯苓、大枣，而生姜重用达 4 两，并谓能治“大病后虚烦不得眠，此胆寒故也”，心惊胆战俗有“心惊胆寒”之说，千金温胆似亦合理，即惊悸症。由是观之当以十味方好，如是用药、病证、方名是相符的，而《三因极一病证方论》的温胆汤则大减生姜之用量，变为治疗痰热不眠诸证，仍称温胆汤，造成了方名与证的矛盾。黄连温胆汤（《简明中医辞典》），即本方加黄连，治证基本相同，但清心胆之力增加。十味温胆汤（《世医得效方》）即本方去竹茹，加人参、熟地黄、五味子、酸枣仁、远志，变为益气养血、安神宁心之剂。

附 方

导痰汤（《重订严氏济生方》） 制半夏120g，炮天南星、橘红、炒枳实、赤茯苓各30g，炙甘草15g，研末，每次服12g，加生姜10片，煎服；现用汤剂，水煎服。功能为燥湿豁痰、行气开郁。治一切痰厥，头目眩晕，或痰饮留积不散，胸膈痞塞，胁肋胀满，头痛吐逆，喘急痰嗽，涕唾稠黏，坐卧不安，饮食不思。

涤痰汤（《奇效良方》） 制半夏、胆南星各8g，橘红、枳实、茯苓各5g，人参、石菖蒲各3g，竹茹2g，甘草1g，加生姜，水煎服。功能为涤痰开窍。治中风痰迷心窍，舌强不能言。可用于治疗中风舌强不能言，辨证属于心脾两虚、风痰互结者。

【新参】 温胆汤也是二陈汤的衍化方。功能为理气化痰，清胆和胃。有报道称该方能调节中枢神经、自主神经系统和消化道的功能，中风的急性期辨证多为痰湿为患，故选用本方加石菖蒲为基本方辨证加减治疗之，观察35例，患者用药后感觉精神好转，肢体麻木等症改善，疗效满意。

清气化痰丸（《中国药典》）

（附：清金降火汤）

【组成及用法】 酒炒黄芩、瓜蒌仁霜、陈皮、苦杏仁、枳实、茯苓各100g，制半夏、胆南星各150g，依法以生姜汁泛为水丸，每次服6～9g，每日2次；小儿酌减。

【主治】 肺热咳嗽，痰多黄稠，胸脘满闷。

【临床应用】 本方是一个消炎镇咳剂。功能为清肺化痰，治肺热咳嗽，咳痰不爽。清金降火汤（《杂病源流犀烛》）由陈皮、杏仁、赤苓、半夏、桔梗、贝母、前胡、瓜蒌仁、黄芩、石膏、枳壳、甘草、生姜组成。治肺胃痰火，咳嗽，痰稠色黄，面赤或喘急者。该方中有石膏，清热力盛，且能清胃热。

附　方

橘红丸（《中国药典》） 化橘红 75g，陈皮、茯苓、瓜蒌皮、浙贝母、地黄、麦冬、石膏、苦杏仁各 50g，制半夏、桔梗、炒紫苏子、紫菀各 37.5g，甘草、款冬花各 25g，依法制为蜜丸或水蜜丸，小蜜丸每次服 2g，水蜜丸每次服 7.2g，大蜜丸每次服 2 丸。每日 2 次。功能清肺，化痰，止咳。治咳嗽痰多，痰不易出，胸闷口干。

二母宁嗽丸（《中药制剂手册》） 生石膏 60g，黄芩、姜炒栀子各 36g，茯苓、橘皮、炙桑皮、炒瓜蒌子各 30g，炒枳实 21g，知母、贝母各 45g，甘草、五味子各 6g，依法制为蜜丸，每丸重 9g，每次服 2 丸，每日 2 次，温开水送服。功能为清热化痰，顺气止嗽。治痰热壅肺引起的咳嗽气促，声哑喉痛，久嗽不止。可用于治疗支气管炎引起的咳嗽痰多，色黄，辨证属于肺热者。

黛蛤散（《中国药典》）

（附：青蛤丸）

【组成及用法】 青黛 30g，蛤壳 300g，依法制为散，每次服 6g，每日 1 次，或随处方入煎剂中。

【主治】 肝肺实热，头晕耳鸣，咳嗽吐衄，肺痿肺痈，咽喉不利，口渴心烦。

【临床应用】 本方为收敛性消炎止血剂。功能为清肝利肺，降逆除烦。可用于治疗肺结核活动期或某些气管炎引起的口干气逆，痰中带血，血色鲜红。青蛤丸（《卫生鸿宝》）即本方制成的丸剂，功用与本方相同。

附　方

咯血方（《丹溪心法》）　青黛（水飞）、诃子各6g，炒山栀子、海蛤粉、瓜蒌仁各9g，水煎服；或作丸剂，噙化服。功能为清热化痰，敛肺止咳止血。治肝火上烁肺金的咳嗽，痰黏不爽，痰中带血，心烦口渴、颧红，舌苔薄黄欠津，脉弦数。可用于治疗肺结核，咯血。

宁咳方（《验方新编》）　青黛、海蛤粉、海浮石、旋覆花、诃子、贝母、瓜蒌仁、白蜜，依法制膏滋剂，每次服 15～20g。功能为清热润肺，化痰止咳。治燥火犯肺，咳嗽少痰，痰稠难出，面赤气急，痰中带血。可用于治疗肺燥伤阴的肺结核及某些干性支气管炎、肺尘埃沉着病（硅沉着病）等。

羊胆丸（《中国药典》）

【组成及用法】　羊胆干膏 53g，百部 150g，白及 200g，浙贝母 100g，甘草 60g，依法制为水丸，每次服 3g，每日 3 次。

【主治】　咳嗽及百日咳。

【临床应用】　本方是一个抗炎镇咳剂。功能为止咳化痰，止血。治咳嗽痰中带血及肺结核和百日咳。

附　方

蛇胆川贝散（《中国药典》）（附：蛇胆川贝胶囊、蛇胆川贝软胶囊、蛇胆川贝枇杷膏）　蛇胆汁 100g，川贝母 600g，依法制为粉末，瓶装，每瓶 0.3g 或 0.6g，每次服 0.3～0.6g，每日 2～3 次。功能为清肺，止咳，祛痰。治肺热咳嗽、痰多。可用于治疗小儿支气管炎、支气管肺炎引起的肺热咳嗽、痰多。蛇胆川贝胶囊、蛇胆川贝软胶囊都是《中国药典》方，药味组成、功用与散剂一样，但剂量、用量有异。另有蛇胆川贝枇杷膏（潘高寿）[《中国基本中成药》（Ⅱ

部)]。药用蛇胆汁、川贝母、枇杷叶、半夏，依法制为膏滋剂。口服，每次 15ml，每日 3 次，小儿酌减。功能为润肺止咳，祛痰定喘。用于治疗外感燥热，肺气不得宣降的咳嗽、痰黏，吐之不爽，胸闷，气喘等症。

蛇胆陈皮散(《中国药典》)(附：蛇胆陈皮片、蛇胆陈皮胶囊) 蛇胆汁 100g，陈皮(蒸)600g，依法制为粉末，瓶装，每瓶 0.3g 或 0.6g，每次服 0.3～0.6g，每日 2～3 次。功能为顺气化痰，祛风健胃。治痰浊阻肺，胃失和降，咳嗽，呕逆。蛇胆陈皮片、蛇胆陈皮胶囊，也都是《中国药典》方，其组成、功用与散剂相同，但药物剂量及用量与本方相比，略有出入。

川贝枇杷糖浆(《中国药典》)

(附：治咳川贝枇杷露)

【组成及用法】 川贝母流浸膏 45ml，桔梗 45g，枇杷叶 300g，薄荷脑 0.34g，依法制成糖浆剂，每次服 10ml，每日 3 次。

【主治】 感冒咳嗽及支气管炎。

【临床应用】 本方是一个祛痰镇咳剂。功能为清热宣肺，化痰止咳。治感冒咳嗽及支气管炎的咳嗽吐痰。另有治咳川贝枇杷露(《中国药典》)由枇杷叶 68g，桔梗 6g，水半夏 20g，薄荷 0.15g，川贝母流浸膏 7ml，依法制为露。功能为清热化痰止咳，治痰热阻肺的咳嗽、痰黏或黄。口服，每次 10～20ml，每日 3 次。

附　方

治咳枇杷露(《中药制剂手册》) 枇杷叶 3750g，桔梗 690g，百部 900g，桑白皮 2250g，白前 1200g，白糖 8790g，枸橼酸 240g，薄荷脑 78g，杏仁香精 80ml，杨梅香精 57ml，依法制为颗粒冲剂 1000 袋，每袋 10g，每次服 1 袋，每日 2 次，温开水冲服；小儿酌减。功能为清肺，止咳，化痰。治咳嗽多痰等症。

急支糖浆（《中国药典》）　鱼腥草 150g，金荞麦 150g，四季青 150g，麻黄 30g，紫菀 75g，前胡 45g，枳壳 45g，甘草 15g，依法制为糖浆剂，每次服 20～30ml，每日 3～4 次，小儿酌减。功能为清热化痰，宣肺止咳。用于治疗急性支气管炎及感冒后咳嗽、慢性支气管炎急性发作等呼吸系统疾病。

小陷胸汤（《伤寒论》）

【组成及用法】　黄连（1 两）3g，半夏（洗，半升）9g，瓜蒌（大者 1 枚）30g，水煎服。

【主治】　痰热互结，胸脘痞闷，按之则痛，舌苔黄腻，脉滑数。

【临床应用】　本方是一个祛痰、镇咳剂。功能为清热化痰，宽胸散结。治小结胸，痰热结于心下的胸脘满闷，按之痛；或咳吐黄黏痰等。可用于治疗支气管炎、渗出性胸膜炎等，证属于痰热结胸者。

附　　方

柴胡陷胸汤（《重订通俗伤寒论》）（附：柴陷汤）　柴胡、桔梗各 3g，黄芩、枳实各 5g，川黄连 2g，姜半夏 9g，瓜蒌仁 15g，生姜汁 4 滴，水煎服。功能为清化热痰，宽胸散结。治寒热往来、胸胁满闷不舒，按之作痛，口苦苔黄。可用于治疗传染性肝炎、慢性胆囊炎等。柴陷汤（《张氏医通》）为小柴胡汤与小陷胸汤之合方，功能与主治和本方略有出入。

调气汤（《施今墨对药》）　桔梗、枳壳、薤白、杏仁各 6～10g，水煎服。功能为行气消胀，散结止痛。治气机不调，胸膈胀闷，脘胀不适，甚则疼痛，食欲缺乏，大便不利等症。可用于治疗急慢性支气管炎、冠心病、梅核气等。

苓甘五味姜辛汤（《金匮要略》）

（附：桂苓五味甘草汤、苓甘五味加姜辛半夏杏仁汤、苓甘五味加姜辛半夏大黄汤）

【组成及用法】 茯苓（4 两）、甘草（3 两）、干姜（3 两）各 9g，细辛（3 两）、五味子（半斤）各 5g，水煎服。

【主治】 寒饮咳嗽，咳痰量多，色白而稀，胸膈不快。

【临床应用】 本方是一个健胃祛痰剂。功能为温肺化饮，止咳。用于治疗阳虚阴盛，水饮内停引起的咳嗽吐痰量多，痰稀色白，胸膈不快，舌苔白滑，脉弦滑。可用于治疗慢性支气管炎、肺气肿、病久寒痰壅盛者。本方去干姜、细辛，加桂枝，名桂苓五味甘草汤（《金匮要略》），治冲气上逆，咳嗽多痰，心悸头眩等；若水饮夹寒，其形如肿，用苓甘五味加姜辛半夏杏仁汤（《金匮要略》）；若水饮夹热上冲，面热如醉者，用苓甘五味加姜辛半夏大黄汤（《金匮要略》），药用茯苓、甘草、五味子、干姜、细辛、半夏、杏仁、大黄。

附　　方

厚朴麻黄汤（《金匮要略》） 厚朴（5 两）15g，麻黄（4 两）12g，石膏（如鸡子大）30g，杏仁、五味子、半夏（各半升）各 9g，干姜（2 两）6g，细辛（2 两）3g，小麦（1 升）10g，水煎服，功能为宣肺化饮，止咳平喘。治咳喘气逆，胸满烦躁，咽喉不利，痰声辘辘，头汗出，苔滑，脉浮者。可用于治疗慢性支气管炎、哮喘性支气管炎及支气管哮喘，以及某些上呼吸道轻度感染。

麻杏二三汤（《焦树德临床经验辑要》） 炙麻黄 5～9g，化橘红 9～12g，茯苓 12g，炙甘草 1.5g，炒苏子、杏仁、半夏、炒莱菔子各 9g，炒白芥子 6g，水煎服。功能为宣肺化痰止咳，治肺失肃降，气喘咳嗽，痰白而多者。本方由三子养亲汤、二陈汤加麻黄、杏仁而成，原注甘草可以不用。咳甚者加紫菀、枇杷叶各 12～15g，每收良效。可用于治疗急性支气管炎、喘息性支气管炎、感冒咳嗽等，证属于风寒痰盛者。

白金丸（《医方集解》）

【组成及用法】 白矾 90g，黄郁金 210g，依法制为糊丸或水丸，每次服 3～6g，每日 1～2 次，温开水送下。1 岁内小儿酌减。

【主治】 癫痫发狂，烦躁不安，神志不清。

【临床应用】 本方是一个祛痰镇静剂。功能为豁痰安神，镇惊。治痰阻心窍的癫痫、抽搐。可用于治疗癫痫、反应性精神病。

附 方

抱胆丸（《全国中药成药处方集》） 郁金、天竺黄各 30g，雄黄 15g，白矾 9g，依法用猪心血泛丸，朱砂为衣，每丸重 2g，每次服 1 丸，白开水送下。功能为化痰镇惊。治精神错乱，目不识人，痰壅气粗，时发痉挛，项背反张，癫狂惊痫，言语失常。可用于治疗癫痫、精神分裂症等，辨证属于痰迷心窍者。孕妇忌服。

医痫丸（《中国药典》） 生白附子 40g，制天南星、制半夏、炒僵蚕、制乌梢蛇各 80g，蜈蚣 2g，白矾 120g，猪牙皂 400g，雄黄 12g，全蝎、朱砂各 16g，依法制为水丸，每次服 3g，每日 2 次；小儿酌减。功能为祛风化痰，定痫止抽。治癫痫抽搐，时发时止。本品含有毒性药，不宜多服，孕妇禁服。

礞石滚痰丸（《中国药典》）

（又名滚痰丸）

【组成及用法】 煅金礞石 40g，沉香 20g，黄芩、熟大黄各 320g，依法研为细粉，水泛为丸，每服 6～12g，每日 1 次。

【主治】 实热顽痰的癫狂惊悸，或咳喘痰稠，大便秘结。

【临床应用】 本方是一个泻下、镇静剂，能降火逐痰、通便。治实热老痰、顽痰，壅塞气机，发为癫狂惊悸，神志昏迷，胸脘痞闷，眩晕，便秘，舌苔黄厚而腻，脉滑数有力。可用于治疗某些热病、精神病及癫痫，辨证属于实热顽痰作祟而身体壮实者。服药排出恶臭之大便后，诸症即减。从临证使用结果来看，本方似不十分峻烈。孕妇忌服。

附　方

竹沥达痰丸（《中国药典》）（附：沈氏竹沥达痰丸）　黄芩、酒制大黄、橘红各200g，制半夏150g，沉香50g，依法制成水丸，每次服 6～9g。功能为豁除顽痰，清火顺气。用于治疗痰热上壅，顽痰胶结，咳喘痰多，大便干燥，烦闷癫狂。可用于治疗某些精神病、癫痫和中风等，证属于痰热蒙蔽心窍者。《沈氏尊生书》的竹沥达痰丸即本方加参、苓、术、草，适用于痰热结聚已久，正气又虚不耐攻伐者。孕妇慎服。

猴枣散（《中药制剂手册》）　猴枣12g，天竺黄9g，川贝母6g，伽楠香、煅礞石、羚羊角（多用山羊角代替）、炒硼砂各 3g，麝香1.2g，依法制为散，每次服 0.3～0.6g，温开水送下；小儿酌减。功能为豁痰通窍。治中风痰厥引起的喘促昏仆，语言謇涩，癫狂惊痫及小儿急热惊风，壮热神昏，喘咳痰盛，四肢抽搐等症。

【新参】　礞石滚痰丸一般称其能峻攻“实热老痰”和“顽痰怪证”，颇受某些医家的推崇。对于某些“怪病”，名医何绍奇善用，他说：“如一人自诉舌冷如冰，屡用温热药无效；另一人自诉额头发热，如火烧烫灼，迭进寒凉无效；小孩抽搐、烦躁秽语，用西药镇静剂无效，皆用此药一二周内治愈”，似可参考。

十八、驱　虫　剂

乌梅丸（《中国药典》）

【组成及用法】　花椒12g，乌梅肉120g，黄连48g，细辛18g，干姜 30g，黄柏 18g，桂枝 18g，附子（制）18g，人参 18g，当归 12g。以上十味，粉碎成细粉，混匀。用水泛丸，干燥，制成水丸；或每 100g 粉末加炼蜜 120～130g，制成大蜜丸，即得。口服，水丸每次 3g，大蜜丸每次 2 丸，每日 2～3 次。

【主治】　蛔厥，久痢，厥阴头痛，症见腹痛下痢、巅顶头痛、时发时止、烦躁呕吐、手足厥冷。

【临床应用】　本方是一个健胃驱虫剂。功能为缓肝调中，清上温下。治虫积腹痛、吐蛔等。可用于治疗肠蛔虫病、胆道蛔虫病和慢性肠炎、慢性痢疾及某些过敏性结肠炎而证属于脾胃虚弱、寒热错杂者。

附　方

理中安蛔汤（《万病回春》）　人参、炒干姜各 2g，白术、茯苓、川椒各 3g，乌梅 6g，水煎服。功能为温中安蛔。治中阳不足，脾胃虚寒，虫积腹痛，肠鸣便溏，尿清利，便蛔、吐蛔，手足不温，苔白脉虚者。可用于治疗肠蛔虫病。

连梅安蛔汤（《重订通俗伤寒论》）　胡黄连 3g，生黄柏、炒川椒各 2g，白雷丸 9g，乌梅肉、槟榔各 6g，水煎服。功能为杀虫，清热。治虫积腹痛，不欲饮食，吐蛔，甚至烦躁、厥逆，并有面赤心烦，口燥舌红，脉数身热等症者。可用于治疗蛔虫病而偏肠胃有热者。

胆道驱蛔汤（《新急腹症学》）　槟榔 30g，使君子 2g，川厚朴 9g，木香、延胡索、苦楝皮、大黄各 15g，水煎服，小儿用量酌减。治胆道蛔虫病。

化虫丸（《中药制剂手册》）

（附：化虫散）

【组成及用法】　鹤虱、大黄各 240g，芜荑、元明粉、使君子仁、雷丸、炒牵牛子、槟榔、苦楝皮各 120g，依法制为水丸，每次服 6～9g，每日 1～2 次，3 岁以下小儿酌减。

【主治】 肠中诸虫，发作时腹中疼痛，痛剧时呕吐清水或吐蛔。

【临床应用】 本方是一个广谱的驱虫剂。功能为杀虫、驱虫，治多种虫积腹痛。可用于治疗蛔虫、蛲虫、绦虫、姜片虫等肠寄生虫病。

附　方

化虫散（《补要袖珍小儿方论》） 仅用使君子肉 30g，雷丸 20g，鹤虱、生大黄、甘草各 10g，依法制散，每次服 3～6g，每日 2 次。亦治蛲虫、蛔虫等肠寄生虫病。

治绦虫方［《中华医学杂志》（1956 年第 2 期）］ 南瓜子（去皮）50～90g，槟榔 30～180g，将南瓜子仁压成细末，空腹吞服或水煎服，过 2 小时后服槟榔煎液（将槟榔打碎加水 500ml，煎约 1 小时），过滤，每次服 150～240ml，再过半小时，服 50%硫酸镁 60ml 导泻。治绦虫病，一般 3 小时内即排便泻出绦虫。

贯众汤（《方剂学》，邱德文主编）（附：伐木丸） 贯众、紫苏、槟榔各 10g，苦楝皮 15g，土荆芥 6g，水煎服，每日 1 剂，连服 3 日。功能为驱杀钩虫，调理脾肾。治钩虫病，上腹部疼痛或不适，食欲缺乏，嗜食生米、泥土，头晕乏力，气促心悸，面色萎黄，皮肤色黄，浮肿，舌苔薄黄腻，脉细无力。大便隐血阳性，镜检有钩虫卵。伐木丸（《简明中医辞典》）又名三丰伐木丸、术矾丸，药物组成为煅皂矾 240g，制苍术 480g，黄酒曲 60g，依法制为糊丸，如梧桐子等大，每次服 30 丸，每日 2～3 次，黄酒、米汤送下。治黄胖病，即钩虫病日久，失血较多而致的面色萎黄、浮肿、心悸气短、四肢无力等症。

肥儿丸（《中国药典》）

（附：肥儿散）

【组成及用法】 木香 20g，煨肉豆蔻、槟榔、炒麦芽各 50g，胡黄连、炒六神曲、使君子仁各 100g，依法制为蜜丸，每丸重 3g，每次服 1～2 丸，每日 1～2 次。3 岁内小儿酌减。

【主治】 小儿消化不良，面黄肌瘦，虫积腹痛，食少腹胀，泄泻。

【临床应用】 本方是一个健胃驱虫剂。功能为健胃消积，驱虫。治小儿脾胃虚弱，消化不良，虫积腹痛，面黄肌瘦，食少腹胀，泄泻。可用于治疗小儿肠寄生虫病，消化不良等。另有肥儿散（《山西省中药成方选辑》），药用炒莲子、茯苓、芡实、炒山药、炒薏米、炒白扁豆各 120g，炒神曲 60g，炒麦芽、陈皮、党参、山楂、使君子仁、炙甘草各 75g，炒糯米 1200g，依法制为散，每次服 1～3g。功能为健脾杀虫。治脾胃虚弱，虫积腹痛，食少，面黄肌瘦。可用于治疗小儿肠蛔虫病所致的消化不良、腹泻，而脾虚较明显者。

附 方

布袋丸（《补要袖珍小儿方论》） 夜明砂、芜荑、使君子各 60g，白茯苓、白术、人参、炙甘草、芦荟各 15g，共研细面，汤浸蒸饼和丸，如弹子大，每取 1 丸，装入布袋中，与猪肉 2 两同煮，肉熟后，取肉及肉汤令小儿服下。功能为驱虫消疳，补养脾胃。治小儿虫疳，面黄肌瘦，腹大，四肢细，头发稀疏，憔悴无光泽。可用于治疗小儿肠蛔虫病而兼有明显营养不良者。

鸡肝散（《常用中成药》） 使君子肉、雷丸各 9g，鲜鸡肝 1 具，依法制为散，每次服 5g，每日 2 次。功能为消疳，杀虫，明目。治小儿疳积、虫积腹痛、食少泄泻，面黄肌瘦，视物模糊等症。

十九、痈 疡 剂

仙方活命饮（《校注妇人良方》）

（附：真人活命饮）

【组成及用法】 炮穿山甲、天花粉、甘草节、乳香、白芷、赤芍、贝母、防风、没药、炒皂角刺、当归尾各3g，陈皮、金银花各9g，酒、水各半煎服。

【主治】 疮疡肿毒初起，红肿热痛，或身热微恶寒，苔薄白或微黄，脉数有力。

【临床应用】 本方是一个消炎镇痛剂。功能为清热解毒，消肿溃坚，活血止痛。治疮疡肿毒之阳证，已成脓而未溃者。可用于治疗多种化脓性炎症而未破溃者。临床报道以此方治疗阑尾脓肿有良效。唯原方用量太小，临床应用时加大剂量，其效乃彰。真人活命饮（《医方集解》）较本方少赤芍一味，主治与本方相同。

附　方

五味消毒饮（《医宗金鉴》） 金银花 15g，野菊花、蒲公英、紫花地丁、紫背天葵子各4g，水、酒煎服，盖被取汗。功能为清热解毒，消散疔疮。治各种疔毒，痈疮疖肿，其局部红肿热痛，疮形如粟，坚硬根深如钉，舌红脉数。可用于治疗疖肿、各种化脓性感染而热毒较重者。方中之野菊花、蒲公英、紫花地丁需加大剂量，其效乃彰。

五神汤（《洞天奥旨》） 茯苓、紫花地丁、车前子各 30g，金银花90g，牛膝15g，水煎服。功能为清热解毒，分利湿热。多治骨痈，腿痈，下肢丹毒。可用于治疗下肢部的疖肿等化脓性炎症。方中药物剂量较大，用时宜酌。

消乳汤（《医学衷中参西录》） 知母3g，金银花9g，炮穿山甲6g，瓜蒌15g，丹参、乳香、连翘、没药各12g，水煎服。功能为清热解毒，活血止痛。治乳痈初起，红肿作痛，以及其他疮疡肿痛。可用于治疗急性乳腺炎。

【新参】 仙方活命饮是中医“疮疡之圣药”，“外科之首方”，是中医外科内治消散阳证疮疡脓成未溃的代表性方剂。现今除用于疮疡之外，多用于各种“炎症”，包括生殖系统的某些炎症，如用本方合用西药治疗急性附睾炎42例；配合输卵管通液术用本方治疗输卵不通所致的不孕症 35 例，都有较好的疗效。《中医杂志》报道，以本方加减治疗红斑结节性皮肤病 76 例，水煎服，每日 1 剂，总有效率可达 98%，而且链球菌溶血素、红细胞沉降率、白细胞总数、中性粒细胞、抗核抗体、血流变等实验室化验指标均恢复正常。五味消毒饮也是中医外科名方，药少力专，其清热解毒之力较仙方活命饮为胜。

四妙勇安汤（《验方新编》）

【组成及用法】 金银花、玄参各 90g，当归 60g，甘草 30g，水煎服。

【主治】 脱疽。

【临床应用】 本方是一个抗炎镇痛剂。功能为清热解毒，活血定痛，治毒热炽盛的脱疽。局部灼热微红肿，腐肉恶臭，疼痛剧烈，或有发热口干，脉数。可用于治疗血栓闭塞性脉管炎。

附 方

脉络宁注射液（《新编国家中成药》） 牛膝、玄参、石斛、金银花，依法制为注射液，每支 10ml。静脉滴注，每次 10～20ml，每日 1 次，用 5%葡萄糖注射液或氯化钠注射液 250～500ml，稀释后静脉滴注，10～14 日为 1 个疗程，重症可连续使用 2～3 个疗程。功能为清热养阴、活血化瘀。用于治疗血栓闭塞性脉管炎，静脉血栓栓塞，动脉硬化性闭塞症，脑中风及后遗症等。

解毒济生汤（《外科正宗》） 川芎、当归、黄柏、知母、天花粉、金银花、麦冬、远志、柴胡、黄芩、犀角（多用水牛角代替）、茯神各 3g，甘草、红花各 2g。病在手指加升麻 2g，病在足趾加牛膝 2g，水煎加童便一杯服。治脱疽初起，恶寒体倦，发热作渴，或肿或紫，或麻或痛，四肢倦怠，心神恍惚不宁。从临床实际上看，原方药量偏小。

【新参】 四妙勇安汤早在 20 世纪中叶即以治疗血栓性脉管炎享誉海内外，实验表明，本方能促进血液循环，增强侧支循环，甚至部分闭塞的血管恢复流通，从而使症状减轻和坏疽好转，还能抗菌消炎，镇痛消肿，促进溃疡愈合。

西黄丸（《中药制剂手册》）

（原名犀黄丸）

【组成及用法】 牛黄 1g，麝香 4.5g，黄米饭、制乳香、制没药各 30g，依法制为糊丸，每次服 1.5～3g，每日 1～3 次，陈酒送下。

【主治】 乳岩、瘰疬痰核、横痃、肺痈、肠痈。

【临床应用】 本方是一个消炎杀菌剂。原名犀黄丸（《外科证治全生集》），方中有犀黄，而今皆用牛黄。功能为解毒散结，消肿止痛。治多种痈疽疔肿、痰核流注、乳癌、横痃。可用于治疗淋巴结炎、乳腺囊性增生、乳腺癌、多发性脓肿、寒性脓肿、骨髓炎等，也可用于治疗肝癌。孕妇忌服。

附　方

醒消丸（《外科证治全生集》） 醋制乳香、醋制没药各 30g，明雄黄 15g，麝香 0.9g，黄米粉 21g，依法制为糊丸，每次服 1.5～3g，每日 2 次，温黄酒或温开水送服。功能为消肿止痛。治痰湿阻滞引起的痈疽肿毒，坚硬疼痛，尚未成脓者。孕妇忌服。

蟾酥丸（《外科正宗》）（附；蟾酥锭） 制蟾酥、雄黄各 6g，制没药、铜绿、煅寒水石、枯矾、制乳香、胆矾、麝香各 3g，轻粉 9.5g，朱砂 9g，活蜗牛 21 个，依法制为水丸，如绿豆大，每 33 粒重 1g，每次服 3 丸，每日 1～2 次，葱白煎汤与热酒送服；外用研细，醋调敷患处。功能为消解疮毒。治痈疽，疔疮。蟾酥锭（《中药制剂手册》）由制蟾酥 60g，朱砂、雄黄各 240g，麝香 1.5g，活蜗牛 120g，冰片 3g 组成。依法制为锭，每锭重 3g，醋研，调敷患处，每日 1～2 次，治疔疮、发背、脑疽、乳痈及恶疮初起、疼痛麻木，以及蝎螫虫咬等。专供外用，不可内服。

【新参】 西黄丸是中医外科肿疡内治法中的名方，现代用于内、外、妇科多种疾病，尤多用于肿瘤方面，堪称肿瘤通治方，常加用山慈菇、三七等，如《中医肿瘤学》中的加味犀黄散即西黄丸方加山慈菇、三七、人参、山豆根；或与其他抗癌药配合以提高疗效，据称能抑制白血病或杀伤白血病细胞；疣、瘤都是人体的赘生物，相通相约，故有用于治疗疣状胃炎者，每日 6g，2 次分服，3～4 周为 1 个疗程，2 个疗程可使胃疣脱落；还有报道亦可用于治疗胃溃疡，配用西咪替丁与否，疗效相似；与四神丸合用治溃疡性结肠炎亦有效。

片仔癀（《中国药典》）

（附：片仔癀胶囊、新癀片、复方片仔癀软膏）

【组成及用法】 人工牛黄、人工麝香、三七、蛇胆等依法制为锭剂，每粒重 3g，每次成人服 0.6g，8 岁以下儿童每次服 0.15～0.3g。每日 2～3 次；外用研末，用冷开水或醋少许调匀涂于患处（溃疡者可在患处周围涂敷之，每日数次，常保持湿润），或遵医嘱。服药时忌服辛辣刺激性食物及肥甘厚味。孕妇忌用。

【主治】 五官部位的红赤肿痛，黄疸等。

【临床应用】 本方是一个抗菌消炎镇痛剂。功能为清热解毒，凉血化瘀，消肿止痛。用于治疗热毒血瘀所致的急慢性病毒性肝炎，痈疽疔疮，跌打损伤及各种炎症。片仔癀胶囊（《中国药典》）即将片仔癀依法制为胶囊，每粒 0.3g，口服，每次 2 粒，5 岁以内儿童，每次服 1 粒；每日 3 次，或遵医嘱，功能、主治同片仔癀。新癀片[见药品说明书及《中国基本中成药》（Ⅱ部）]是一个中西药合用的复方制剂。药有九节兰、人工牛黄、三七、猪胆汁膏、肖梵天花、珍珠层粉、水牛角浓缩粉、红曲、吲哚美辛。依法制为片剂，每片 0.32g，口服每次 3～4 片，每日 3 次，小儿酌减。外用时用冷开水调敷患处。

胃及十二指肠溃疡、肾功能不全及孕妇慎用；有消化道出血史者忌用。功能为清热解毒，活血化瘀，消肿止痛。用于治疗热毒瘀血引起的咽喉肿痛、牙痛、痹痛、胁痛、黄疸、疮疡、无名肿毒等。复方片仔癀软膏（见药品说明书）的功能为清热解毒、止痛，用于治疗病毒性、细菌性皮肤病，如带状疱疹、单纯疱疹、脓疱疮、毛囊炎、痤疮等。用时涂敷于患处，每日2～3次。

附　方

季德胜蛇药（《中成药与名方药理及临床应用》）又名南通蛇药本方是一个久负盛名的秘方制剂。功能为解毒，消肿，止痛。用于治疗毒蛇咬伤，蜂、蝎等毒虫咬蜇伤。毒蛇咬伤时，先挑破伤口排毒，即服药20片，每隔6小时续服10片，至症状明显消失为止；同时配合服用解毒片。外用局部涂敷。中毒严重者酌情增加用量或遵医嘱，并及时配合并发症的救治。据报道，本品可救治毒蛇咬伤，除治疗竹叶青蛇咬伤效果较差外，对治疗蝮蛇、五步蛇、眼镜蛇咬伤均有疗效。本品还对带状疱疹、丹毒、过敏性阴茎包皮水肿，乃至疥疮等都有治疗作用。实验室研究表明，本品的乙醇提取物对小鼠的破伤风模型有明显的治疗作用，能提高破伤风小鼠存活率。

清凉油[《中国基本中成药》(Ⅰ部)]　薄荷脑、薄荷油、樟脑、樟脑油、桉叶油、丁香油、桂皮油、氨水、地蜡、石蜡、凡士林，依法制为软膏剂，每盒装3g，外用适量，涂搽于太阳穴或印堂穴、鼻孔周围；虫咬、烧烫伤涂于局部。功能为清凉散热，醒脑提神，止痒止痛。用于治疗暑热伤气，晕车晕船引起的头晕头痛、恶心呕吐，以及蚊虫叮咬的红肿瘙痒、轻度的水火烫伤等，局部外敷可缓解症状；对于皮肤有溃烂处及过敏者不宜使用。

【新参】　片仔癀实际上是一个古方，属国家保密品种，《中国药典》列出的仅4种药物。本品近10年与高校等多个单位合作研究，揭示了片仔癀的保肝作用主要是通过促进肝细胞再生及增强机体免疫功能来实现的。其新配方新癀片相对价廉易得，可外用，口服还可治疗三叉神经痛；对尖锐湿疣与微波治疗配合，每服 4 片，每日 3 次，一般 2 周即可显效。对于癌痛，新癀片有肯定的镇痛效果，起始剂量为每次 2 片，每日 2 次，亦可视情加量，但不得超过 10 片，本品对于伴有发热或因服用阿片类药物而便秘者，或因癌症术后及肝癌的疼痛都有效。

透脓散（《外科正宗》）

（附：程氏透脓散、托里透脓汤）

【组成及用法】　生黄芪 12g，炮穿山甲 3g，川芎 9g，当归 6g，皂角刺 5g，水、酒各半煎服。

【主治】　痈疡已成脓，不易外溃。

【临床应用】　本方是一个滋补强壮剂。功能为补气、托毒、排脓。治痈疽疮疡脓成不易外溃；或正气不足，不能化毒成脓，消之不去者。考陈氏原书方歌中有川芎，但列出的方剂中则缺如，今参照有关著作补入川芎。程氏透脓散（《医学心悟》）即本方加白芷、牛蒡子、金银花，主治与本方基本相同，但解毒作用较强。托里透脓汤（《医宗金鉴》）由人参、炒白术、炒穿山甲、白芷各 3g，当归 6g，生黄芪 9g，皂角刺 5g，甘草节、炒青皮各 2g 组成，水煎，加酒服。功能为托里排脓。治一切痈疽，气血亏损，将溃之时，紫陷无脓，根脚散大者。

附　方

托里定痛散（《外科正宗》）　熟地黄、川芎、白芍、肉桂、当归身、乳香、没药各 3g，炙罂粟壳 6g，水煎服。功能为补虚定痛。治痈疽溃后，血虚疼痛者。

中和汤（《证治准绳》）　人参、陈皮各 6g，黄芪、白术、当归、白芷各 5g，茯苓、川芎、炒皂角刺、乳香、没药、金银花、甘草各

3g，水、酒各半煎服。功能为补虚消肿解毒。治疮疡属于半阴半阳之间，元气虚弱，失于托补而似溃非溃者。可用于治疗多种化脓性炎症而证属于半阴半阳，似溃非溃，漫肿无头，微痛微热，或一般情况较差者。

消瘰丸（《医学心悟》）

【组成及用法】 玄参（蒸）、煅牡蛎、贝母（蒸）各120g，依法制为蜜丸，每次服9g，每日2次，开水送下。

【主治】 瘰疬痰核。

【临床应用】 本方是治痰核的专剂。功能为清热化痰，散结。治肝肾阴亏，肝火郁结，灼津为痰、痰火结聚所致的瘰疬、痰核、瘿瘤，伴有咽干舌红，脉弦滑者。可用于治疗淋巴结核，急性单纯性淋巴结炎，单纯性甲状腺肿，甲状腺功能亢进等。方中牡蛎宜生用。

附　方

内消瘰疬丸（《疡医大全》） 夏枯草250g，大青盐150g，海藻、天花粉、连翘、生地黄、桔梗、硝石、薄荷叶、白薇、甘草、炒枳壳各30g，共研细面，水泛为丸，每次服9g，每日2次，白开水送下。功能为化痰，散结。治瘰疬痰核，皮色不变，或肿或痛。可用于治疗颈淋巴结核等。孕妇慎用。内消瘰疬片（《中国药典》）的主要成分与本方相同，但药味有所不同，功效相似。

泽漆膏（《中医外科临床手册》）又名猫眼草膏 泽漆适量，切碎，加水煎，去渣，浓缩成膏。用前以花椒、葱、槐枝煎汤洗净疮口，然后涂敷此膏。功能为去腐拔管。治瘰疬破后不敛，用此可以去腐拔管，生肌收口。据上海报道，制成5%的泽漆液换药、外敷，治疗确诊为结核性瘘管61例（疑似者4例，共计65例），有效率达91%。并证明内服泽漆膏，每日1g，也能促进瘘管愈合，且无不良反应。

散肿溃坚汤（《兰室秘藏》） 黄芩（一半酒炒，一半生用）24g，知母、黄柏、龙胆、花粉、桔梗、昆布各15g，柴胡12g，升麻2g，连翘、炙甘草、莪术各9g，三棱12g，葛根、当归尾、芍药、黄连各6g，共研细面，取一半依法制丸，每次服9g，同时用此药面18g，水浸半日，煎汤送服；现用汤剂，水煎服。功能为散结溃坚。治瘰疬、马刀，坚硬如石，或已破溃流脓水者。可用于治疗淋巴结炎或淋巴结核，未溃或已溃者。

阳和汤（《外科证治全生集》）

【组成及用法】 熟地黄30g，生甘草、肉桂粉各3g，姜炭、麻黄各2g，鹿角胶9g，白芥子6g，水煎服。

【主治】 阴疽、贴骨疽、流注、鹤膝风等。

【临床应用】 本方是一个滋补强壮剂。功能为温阳补血，散寒通滞。治血虚寒凝痰滞的阴疽，局部漫肿无头，皮色不变，酸痛无热，舌淡苔白，脉沉细或迟细者；或贴骨疽、脱疽、流注、痰核、鹤膝风等，证属于阴寒证者。可用于治疗骨结核、寒性脓肿、慢性骨髓炎、慢性淋巴结炎及肠系膜淋巴结核、慢性支气管炎、类风湿关节炎、血栓闭塞性脉管炎和某些妇女痛经等，证属于阴寒证者。

附 方

阳和解凝膏（《中国药典》） 鲜牛蒡草480g（或干品120g），鲜凤仙透骨草40g（或干品10g），生川乌、桂枝、大黄、当归、生草乌、生附子、地龙、僵蚕、赤芍、白芷、白蔹、白及、肉桂、乳香、没药各20g，苏合香40g，陈皮、人工麝香、续断、荆芥、木香、香橼、五灵脂、防风、川芎各 10g，依法熬制成黑膏药，每张净重1.5g、3g、6g、9g，4种规格用时加温软化，贴于患处。功能为温阳化湿，消肿散结。治阴疽、瘰疬未溃，寒湿痹痛。可用于治疗多发性脓肿，淋巴结核未溃等。

小金丸（《中国药典》）原名小金丹 枫香脂、制草乌、醋炒五灵脂、地龙、木鳖子（去壳去油）各150g，制乳香、制没药、酒炒当归各 75g，麝香 30g，香墨 12g，依法制为丸，每次服 1.2～3g，打碎后吞服，每日 2 次，小儿酌减。功能为散结消肿，化瘀止痛。治阴疽初起，皮色不变，肿硬作痛，推之能动，或骨及骨关节肿大，多发性脓肿及瘿瘤、乳岩、乳癖、瘰疬等。可用于治疗甲状腺瘤、淋巴结炎、淋巴结核，慢性囊性乳腺病。孕妇忌服。

骨痨散（《文琢之中医外科经验论文集》） 全蝎、蜈蚣、䗪虫各等份，共研极细末，每取 3g，放入鸡蛋中蒸熟服食，每日 1 次，7 日为 1 个疗程。停药 7 日可再服。孕妇忌服。功能为活血通络，拔毒抗痨。治骨结核、骨髓炎。

【新参】 阳和汤是中医外科治疗阴疽的代表方，该方有一定的温补作用，所以多用于外观漫肿无头、皮色无著变者、妇人乳腺疾病都较常用，如《国医论坛》报道一组慢性乳腺炎 137 例，阳和汤辨证加味治疗组 68 例（痊愈 21 例，有效 39 例，8 例无效），有效率为 88.2%；对照组用美迪克乳腺治疗仪治疗 69 例，有效率仅为 47.8%。

苇茎汤（《备急千金要方》）

（又名千金苇茎汤）

【组成及用法】 苇茎 60g，薏苡仁 30g，瓜瓣 25g，桃仁 9g，水煎服。

【主治】 肺痈、吐脓血。

【临床应用】 本方是一个消炎祛痰剂。功能为清肺化痰，逐瘀排脓。治肺痈吐脓血，可用于肺化脓症初起、支气管扩张合并感染，以及某些慢性支气管炎、肺结核而见咳吐脓性痰、血性痰，气味臭秽者。可加金银花、鱼腥草以增强清热解毒之力，方中之瓜瓣一般认为是冬瓜子，亦有认为应是甜瓜子者。

附 方

桔梗汤（《外台秘要》）又名桔梗白术汤 桔梗3g，地黄、当归各4g，甘草、败酱草、桑白皮各2g，薏苡仁8g，白术1g，水煎服。“疗肺痈，经时小瘥者”，用于肺痈迁延不愈，血气未衰者。据《临床应用汉方处方解说》，临床上可加合欢皮，取《备急千金要方》黄昏汤（黄昏即合欢皮）之意，促进痊愈。

排脓散（《外科发挥》） 黄芪、白芷、五味子、人参各等份，研末，每次服6g，饭后蜜汤调服。治肺痈已吐脓后，宜服此药，排脓秽，补肺气。

大黄牡丹汤（《金匮要略》）

【组成及用法】 大黄（4两）12g，牡丹（1两）3g，桃仁（50个）10g，瓜子（半升）30g，芒硝（3合）9g，水煎服。

【主治】 肠痈，少腹肿痞，按之即痛，小便自调，时时发热，自汗出，复恶寒，脉滑数者。

【临床应用】 本方是一个消炎泻下剂，习称大黄牡丹皮汤。功能为泻热破瘀，散结消肿。治湿热瘀滞的肠痈腹痛，拒按；或有肿块；或右足屈而不伸，脉滑数者。适用于急性单纯性阑尾炎、子宫附件炎等盆腔炎症或输精管结扎术后感染等，证属于里热实证、大便不通者；亦可用于治疗急性睾丸炎或附睾炎、痔疮、肛门周围炎兼有便秘者。

附 方

红藤煎（《简明中医辞典》） 红藤、紫花地丁各30g，连翘、乳香、延胡索、大黄、没药各9g，牡丹皮6g，金银花12g，甘草3g，水煎服。功能为清热解毒，活血消肿。治肠痈脓未成或脓已成而未溃破者。可用于治疗急性阑尾炎、阑尾脓肿。

清肠饮（《辨证录》） 金银花90g，当归、玄参各60g，黄芩12g，麦冬、地榆各30g，甘草9g，薏苡仁15g，水煎服。功能为清热解毒，化瘀止痛。治肠痈腹痛，手不可按，右足屈而不伸者。可用于治疗急性阑尾炎。

阑尾化瘀汤（《新急腹症学》）　金银花、川楝子各 15g，延胡索、桃仁、牡丹皮、大黄（后下）、木香 9g，水煎服。功能为清热解毒，行气活血。治急性单纯性阑尾炎、阑尾脓肿的消散期。症见不寒不热；或仅有微热，脘腹胀闷，嗳气纳呆，恶心反胃；气滞重则腹痛绕脐走窜，血瘀重则痛有定处，痛处拒按；或可出现肿块，大便正常或秘结，尿清或黄，脉弦紧或涩或细，舌苔白，舌质正常或有紫斑。

阑尾清化汤（《新急腹症学》）　金银花、蒲公英各 30g，牡丹皮、大黄（后下）各 15g，赤芍 12g，川楝子、桃仁、生甘草各 9g，水煎服。可用于治疗较严重的单纯性阑尾炎、阑尾脓肿早期，或较轻型腹膜炎，症见发热或午后发热，口干渴，腹痛重，食欲不佳，便秘，尿黄赤，脉弦数或滑数，舌苔黄干或黄腻，舌质红或尖红。

阑尾清解汤（《新急腹症学》）　金银花 60g，大黄（后下）24g，蒲公英、冬瓜仁各 30g，牡丹皮 15g，木香 6g，川楝子、生甘草各 9g，水煎服。可用于治疗严重坏疽性阑尾炎或腹膜炎，症见发热或恶寒发热，口干渴，面红目赤，唇干舌燥，呕恶不能食，腹胀痛拒按，甚至腹肌发硬，大便秘结，小便赤涩，或尿痛，脉象洪滑数大或弦数，舌苔黄燥或黄腻，舌质红绛或尖红。

【新参】　大黄牡丹汤现在临床除了用于急腹症的救急治疗，也可用于外科腹部择期手术的围手术肠道预洁，有文献报道观察病例 67 例，随机分为两组，西药组按常规处理，中药组术前 2 日服用本方，每日 1 剂，2 次分服，术前晚上服 1 剂，术后进行多项相关观察。结果表明，术后肠鸣音恢复时间、排气时间中药组均较西药组提前（$P<0.05$）；中药组患者血清 NO、TNF、ICAM-1 均有升高，表明本方能减少术后并发症和促进术后康复。临床观察表明，本方能通腑泄热，还能凉血清血，因此在西药治疗的基础上加用本方加减，对重型肝炎有较好的疗效，有报道用该方法治疗重型肝炎 197

例，效果良好。

薏苡附子败酱散（《金匮要略》）

【组成及用法】 薏苡仁（10 分）10g，附子（2 分）2g，败酱草（5 分）5g，水煎服。

【主治】 肠痈脓已成，身无热，肌肤甲错，腹皮急、按之濡，如肿状，脉数者。

【临床应用】 本方是一个消炎排脓剂。功能为排脓消肿。治肠痈中期，而寒湿瘀滞。可用于阑尾炎，或慢性阑尾炎急性发作；以及妇女慢性盆腔炎，白带多而较虚寒者。

附 方

肠痈汤（《临床实用中医方剂学》） 牡丹皮 3g，薏苡仁、冬瓜子各 30g，桃仁 10g，水煎服。治慢性阑尾炎。

少腹化瘀汤（《新急腹症学》） 红藤 30g，牛膝 24g，桃仁、红花、当归各 15g，延胡索、香附、赤芍各 9g，柴胡 3g，炮姜、桂枝、川楝子、小茴香各 6g，水煎服。适用于各型阑尾炎后期，或形成包块者。

二十、外用诸方

防秃生发酊（《中成药与名方药理及临床应用》）又名 101-B 防秃生发精 当归、白芍、川芎、菟丝子、鸡血藤、丹参、防风、羌活、白鲜皮、花椒、苦参、天麻、木瓜等。依法制为酊剂。外用，每日在头皮涂药 1～2 次，平均 2 个月为 1 个疗程。功能为益肾养血，祛风除湿、止痒。主治头皮脂溢性皮炎和脂溢性脱发。据研究，本品主要是抑制皮脂腺，促进体毛生长及止痒。

疯油膏（《外科学》） 轻粉 45g，东丹、飞朱砂各 3g，麻油 120ml，黄蜡 30g，依法制为软膏，用时涂于患处，同时热烘疗效更好，每日 1 次。功能燥湿，除虫，止痒。用于鹅掌风、银屑病、慢性湿疹等干裂作痒者。

癣湿药水（《中国药典》）　土荆皮 250g，蛇床子、凤仙透骨草、大风子仁、花椒、百部各 125g，吴茱萸、防风各 50g，当归、侧柏叶各 100g，蝉蜕 75g，斑蝥 3g，依法制为药水，用时先将患处洗净，局部涂搽，每日 3～4 次；用于灰指甲时应除去空松部分，使药易于渗入。功能为祛风除湿，杀虫止痒。治鹅掌风、灰指甲、湿癣、脚癣。只供外用，切忌入口，并严防触及眼、鼻、口腔等黏膜处。

硫黄膏（《外科学》）　硫黄 5～20g，乙醇、凡士林，硫黄研细面，用适量乙醇调成糊状，再加凡士林至 100g 调匀为膏。外涂患处，每日 2 次。功能为杀虫，止痒。治疥疮、脓疱疮、癣等。

润肌膏（《外科正宗》）（附：紫云膏）　麻油 120g，紫草 3g，当归、黄蜡各 15g，前三药同炸，药枯后过滤，将油再熬，入黄蜡烊尽倾于器皿内，候冷备用，用时局部涂敷。功能为润肌肤，凉血，止痒。治秃疮干枯白斑、作痒、脱发等症；也可治鹅掌风、干燥裂痛。紫云膏（《春林轩膏方便览》）较本方多猪脂一味，主治与本方相同，是日本医生华岗青洲根据润肌膏改制而成。现代研究表明，该药有较好的抗菌作用，适用于多种皮肤病。

青蛤散（《山西省中药成方选辑》）　黄柏 45g，青黛 30g，煅石膏、轻粉各 15g，蛤粉 9g，共研细粉，用时取粉适量，香油调敷患处。功能为清热解毒，渗湿。治皮肤湿疹、黄水疮。

九圣散（《中国药典》）　苍术 150g，黄柏、紫苏叶、薄荷各 200g，苦杏仁 400g，乳香、没药各 120g，轻粉、红粉各 50g，依法制为散，用花椒油或食用植物油调敷或撒布患处。只供外用，不可内服。功能为解毒消肿，渗湿止痒。治湿毒瘀结的湿疮、臁疮、黄水疮、脚癣。

烟熏法（《中医外科学讲义》）　鹤虱、松香各 60g，大风子 150g，五倍子 75g，苦参、黄柏、苍术、防风各 45g，白鲜皮 15g，先把上药研碎，每次用 6g，放麻纸上，卷成纸条，点燃后用烟熏患处，温度以舒适为度，每次熏 10～15 分钟，每日 2 次。功能为杀虫止痒。治鹅掌风、干癣、慢性湿疹等皮肤干燥瘙痒之症。

三石散（《外科学讲义》） 炉甘石、熟石膏、赤石脂各 90g，研为细面，用时先以明矾少许，泡入水内洗脚，擦干后以此粉适量，敷搽患处。治足趾缝潮湿，作痒难忍，经久不愈，夏季尤重，甚至溃烂疼痛，流脓滴水，臭气难闻。可用于治疗脚癣（俗称“脚气”或“湿气”）。

耳灵散（《中医耳鼻喉科学》） 冰片、硼砂、元明粉各 1g，硇砂 0.3g，分别研细，混匀，外用吹耳。功能为清热，消肿止痛。用于治疗慢性中耳炎。

明矾散（《中医耳鼻喉科学》） 明矾 30g，甘遂 3g，白降丹 0.6g，雄黄 1.5g，共研细面，用水或香油调和，放于棉片上，敷于息肉根部或表面，每日 1 次，7～14 日为 1 个疗程。功能为除湿，消肿，蚀息肉。用于治疗鼻痔，鼻息肉。

鱼脑石散（《中医耳鼻喉科学》） 鱼脑石粉 9g，冰片 0.9g，辛夷 6g，细辛 3g，共研细粉用于吹鼻，每日 2～3 次。功能为散寒通窍除涕。治鼻渊，浊涕不止。可用于治疗鼻窦炎一类疾病。

颠倒散（《医宗金鉴》）（附：颠倒散洗剂） 大黄、硫黄各 12g，依法制为散剂，每用少许，凉水调敷患处。功能为清热凉血。治酒渣鼻。颠倒散洗剂（《外科学》）即颠倒散 15g，加澄清的石灰水 100ml 左右调成糊状，外搽患处，每日 3～4 次，也可治疗酒渣鼻。

冰硼散（《中国药典》） 冰片 50g，朱砂 60g，煅硼砂、玄明粉各 500g，依法制为散剂，每用少量，吹敷患处。功能为清热解毒，消炎止痛。治咽喉、牙龈肿痛，口舌生疮。可用于治疗口腔溃疡、舌炎；也可用于治疗慢性化脓性中耳炎。

消蛾散（《山西省中药成方选辑》） 煅石膏、硇砂、木香各 9g，雄黄、熊胆各 6g，青盐 15g，象牙（煅）4.5g，鹅翎（炒炭）8g，共研为极细面，瓶装，用时以药粉少许，吹入咽喉患处。功能为消肿止痛。治咽喉肿痛，吞吐不利，口噤难开。

锡类散（《金匮翼》）又名烂喉痧散　象牙屑、珍珠各 9g，青黛 18g，冰片 0.9g，壁钱炭 3g，牛黄 1.5g，人指甲 1.5g，依法制为细粉，瓶装备用，每次用少许，吹入患处。功能为解毒化腐。治咽喉腐烂，唇舌肿痛。可用于治疗化脓性扁桃体炎、白喉等；与冰硼散合用，灌肠给药，可用于治疗溃疡性结肠炎。

喉症散（《中药制剂手册》）　黄连、朱砂各 3g，金果榄 30g，雄黄、人指甲（滑石烫）各 6g，玄明粉、冰片各 15g，西瓜霜 9g，硼砂、熊胆各 8g，依法制为散，每用少许，吹敷患处。功能为消肿止痛。治咽喉红肿，喉痹疼痛，单双乳蛾，饮食难下。

清火眼丸（《中医眼科学》）　黄藤 050g，黄连 105g，龙胆草、大黄 45g，梅片 5.263g，上药 5 味，共为极细末，水冷为丸。用时以水调匀，外敷于患处，或溶于热水中，做局部湿热敷。功能为清热泻火、消肿，治风热毒邪或脾胃蕴积热毒引起的眼睑“针眼”、痰核等，可用于治疗睑腺炎、睑板腺囊肿等所致的眼睑肿、痛、痒等症。

外障眼药水(《中医眼科学》)　黄连 15g，风化硝 9g，硼砂 0.6g，西红花 1.5g，用清水 1500ml 煎上药 30 分钟，依法制为滴眼剂，瓶储备用，用时滴眼睑内，每日 3 次。功能为清热解毒，活血消肿。治风热毒邪引起的眼目红赤，涩滞畏光等。

白氏眼药（《中药制剂手册》）原名白敬宇眼药　珍珠（豆腐制）15g，麝香 7.5g，熊胆 60g，制硇砂 3g，煅炉甘石、冰片各 510g，煅石决明 30g，海螵蛸 284g，依法制为眼药细粉，每瓶装 0.6g，用时以玻璃棒蘸冷开水，再蘸药粉少许，点大眼角内，每日 2～3 次，点后适当休息。功能为明目消肿，散风止痒。治暴发火眼，结膜红赤，眼边刺痒，溃烂肿痛。

珍视明滴眼液（《中国药典》）　珍珠层粉、天然冰片、硼砂、硼酸，依法制为滴眼液，每瓶装 8ml 或 15ml。滴于眼下穹隆结膜囊中，每次 1～2 滴，每日 3～5 次，必要时酌加。功能为明目祛翳，清热解痉。适用于青少年假性近视、轻度青光眼及缓解眼疲劳。据研究，本品有一定的收缩瞳孔和降低眼压的作用。

荸荠退翳散（《中医眼科学》） 硼砂 30g，冰片 6g，麝香 1g，荸荠粉 15.5g，依法制为眼药，用时点眼，治疗聚星障。可用于治疗浅层点状角膜炎、单纯疱疹性角膜炎、沙眼性角膜炎、疱疹性角膜炎等。

麝香祛痛搽剂（《中国药典》）（附：麝香祛痛气雾剂） 樟脑 30g，红花、独活各 1g，人工麝香、三七、龙血竭各 0.33g，薄荷脑 10g，冰片、地黄各 20g，依法制为液体搽剂，装瓶，每瓶 56ml。外用，涂搽患处，按摩 5～10 分钟至患处发热，每日 2～3 次，软组织严重扭伤有出血者，将药液浸湿棉垫敷于患处。孕妇慎用，乙醇过敏者慎用。功能为活血祛瘀，疏通经络，消肿止痛。用于治疗各种跌打损伤、瘀血肿痛；风湿瘀阻，关节疼痛。另有麝香祛痛气雾剂，药物组成、功用同本方，用法为喷涂患处。

如意金黄散（《中国药典》）又名金黄散、金黄如意散（附：加味如意金黄散） 天花粉 320g，姜黄 160g，黄柏、大黄、白芷各 160g，厚朴、陈皮、甘草、苍术、生天南星各 64g，共研细粉，瓶装密闭备用。患处红热肿痛，用清茶调敷患处；漫肿无头用醋或葱酒调敷，亦可用植物油或蜂蜜调敷，每日数次。功能为消肿止痛。治疮疡肿痛，丹毒流注，跌打扭伤。可用于治疗急性淋巴结炎，乳腺炎；还可用于治疗静脉炎、输液液体漏于血管外所引起的红肿疼痛，局部外敷，疗效满意。加味如意金黄散（《中医外治法简编》）即用本方 30g，再加樟脑末 9g，石灰水 30ml、香油 30ml，调稠如膏贴；或用葱汤洗后贴伤处。治跌打损伤。

刀伤散（《常见病验方研究参考资料》） 老枣树皮、全当归各 30g，共炒后研末，加冰片少许，研极细，外敷创伤处。治刀伤、挫伤、打仆伤皮破出血。亦有不用冰片；亦有加三七者，主治与本方相同。

金疮铁扇散（《实用外科中药治疗学》）（附：铁扇散） 象皮（多用牛皮替代）（切片焙黄）、龙骨各 15g，多年陈石灰、老黑松香、枯矾各 30g，共研细末，密闭储存备用，临用时敷于伤口处。功能为止血防腐。治创伤出血。另有铁扇散（《全国中药成药处方集》），较本方多乳香一味，用量也与本方略有出入，但功用、主治与本方相同。

烫火散(《中药制剂手册》) 地榆炭 250g，黄柏、生石膏各 120g，大黄、煅寒水石各 60g，依法制为散剂，装盒密封，用时以麻油调敷患处。功能为清解火毒。治水火烫伤，红肿热痛。

避火丹（《全国中药成药处方集》） 刘寄奴、生熟地榆、大黄各等份，共研极细粉，用时取适量，香油调搽患处。治火伤、烫伤，轻、重度皆有效，一般重度火伤治愈后，并不留有瘢痕。

烧伤灵酊（《中国药典》） 虎杖 200g、黄柏 50g、冰片 10g，依法制为酊剂，每瓶装 50ml 或 100ml。外用喷洒于洁净的创面，不需要包扎，每日 3～4 次。功能为清热燥湿，解毒消肿，收敛止痛。适用于各种原因引起的一至二度烧伤。

红灵酒（《中医外科学讲义》） 当归、肉桂各 60g，杜红花、花椒、干姜各 30g，樟脑、细辛各 15g，用 95%酒精 1000ml 浸渍 7 日，即可使用。用时以棉花蘸药酒搽患处，每日 2 次。功能为活血、消肿、止痛。治脱疽、冻疮未破溃者。

紫草软膏（《中国药典》） 紫草 500g，当归、防风、地黄、白芷、乳香、没药各 150g，食用植物油 6000g，依法制为软膏，摊于纱布上贴于患处，每隔 1～2 日换药 1 次。功能为化腐生肌，解毒止痛。治疮疡、痈疽已溃。

生肌散（《中药制剂手册》）（附：生肌玉红膏） 炙象皮（多用牛皮替代）、血竭、赤石脂、醋炙乳香、煅龙骨、醋炙没药、儿茶各 30g，冰片 9g，依法制为散，装瓶密封备用，先将患处用温开水洗净，取药少许，撒布患处；或用温开水调敷。功能生肌止痛。治疮疡溃后，久不收口；脂肪瘤切除后，敷用此药，可以不复发。考《外科正宗》有 2 个生肌散，用药与本方皆不相同。另有生肌玉红膏（《中药制剂手册》），由甘草、白芷、当归、紫草各 30g，血竭 12g，轻粉 0.12g，麻油 500g，白蜡 90～120g 组成。功能为解毒消肿，止痛生肌。治痈疽发背，疮疡溃烂；以及水火烫伤，久不收口。此外，本方还有减少瘢痕形成之功。

京万红软膏（《中国药典》）　地榆、地黄、当归、桃仁、黄连、木鳖子、罂粟壳、血余、棕榈、半边莲、土鳖虫、白蔹、黄柏、紫草、金银花、红花、大黄、苦参、五倍子、槐米、木瓜、苍术、白芷、赤芍、黄芩、胡黄连、川芎、栀子、乌梅、冰片、血竭、乳香、没药。辅料为麻油、蜂蜡，依法制成油膏剂，装盛于软膏铝管中，每管 20g。功能为活血解毒，消肿止痛，去腐生肌。适用于轻度水、火烫伤，疮疡肿痛，创面溃烂。使用时先用生理盐水清理创面，涂敷本品或将其涂于消毒纱布上，敷盖创面，消毒纱布包扎，每日换药 1 次。本品对烧烫伤止痛效果很好。

乳倍膏［《中国基本中成药》（Ⅱ部）］（附：黑布药膏）　乳香（醋炙）、没药（醋炙）、五倍子、大黄、牡蛎、冰片，依法制为药膏。用时摊于纱布上，敷于患处。功能为镇痛消炎。治瘢痕疙瘩。可用于治疗输精管结扎后压痛结节，视结节之大小，每次一侧用 5～10g，每日换药 1 次，至结节消失为止。值得注意的是要按时换药，对此药过敏者停用。与此方类似者是黑布药膏（《赵炳南临床经验集》），五倍子 860g，金头蜈蚣 10 条，老黑醋 2500g，蜂蜜 180g，梅花片 8g，依法制为膏，瓷罐或玻璃罐储存备用，用时以竹片涂于患处 2～3mm（不得用金属器械涂药），用黑布或厚布盖上，每 2～3 日换药 1 次。功能为破瘀软坚。治瘢痕疙瘩（锯痕症），疖、痈、毛囊炎初期，乳头状皮炎（肉龟）。可用于治疗烫火灼伤所致的瘢痕疙瘩。

马应龙麝香痔疮膏（《中国药典》）　人工麝香 0.4g，人工牛黄 0.5g，珍珠 0.38g，炉甘石（煅）108.6g，硼砂 10g，冰片 45g，琥珀 0.15g，依法制为外用凡士林软膏，外用涂搽患处，孕妇慎用。功能为清热解毒，活血消肿，去腐生肌。适用于各类痔疮、肛裂，肛周湿疹等病症。

保妇康栓（《中国药典》）　莪术油 82g，冰片 75g，依法制成栓剂，粒重 1.74g，每晚用 1 粒，洗净外阴，将栓剂塞入阴道深部。功能为行气破瘀、生肌、止痛，适用于真菌性阴道炎、老年性阴道炎，宫颈柱状上皮异位。

加味太一膏(《外科正宗》)(附：太乙拔毒膏、太乙万应膏) 肉桂、白芷、当归、玄参、赤芍、生地黄、大黄、土木鳖各 60g，没药末、真阿魏各 9g，轻粉 12g，槐枝、柳枝各 100 段，血余 30g，东丹 1250g，乳香末 15g，真麻油 2500g，依法制成黑膏药，摊于纸上，用时贴于患处，每 1～3 日换 1 次。功能为消肿清火，解毒生肌。治痈肿疮毒，已溃未溃者，均可贴用。与此方类似的还有太乙拔毒膏(《山西省中药成方选辑》)、太乙万应膏(《全国中药成药处方集》)，组成与本方略有出入，但功用基本相同。考《外科正宗》只有加味太一膏，而没有太一膏或太乙膏之处方。

红粉（《中国药典》）又名红升丹、小红升丹、三仙丹 本品为红氧化汞，含量不得低于 99.0%，既往由水银、硝石、食盐依法炮制而成，是中医外科中常用的丹剂之一。《中药制剂手册》和《中国炼丹术与丹药》称之为红升丹、三仙丹、小红升丹、红粉。本品辛、热、有大毒。功能为拔毒、除脓、去腐、生肌。适用于痈疽疔疮，梅毒下疳，一切恶疮，肉暗紫黑，腐肉不去，窦道漏管，脓水淋漓，久不收口。外用适量，研极细粉，单用或与其他药味配成散剂或药捻使用。可用于治疗痈毒恶疮、慢性骨髓炎、疮口肉芽增生不良者。本品主要成分是氧化汞（HgO），有剧毒，腐蚀性很强，一般只做外用，且多配上熟石膏粉等以减少其刺激性和疼痛等。

白降丹（《中药制剂手册》） 水银 30g，硝石、食盐、皂矾各 45g，硼砂 15g，雄黄、朱砂各 6g，依法炼为丹，每用 0.09～0.15g，撒于疮头上；或做药捻插入疮孔内。本品也是中医外科常用的丹剂之一，功能为拔毒消肿。治痈疽发背及疔毒等未化脓或已成脓而未溃者。其主要成分是氯化汞，有剧毒，只供外用，切忌内服。

药艾条（《中国药典》）又名艾卷（附：雷火神针、太乙神针、代温灸膏） 艾叶 20000g，桂枝、高良姜各 1250g，降香 1750g，广藿香、丹参、陈皮、香附各 500g，白芷 1000g，生川乌 750g，依法制成艾条，每支长 20～21cm，直径 1.7～1.8cm，重 28g。用时点燃，直射灸法，以红晕为度，每日 1～2 次，或遵医嘱。本方是常用的温灸艾条之一，功能为行气血、逐寒湿。治风寒湿痹，肌肉酸麻，关节四肢疼痛，脘腹冷痛等。可用于灸治慢性风湿性关节炎、慢性胃肠炎、溃疡病等。雷火神针（《疡医大全》）也是温灸用药艾条之一。处方一为蕲艾30g，朱砂6g，炙穿山甲、桃树皮、草乌、乳香、没药、雄黄、硫黄各3g，麝香1.5g；处方二为蕲艾9g，丁香1.5g，麝香0.6g，依法制为艾卷，点燃后隔布灸之。治风寒湿气，附骨疽。太乙神针（《本草拾遗》）也是温灸用药艾条之一。方法是用麝香、人参各120g，穿山甲、三七各250g，山羊血60g，千年健、钻地风、肉桂、川椒、乳香、没药、小茴香、苍术各500g，蕲艾2000g，甘草100g，防风2000g，依法制成艾卷，用布数层按穴位上，点燃艾卷灸之。治痛风寒湿，筋骨疼痛。目前，临床上使用的药艾条除《中国药典》方外，其他已很少见。《中国药典》有代温灸膏，是由辣椒、肉桂、生姜、肉桂油依法制成的橡胶贴膏，根据病证，按穴位贴敷，以代替温灸。

【新参】　京万红药膏是京方红软膏的一种，实际上不仅用于烫伤，体表的一些溃疡、蚊虫叮咬，乃至带状疱疹等，都可直接涂敷患处，镇痛效果良好。

第二部分　中　药

一、解　表　药

（一）辛温解表药

药名	性味	功能	主治	常用量(g)	备注
麻　黄 (归肺、膀胱经)	辛、微苦，温	发汗解表，宣肺平喘，利尿	风寒表证，咳嗽喘息，水肿	2～10	
桂　枝 (归心、肺、膀胱经)	辛、甘，温	发表解肌，温经通阳	风寒外感表虚证，肢节疼痛；胸痹，经闭腹痛；痰饮、蓄水证	3～10	
紫　苏 (归肺、脾经)	辛，温	发表散寒；行气宽中，解鱼蟹毒，安胎	风寒表证，胸闷呕吐；食鱼蟹轻微中毒；胎动不安	3～10	发汗解表时用苏叶，理气安胎用苏梗
荆　芥 (归肺、肝经)	辛，微温	解表祛风，透疹消疮，止血（炒炭）	外感表证，疮疡初起，痧疹透发不畅；衄血、便血，崩漏下血	3～10	解表透疹用荆芥穗；理血止血炒黑用
羌　活 (归膀胱、肾经)	辛、苦，温	散寒解表，祛风湿痹痛	风寒感冒，风湿痹痛	3～10	羌活温升，多用于腰以上痹痛

续表

药名	性味	功能	主治	常用量(g)	备注
防　风 (归膀胱、脾、肝经)	辛、甘、微温	祛风解表，胜湿止痛，止痉	外感风寒，风湿痹痛；破伤风；腹痛泄泻；风疹瘙痒	5～10	防风炒用，有止泻功效；亦可治妇女崩漏
白　芷 (归胃、大肠、肺经)	辛、温	解表散寒，祛风止痛，宣通鼻窍，燥湿止带，消肿排脓	风寒感冒头痛，鼻塞流涕，头面诸病；疮疡肿痛，妇人寒湿带下	3～10	本品善治前额部头痛
藁　本 (归膀胱经)	辛，温	祛风散寒，除湿止痛	风寒感冒，巅顶头痛，风寒湿痹之关节疼痛	3～10	本品善治巅顶头痛
细　辛 (归心、肺、肾经)	辛，温	解表散寒，祛风止痛，通窍，温肺化饮	风寒感冒，鼻塞流涕；风寒头痛，牙痛，身痛，关节痛；肺寒咳喘多痰	1～3，散剂0.5～1	本品不宜与藜芦同用
辛　夷 (归肺、胃经)	辛，温	散风寒，通鼻窍	风寒感冒，鼻渊鼻塞，不闻香臭，或流浊涕，味腥臭	3～10，包煎	本品能收缩鼻黏膜，常用于治疗慢性鼻炎与鼻旁窦炎
香　薷 (归肺、胃经)	辛，微温	发汗解表，化湿和中	夏日里暑湿感冒，恶寒发热，头痛无汗，腹痛吐泻，水肿，小便不利	3～10	本品有夏日麻黄之美誉

续表

药名	性味	功能	主治	常用量(g)	备注
苍耳子 (归肺经)	辛、苦，温，有小毒	通鼻窍，祛风湿，止痛、止痒	外感风寒及鼻渊头痛，鼻塞；风湿痹痛，皮肤瘙痒，疥癣，麻风	3～10	苍耳的茎、叶也入药，名苍耳草，多用于治皮肤病
鹅不食草 (归肺经)	辛，温	发表散寒，通鼻窍，止咳	外感风寒、鼻塞头痛、咳嗽吐痰；疮痈肿毒	6～9 外用适量	本品又名石胡荽；善通鼻窍
柽　柳 (归心、肺、胃经)	甘、辛，平	发表透疹，祛风除湿	小儿麻疹透发不畅，风疹瘙痒；风湿痹痛	3～6，外用适量，煎汤擦洗，透发麻疹	本品又名西河柳、观音柳、山川柳、赤柽柳
生　姜 (归肺、脾、胃经)	辛，微温	解表散寒，温中止呕，化痰止咳，解鱼蟹毒	风寒感冒，胃寒呕吐，寒痰咳嗽，轻浅的鱼蟹中毒，调味	3～10	
葱　白 (归肺、胃经)	辛，温	发汗解表，散寒通阳	风寒感冒，寒热头痛，寒凝气滞，四肢厥逆，腹胀腹痛等	3～10	葱的成熟种子名葱子，辛而大温，治阳痿
胡　荽 (归肺、胃经)	辛，温	发表透疹，辟腥秽	麻疹为风寒外束，疹出不透，菜肴调味，辟腥秽	3～6	本品又名芫荽、香菜。煎汤熏洗，可助麻疹透发

（二）辛凉解表药

药名	性味	功能	主治	常用量(g)	备注
薄　荷 (归肺、肝经)	辛，凉	疏散风热，清利头目，利咽，透疹，疏肝行气	风热感冒及温病初起，风热上攻的头痛、目赤、喉痹、口疮，风疹，麻疹，胸胁胀闷	3～6，后下	本品不宜久煎。薄荷醇也称薄荷脑、薄荷冰，是由本品提炼而成的透明结晶体。功能同薄荷，但力较强，只用作成药
牛蒡子 (归肺、胃经)	辛、苦，寒	疏散风热，宣肺透疹，解毒利咽	风热感冒，咳嗽痰多，麻疹，风疹，咽喉肿痛，痄腮，丹毒，痈肿疮毒	6～12	本品又名鼠黏子、大力子。牛蒡的根可作为蔬菜食用，并能通大便
桑　叶 (归肺、肝经)	甘、苦，寒	疏散风热，清肺润燥，清肝明目	风热感冒，肺热咳嗽；肝经风热的目赤肿痛	5～10	近年发现本品有降血糖、降血脂、止汗的作用
升　麻 (归肺、脾、胃、大肠经)	辛、微甘，微寒	发表透疹，清热解毒，升举阳气	风热感冒，头痛、咽喉痛，斑疹透发不畅；胃热牙痛，口舌生疮；中气下陷的久泻脱肛、子宫脱垂、崩漏	3～10	发表透疹解毒宜生用，升阳举陷宜制用
菊　花 (归肺、肝经)	甘、苦，微寒	散风清热，平肝明目，清热解毒	风热感冒，头痛眩晕，目赤肿痛，眼目昏花，疮痈肿毒	5～10	临床上散风热用黄菊花；清肝热用白菊花；治疗毒用野菊花

续表

药名	性味	功能	主治	常用量(g)	备注
蔓荆子 (归膀胱、肝、胃经)	辛、苦,微寒	疏散风热,清利头目	风热感冒或风热上扰的头痛、牙痛,头晕目暗,目赤流泪	5～10	
淡豆豉 (归肺、胃经)	苦、辛,凉	解表除烦,宣发郁热	感冒,寒热疼痛,烦躁胸闷,虚烦不眠	6～12	本品又名豆豉
葛　根 (归脾、胃、肺经)	甘、辛,凉	解肌退热,生津止渴,透疹,升阳止泻,通经活络,解酒毒	外感表实证,项背强急;麻疹初起;湿热泻痢,脾虚泄泻,热病口渴,中风偏瘫,胸痹心痛,酒毒伤中	10～15	本品的花蕾称为葛花,性味甘平,善解酒毒,常用量 5～10g。葛根清热止渴宜生用,升阳止泻宜煨用
蝉　蜕 (归肺、肝经)	甘,寒	疏散风热,利咽,透疹,明目退翳,解痉,止痒	风热感冒,咽痛音哑,麻疹不透,风疹瘙痒,目赤翳障,惊风抽搐,破伤风	3～6	本品又名蝉衣。现代药理实验证明,本品有镇静和抗惊厥的作用,并能解热
柴　胡 (归肝、胆、肺经)	辛、苦,微寒	疏散退热,疏肝解郁,升举阳气	感冒发热,寒热往来,胸胁胀痛,月经不调,子宫脱垂,脱肛	3～10	
浮　萍 (归肺、膀胱经)	辛,寒	发汗解表,透疹止痒,行水消肿	用于麻疹不透,风疹瘙痒,水肿尿少	3～9,外用适量,煎汤浸洗能透疹	紫背浮萍利尿作用较强

续表

药名	性味	功能	主治	常用量(g)	备注
黄 荆 (归肺、胃、大肠经)	辛、苦，平	疏风止痛，止咳平喘，化湿	外感风热，痰喘咳嗽；暑湿腹痛，腹泻等	10～12	本品之成熟种子名黄荆子，性味、功用与黄荆相似，镇痛作用尤佳，常用量10～15g

二、泻 下 药

（一）苦寒泻下药

药名	性味	功能	主治	常用量(g)	备注
大　黄 (归脾、胃、大肠、肝、心包经)	苦，寒	泻下攻积，清热泻火，凉血解毒，逐瘀通经，利湿退黄	实热积滞便秘，血热吐衄，目赤咽肿，痈肿疔疮，肠痈腹痛，瘀血经闭，产后瘀阻，跌打损伤，湿热痢疾，黄疸，淋证，水肿；外治烧烫伤	3～15 外用适量	酒制后名酒大黄、酒军。商品有西大黄、川大黄之分，前者长于泻下，后者长于泻火。用于泻下时，不宜久煎。外用适量，研末敷于患处。孕妇及经期妇女慎用或忌用
芒　硝 (归胃、大肠经)	咸、苦，寒	泻下通便，润燥软坚，清火消肿	实热积滞，腹满胀痛，大便燥结，肠痈肿痛，外治乳痈，痔疮肿痛	6～12	本品主要成分是含水硫酸钠。玄明粉也称元明粉为其加工品，主要成分是无水硫酸钠，功用与本品相同，适于眼科、喉科疾病。宜冲服。孕妇忌用

续表

药名	性味	功能	主治	常用量(g)	备注
番泻叶 (归大肠经)	甘、苦，寒	泻热行滞，通便，利水	热结积滞，便秘腹痛；水肿胀满	2～6	本品宜开水泡服，煎剂宜后入。孕妇忌用
芦 荟 (归肝、胃、大肠经)	苦，寒	泻下通便，清肝泻火，杀虫疗疳	热结便秘，惊痫抽搐，小儿疳积；外治癣疮	2～5	本品只作丸散用，不入煎剂。外用适量，研末敷患处。孕妇忌用

（二）峻下逐水药

药名	性味	功能	主治	常用量(g)	备注
甘 遂 (归肺、肾、大肠经)	苦，寒；有毒	泻水逐饮，消肿散结	胸腹积水，水肿喘满，二便不利；风痰癫痫；外用治疮痈肿毒	丸散用，0.5～1.5	本品峻下有毒，体虚及孕妇忌用。一般是用醋制后使用，以减其毒性
大 戟 (归肺、脾、肾经)	苦，寒；有毒	泻水逐饮，消肿散结	水肿胀满，胸腹积水，痰饮积聚，气逆咳喘，二便不利，疮痈肿毒，瘰疬痰核	1.5～3	本品主要有2种：红大戟属茜草科，长于消肿散结；京大戟为大戟科植物，又名龙虎草，长于逐水。体弱者慎用，孕妇禁用

续表

药名	性味	功能	主治	常用量(g)	备注
芫　花 (归肺、脾、肾经)	苦、辛，温；有毒	泻水逐饮；外用杀虫疗疮	水肿胀满，胸腹积水，痰饮积聚，气逆咳喘，二便不利；外治疥癣秃疮，痈肿，冻疮	1.5～3g，醋芫花研末吞服，一次0.6～0.9g，一日一次。外用适量	体虚及孕妇忌用
商　陆 (归肺、脾、肾、大肠经)	苦，寒；有毒	逐水消肿，通利二便；外用解毒散结	水肿胀满，二便不利；外治痈肿疮毒	3～9	脾胃虚弱及孕妇忌用。内服宜醋制
牵牛子 (归肺、肾、大肠经)	苦、寒；有毒	泻水通便，消痰涤饮，杀虫攻积	实热壅滞，大便不通，水饮水肿，腹胀；虫积腹痛	3～6 入丸散服，每次1.5～3	牵牛子有黑、白两种，作用相同，黑者称黑丑，白者称白丑，俗称二丑，又名丑牛。近年来用于治疗各种癫痫有效。孕妇禁用
续随子 (归肝、肾、大肠经)	辛、温；有毒	泻水消肿，破血消癥	二便不利，水肿瘀血，经闭癥瘕	0.5～1	本品又名千金子。宜去壳，研去油用，称千金子霜。宜作丸、散剂用。孕妇忌用

续表

药名	性味	功能	主治	常用量(g)	备注
乌桕根皮 (归肺、肾、大肠经)	苦，微温；有毒	泻水消肿，杀虫	水肿胀满，二便不利，血吸虫病	3～10	孕妇忌用。溃疡病患者忌用
巴　豆 (归胃、大肠经)	辛，热；有大毒	外用蚀疮	寒积便秘，水肿胀满，痰壅咽喉，气急喘促；外用治疮疡	外用适量，研末涂患处，或捣烂以纱布包擦患处	巴豆性烈有毒，其油尤剧，宜研去油用，名巴豆霜。不入汤剂。体虚者及孕妇忌用

(三)润下药

药名	性味	功能	主治	常用量(g)	备注
火麻仁 (归脾、胃、大肠经)	甘，平	润肠通便	津枯肠燥，大便秘结，尤宜于老人、体质虚弱的人	10～15	本品又名麻子仁；含油脂丰富，近年研究提示本品有保健之功
郁李仁 (归脾、大肠、小肠经)	辛、苦、甘，平	润肠通便，下气利水	津枯肠燥，食积气滞，腹胀便秘；水肿，脚气，小便不利	6～10	
松子仁 (归肺、肝、大肠经)	甘，温	润肠通便，润肺止咳	老人、体质虚弱的人的肠燥便秘；肺燥干咳	10	

三、清 热 药

(一)清热泻火药

药名	性味	功能	主治	常用量(g)	备注
石　膏 (归肺、胃经)	甘、辛，大寒	清热泻火，除烦止渴	气分实热，壮热烦渴，头痛牙痛，发癍，以及肺热咳嗽；疮疡溃而不敛，湿疹	15～60，外用适量	清热泻火宜打碎先煎。火煅后称熟石膏或煅石膏，专用于治疗疮疡破溃后久不收口及湿疹等
寒水石 (归胃、肾经)	辛、咸，大寒	清热泻火	温病高热烦渴，昏聩烦乱；外用治皮肤赤热、丹毒、烫火伤等	9～30，外用适量	本品宜打碎先煎
知　母 (归肺、胃、肾经)	苦、甘，寒	清热泻火，滋阴润燥	外感热病，高热烦渴，肺热燥咳，骨蒸潮热，盗汗，内热消渴，肠燥便秘	6～12	
栀　子 (归心、肺、三焦经)	苦、寒	泻火除烦，清热利湿，凉血解毒；外用消肿止痛	热病心烦懊憹，湿热黄疸，小便淋沥涩痛，血热吐衄，目赤肿痛，火毒疮疡；外治扭挫伤痛	6～10	本品又名山栀子

续表

药名	性味	功能	主治	常用量(g)	备注
淡竹叶 (归心、胃、小肠经)	甘、淡，寒	清热泻火，除烦止渴，利尿通淋	热病心烦口渴，口舌生疮，小便赤涩	6～10	本品为草本淡竹叶的地上部分；禾本科植物淡竹或苦竹的叶片也入药用，名竹叶或鲜竹叶，功用相似。幼嫩的卷状叶称竹叶卷心，长于清心热
天花粉 (归肺、胃经)	甘、微苦，微寒	清热泻火，生津止渴，消肿排脓	热病津伤及消渴病的口渴，肺热燥咳，以及痈疡疮毒等	10～15	本品即瓜蒌的块根。天花粉蛋白能终止妊娠；体外实验表明，其有抑制人类免疫缺陷病毒(HIV)作用
芦　根 (归肺、胃经)	甘，寒	清热泻火，生津止渴，除烦，止呕，利尿	热病烦渴，肺热咳嗽，肺痈吐脓，胃热呕哕，热淋涩痛	15～30，鲜品用量加倍，或捣汁用	据报道，本品有溶解胆结石之功
鸭跖草 (归肺、胃、小肠经)	甘、淡，寒	清热泻火，解毒，利水消肿	外感热病，热淋及水肿，咽喉肿痛，小便不利；痈肿疔毒	15～30，外用适量	
甘　蔗 (归肺、胃经)	甘、寒	清热生津，止渴	热病津伤、口渴，反胃，便秘不通	60～120	本品入药宜绞汁用

（二）清肝明目药

药名	性味	功能	主治	常用量(g)	备注
决明子 (归肝、大肠经)	甘、苦、咸，微寒	清热明目，润肠通便	肝热或肝经风热的目赤肿痛、羞明多泪、头痛、高血压，以及热结便秘	9～15	本品又名草决明，有一定的降血脂和抑制动脉粥样硬化的作用
夏枯草 (归肝、胆经)	辛、苦，寒	清肝泻火，明目，散结消肿	肝火目赤肿痛，头痛眩晕；痰火郁结的瘰疬瘿瘤，乳痈，乳癖，乳房胀痛，并治高血压	9～15	临床实际使用的是夏枯草的干燥果穗，并非地上部分的茎叶
青葙子 (归肝经)	苦，微寒	清肝泻火，明目退翳	肝火上炎的目赤肿痛，睛生翳膜，视物昏花，肝火眩晕	9～15	本品俗称野鸡冠花子，有散瞳作用，故青光眼患者忌用
谷精草 (归肝、肺经)	辛、甘，平	疏散风热，明目退翳	风热目赤肿痛，睛生翳膜，风热头痛	5～10	本品实际使用的是带花蕾的头状花序，并非全草
密蒙花 (归肝经)	甘，微寒	清热泻火，养肝明目，退翳	肝热目赤肿痛、流泪，睛生翳膜，肝虚目昏，视物昏花	3～9	药用其干燥的花蕾
夜明砂 (归肝经)	辛，寒	清热明目，散血消积	青盲，雀目眼(夜盲)，内外障翳；疳积，瘀血作痛	3～9	本品即蝙蝠的干燥粪便

续表

药名	性味	功能	主治	常用量(g)	备注
熊　胆 (归肝、胆、心经)	苦、寒	清热明目，清热平肝、解毒	肝热目赤肿痛，羞明生翳，热盛惊风，癫痫；咽喉肿痛	丸、散用 0.3～1	胆汁的色泽分为3种：金黄色，有光泽者，称金胆；黑褐色或黑绿色，质硬脆或膏状者，称墨胆；黄绿色，质脆者，称菜花胆。何者为优，既往认为金胆为优。不入煎剂，只做丸散用。市售有引流胆汁粉，系人工引流的干燥胆汁，功用、用法同熊胆
猪胆粉 (归肝、胆、肺、大肠经)	苦，寒	清热润燥止咳平喘，解毒	用于顿咳、哮喘、热病烦渴、目赤、喉痹、黄疸、便秘、痈疮肿毒	0.3～0.6，冲服或入丸散，外用涂敷适量	本品即猪的胆汁干燥品
苦丁茶 (归肝、胆经)	甘、苦，凉	散风热，清头目	风热头痛，牙痛，耳鸣，眼睛红肿疼痛，口渴等	3～9	本品由冬青科植物枸骨的嫩叶加工而成，同科的大叶冬青之叶片制成的称大叶苦丁茶，功用与本品相似

续表

药名	性味	功能	主治	常用量(g)	备注
茶　叶 (归心、肾、经)	苦、甘，微寒	清热泻火，利尿，消食提神，解酒毒	风热头痛，眼睛红肿；口渴、小便不利；泄泻痢疾，食积，醉酒	9～15	茶叶中的茶多酚是优良的抗氧化剂；但过量饮冷茶有碍健康，有报道称本品易致肾结石。市售成药心脑健胶囊即茶叶制剂，功能为清头目、醒神健脑、化浊降脂
木　贼 (归肺、肝经)	甘、苦，平	疏散风热，明目退翳	风热目赤，头痛，多泪，眼生翳膜	3～9	

（三）清热凉血药

药名	性味	功能	主治	常用量(g)	备注
水牛角 (归心、肝经)	苦，寒	清热凉血，解毒，定惊	温病高热，热入营血，神昏谵语、发瘢发疹、吐血衄血，惊风，癫狂	15～30，宜先煎3小时以上	本品替代犀角入药使用，另有水牛角浓缩粉
生地黄 (归心、肝、肾经)	甘，寒	清热凉血，养阴生津	热入营血，温毒发瘢，血热妄行，吐血衄血；热病伤阴，舌绛烦渴，津伤便秘，阴虚发热，骨蒸劳热，内热消渴	10～15	鲜品称鲜地黄，清热凉血力强；干品称生地黄，习称生地。现有地黄叶总苷胶囊，治慢性肾病

续表

药名	性味	功能	主治	常用量(g)	备注
玄 参 (归肺、胃、肾经)	甘、苦、咸，微寒	清热凉血，滋阴降火，解毒散结	热入营血，温毒发癍，热病伤阴，舌绛烦渴，津伤便秘，骨蒸劳嗽，目赤，咽痛，白喉，瘰疬，痈肿疮毒	9～15	本品又名元参、黑参
牡丹皮 (归心、肝、肾经)	苦、辛，微寒	清热凉血，活血化瘀	热入营血，温毒发癍，吐血衄血，夜热早凉，无汗骨蒸，经闭痛经，跌仆伤痛，痈肿疮毒	6～12	孕妇慎用
紫 草 (归心、肝经)	甘、咸，寒	清热凉血，活血解毒，透疹消癍	血热毒盛，癍疹紫黑，麻疹不透，疮疡，湿疹，水火烫伤	5～10，外用适量，或用植物油浸泡涂擦外用	实验证明，本品可用于避孕和治疗绒毛膜上皮癌。另有紫草茸，为动物紫胶虫所分泌的胶质，味甘、咸，性平，能凉血、和血、敛疮。治月经过多，外伤出血，湿疹，溃疡不敛，痘疹不易透发，肿毒恶疮。常用量为1.5～2g

（四）清虚热药

药名	性味	功能	主治	常用量(g)	备注
青　蒿 (归肝、胆经)	苦、辛，寒	清虚热，除骨蒸，解暑热，截疟，退黄	温病阴伤，夜热早凉，阴虚发热，骨蒸劳热，暑邪发热，疟疾寒热，湿热黄疸	6～12，后下	本品即菊科植物黄花蒿的地上部，抗疟药青蒿素即由此药制取
地骨皮 (归肺、肝、肾经)	甘，寒	凉血除蒸，清肺降火	阴虚发热，骨蒸潮热，盗汗；血热妄行的吐衄、尿血；内热消渴；肺热咳喘	9～15	本品即枸杞之根皮
白　薇 (归胃、肝、肾经)	苦、咸，寒	清热凉血，利尿通淋，解毒疗疮	温邪伤营发热，阴虚内热，产后虚热，以及外感风热；热淋、血淋；疮痈肿毒，咽喉肿痛，毒蛇咬伤	5～10	
银柴胡 (归肝、胃经)	甘，微寒	清虚热，除疳热	阴虚发热，骨蒸潮热，盗汗；小儿疳热	3～10	
胡黄连 (归肝、胃、大肠经)	苦，寒	退虚热，除疳热，清湿热	骨蒸潮热；小儿疳热；湿热下痢，黄疸尿赤，痔疮肿痛	3～10	

（五）清热燥湿药

药名	性味	功能	主治	常用量(g)	备注
黄 芩 (归肺、胆、脾、大肠、小肠经)	苦，寒	清热燥湿，泻火解毒，止血，安胎	湿温、暑湿，胸闷呕恶，湿热痞满，泻痢，黄疸，肺热咳嗽，高热烦渴，血热吐衄，痈肿疮毒，胎动不安	3～10	本品有降压、镇静、抗过敏作用
黄 连 (归心、脾、胃、肝、胆、大肠经)	苦，寒	清热燥湿，泻火解毒	湿热痞满，呕吐吞酸，泻痢，黄疸，高热神昏，心火亢盛，心烦不寐，心悸不宁，血热吐衄，目赤，牙痛，消渴，痈肿疔疮；外治湿疹，湿疮，耳道流脓	2～5，外用适量	本品的抗菌谱很广，所含之小檗碱对血管平滑肌有松弛作用，并能抗心律失常。三颗针为小檗科多种小檗及同属多种植物的全株；毛茛科的唐松草又名马尾连，都入药用，功用与黄连相近
黄 柏 (归肾、膀胱经)	苦，寒	清热燥湿，泻火除蒸，解毒疗疮	湿热泻痢，黄疸尿赤，带下阴痒，热淋涩痛，足膝肿痛、痿躄，骨蒸痨热、盗汗，遗精，疮疡肿毒，湿疹湿疮	3～12	黄柏用盐水炒制后为盐黄柏，功用为滋阴降火，主治阴虚火旺、盗汗骨蒸

续表

药名	性味	功能	主治	常用量(g)	备注
龙　胆 (归肝、胆经)	苦，寒	清热燥湿，泻肝胆火	肝胆湿热，黄疸，阴肿阴痒，目赤肿痛，胸胁刺痛，口苦耳聋，小便淋浊；高热不退，急惊抽搐	3～6	本品习称龙胆草
苦　参 (归心、肝、胃、大肠、膀胱经)	苦，寒	清热燥湿，杀虫，利尿	热痢，便血，湿热黄疸、带下，阴肿阴痒，湿疹，湿疮，皮肤瘙痒，疥癣麻风；外治滴虫性阴道炎	4.5～9	本品能杀灭滴虫。药理实验能抗心律失常，临床已常用。复方苦参注射液善治癌痛
秦　皮 (归肝、胆、大肠经)	苦、涩，寒	清热燥湿，收涩止痢，止带，明目	湿热下痢、带下；肝热目赤肿痛、目生翳膜	6～12	
白鲜皮 (归脾、胃、膀胱经)	苦，寒	清热燥湿，祛风解毒	湿热疮毒，黄水淋漓，湿疹，风疹，疥癣，风湿热痹，黄疸尿赤	5～10	
椿　皮 (归大肠、胃、肝经)	苦、涩，寒	清热燥湿，收涩止带，止泻，止血	湿热带下、崩漏、腹泻、久痢、便血	6～9	本品古代是指楝科植物香椿的干皮或根皮。目前是指臭椿的根皮或干皮，臭椿又名樗树，故亦称樗树根皮

（六）清热解毒药

药名	性味	功能	主治	常用量(g)	备注
金银花（归肺、心、胃经）	甘，寒	清热解毒，疏散风热	痈肿疔疮，喉痹，丹毒，热毒血痢，风热感冒，温病发热	6～15	本品又名忍冬花、双花、银花。金银花制得的水蒸馏液称金银花露，能清热解暑，外治热疮、痱子。茎蔓称忍冬藤，兼有通利关节的作用，常用量15～30g
连　翘（归肺、心、小肠经）	苦，微寒	清热解毒，消肿散结，疏散风热	痈疽，瘰疬，乳痈，丹毒，风热感冒，温病初起，温热入营，高热烦渴，神昏发斑，尿路感染，热淋涩痛	6～15	本品分2种，白露前采收，色青绿称青翘；果实熟透后采者色黄，名老翘或黄翘。从质量上说前者为优。连翘的籽实称连翘心，也入药用，长于清心热，药理研究证明，其具有兴奋中枢神经的作用
大青叶（归心、胃经）	苦，寒	清热解毒，凉血消斑	温病热毒发斑、发疹，血热毒盛所致的丹毒、口疮、咽喉肿痛、痄腮	9～15	《中国药典》规定本品的原植物是十字花科的菘蓝；蓼科的蓼蓝则分立为蓼大青叶，功用与本品基本相同

续表

药名	性味	功能	主治	常用量(g)	备注
板蓝根 (归心、胃经)	苦，寒	清热解毒，凉血利咽	瘟疫时毒，发热咽痛，温毒发瘢，痄腮，烂喉丹痧，大头瘟疫，丹毒，痈肿	9～15	本品以大青叶(菘蓝)的根为正品，以解毒利咽散结见长。爵床科马兰的根茎及根，在南方也作板蓝根使用，故习称前者为北板蓝根，后者为南板蓝根
青　黛 (归肝经)	咸，寒	清热解毒，凉血消斑，泻火定惊	温毒发瘢，血热吐衄，胸痛咯血，口疮，痄腮，喉痹，小儿惊痫	1～3，宜入丸散用	本品为菘蓝、马蓝、蓼蓝的茎、叶提取的色素，难溶于水，宜做丸散服。由本品提取的靛玉红治疗白血病有效
绵马贯众 (归肝、胃经)	苦，微寒；有小毒	清热解毒，驱虫	风热感冒、流行性感冒；疮痈肿毒；血热吐衄，崩漏下血；虫积腹痛	4.5～9	贯众在原植物上较混乱，《中国药典》收载的为绵马贯众，也称东北贯众或紫萁贯众
穿心莲 (归心、肺、大肠、膀胱经)	苦，寒	清热解毒，凉血，消肿	外感风热，肺热咳嗽，肺痈，咽喉肿痛；湿热泻痢、热淋、湿疹、痈疖疮疡、蛇虫咬伤	6～9，外用适量	本品煎剂易致呕吐，故多做丸剂或片剂使用。曾发生过严重过敏反应，使用应谨慎

续表

药名	性味	功能	主治	常用量(g)	备注
紫花地丁 (归心、肝经)	苦、辛，寒	清热解毒，凉血消肿	火热疮毒，疔疖、丹毒；毒蛇咬伤	15～30	本品除正品堇菜科植物紫花地丁以外，还有犁头草、豆科米口袋、罂粟科紫堇等也作紫花地丁入药，应予以鉴别
蒲公英 (归肝、胃经)	苦、甘，寒	清热解毒，消肿散结，利尿通淋	疔疮肿毒，乳痈，肺痈，肠痈，湿热黄疸，热淋涩痛	10～15	本品又名黄花地丁
野菊花 (归肝、心经)	苦、辛，微寒	清热解毒，泻火平肝	痈疡疔疖，目赤肿痛；头痛眩晕，高血压	9～15	
败酱草 (归胃、肝、大肠经)	辛、苦，微寒	清热解毒，祛瘀排脓	肠痈、肺痈，热毒疮疖，血瘀胸腹疼痛	6～15	本品的正品应是败酱科植物黄花败酱和白花败酱带根的全草。同科的墓头回也可入药用，效用与本品相似，兼能止血止带。菊科植物苣荬菜、十字花科植物菥蓂在北方及中南部地区也作败酱草使用

续表

药名	性味	功能	主治	常用量(g)	备注
漏　芦 (归胃经)	苦，寒	清热解毒，消痈，下乳，舒筋通脉	乳痈肿痛，痈疽发背，瘰疬疮毒，乳汁不下，湿痹拘挛	5～9	除正品祁州漏芦外，本品还有禹州漏芦，功用两者相似，用时宜辨别
土茯苓 (归肝、胃经)	甘、淡，平	解毒，除湿，通利关节	梅毒恶疮及汞中毒所致的肢体拘挛，筋骨疼痛；湿热淋浊，带下，痈肿，瘰疬，疥癣	15～60	文献报道，本品能解汞中毒，并能拮抗棉酚毒性。近年来本品还可用于缓解阿片戒断症状
鱼腥草 (归肺经)	辛，微寒	清热解毒，消痈排脓，利尿通淋	肺痈吐脓，痰热咳喘，热痢，热淋，痈肿疮毒	15～25	本品原名蕺菜。不宜久煎
大血藤 (归大肠、肝经)	苦，平	清热解毒，活血，祛风止痛	肠痈腹痛，跌打损伤，风湿痹痛、经闭痛经	9～15	本品又名红藤
重　楼 (归肝经)	苦，微寒；有小毒	清热解毒，消肿止痛，凉肝定惊	热毒疮痈，疔毒内攻，毒蛇咬伤；高热惊风、抽搐；妇科各种血证	3～9	本品原植物为百合科植物云南重楼及七叶一枝花，又名蚤休。市售宫血宁胶囊即由本品制成，功能凉血，收涩止血，用于胎前产后各种出血

续表

药名	性味	功能	主治	常用量(g)	备注
拳 参 (归肺、肝、大肠经)	苦、涩，微寒	清热解毒，消肿，止血	疮痈肿痛，赤痢热泻，肺热咳嗽，口舌生疮，凉血止血，用于吐衄，痔疮出血，蛇虫咬伤	5～10	本品又名紫参
马 勃 (归肺经)	辛，平	清肺利咽，止血	肺热咳嗽，咽喉肿痛，失音；外治鼻衄、创伤出血	2～6，外用适量	马勃是一种真菌的子实体，有良好的止血作用
山豆根 (归肺、胃经)	苦，寒；有毒	清热解毒，消肿利咽	火毒蕴结的咽喉肿痛，乳蛾喉痹，牙龈肿痛，口舌生疮	3～6	中药山豆根有2个品种，即广豆根和北豆根，近年来研究表明，广豆根有毒，因此临床上不可不知
射 干 (归肺经)	苦，寒	清热解毒，消痰，利咽	喉痹，咽喉肿痛；肺热痰多，咳嗽上逆	3～10	
金果榄 (归肺、大肠经)	苦，寒	清热解毒，利咽喉	咽喉肿痛，白喉及痈肿疔毒；泄泻痢疾	3～9	
青 果 (归肺、胃经)	甘、酸，平	清热，利咽，生津，解毒	咽喉肿痛，烦热口渴，咳嗽痰黏；鱼蟹中毒	5～10	本品即橄榄的干燥成熟果实。藏青果又名西青果，为诃子的干燥幼果，并非一物

续表

药名	性味	功能	主治	常用量(g)	备注
锦灯笼 (归肺经)	苦，寒	清热解毒、化痰利咽喉、利尿通淋	热毒壅盛，咽喉肿痛，肺热咳嗽，音哑；小便不利	5～9	本品又名酸浆、红姑娘
万年青 (归心、肺经)	苦、微甘，寒；有小毒	清热解毒，强心利尿	白喉，咽喉肿痛；心力衰竭，水肿	3～6	本品的有效强心成分是万年青苷，有蓄积作用，应加注意，以防中毒
金莲花 (归肺、胃经)	苦，微寒	抗菌消炎	上呼吸道感染、咽炎、扁桃体炎、急性结膜炎，急性淋巴管炎	3～6	
金荞麦 (归肺经)	微辛、涩，凉	清热解毒，排脓祛瘀	肺痈吐脓；肺热咳喘，咽喉肿痛	15～45	本品为蓼科植物金荞麦的根茎，并非种子
千里光 (归肺、肝经)	苦，寒	清热解毒，明目、利湿	疮毒痈肿，咽喉肿痛，丹毒，肠痈，以及肝热目赤肿痛，湿热泄泻，痢疾，皮肤湿疹	15～30	
白头翁 (归胃、大肠经)	苦，寒	清热解毒，凉血止痢	湿热痢疾或毒痢，疮痈肿毒，水煎外洗治阴痒带下	9～15	本品在治疗菌痢和阿米巴痢疾方面有良效，且无不良反应。本品属毛茛科，但市场上品种不一

续表

药名	性味	功能	主治	常用量(g)	备注
马齿苋 (归肝、大肠经)	酸，寒	清热解毒，凉血止血，止痢	热毒血痢、痈肿疔疮、湿疹、丹毒、蛇虫咬伤、便血、痔血、崩漏下血	9～15	
鸦胆子 (归大肠、肝经)	苦，寒；有小毒	清热解毒、截疟止痢，外用腐蚀赘疣	热毒血痢、休息痢、疟疾，外治鸡眼、赘疣	0.5～2，吞服，不入汤剂	本品外用治赘疣和鸡眼及瘢痕疙瘩。口服宜装胶囊或用龙眼肉包裹，否则易引起呕吐。对胃肠道及肝肾均有毒性，不宜多用久服
地锦草 (归肝、胃、大肠经)	苦、辛，平	清热解毒，凉血止血	热毒泻痢，痈肿，毒蛇咬伤；便血、尿血、崩漏下血，湿热黄疸	9～20	
铁苋菜 (归肝、胃、大肠经)	苦、涩，寒	清热解毒，治痢止血	湿热痢疾，痈疖疮疡；各种出血	15～30	本品又名海蚌含珠，对多种细菌有抑制作用
翻白草 (归肝、胃、大肠经)	甘、微苦，平	清热解毒，止血、止痢	湿热痢疾，疮疡肿毒；血热吐衄、便血、崩漏	9～15	
委陵菜 (归肝、大肠经)	苦，寒	清热解毒，凉血止痢	赤痢腹痛，久痢不止，痔疮出血，痈肿疮毒	9～15	

续表

药名	性味	功能	主治	常用量(g)	备注
天葵子 (归肝、胃经)	甘、苦，寒	清热解毒，散结消肿	痈疡疔毒，乳痈、瘰疬，毒蛇咬伤；肿瘤	9～15	本品为毛茛科植物天葵的干燥块根。天葵的茎叶也入药，名紫背天葵，作用与本品相似，兼有利尿通淋之功
白屈菜 (归肺、胃经)	苦，凉；有毒	清热解毒，止痛，止咳平喘	胃肠痉挛疼痛，泻痢；毒蛇咬伤；慢性支气管炎，百日咳	9～18	
白药子 (归经不详)	苦，寒	散瘀消肿，止痛	痈疽肿毒，腮腺炎，毒蛇咬伤；跌仆肿痛	9～15	
雪　胆 (归肺、胃经)	苦，寒；有小毒	清热解毒，止痛消肿	热毒痈肿，急性扁桃体炎、支气管炎、烫伤、肠炎菌痢；脘腹疼痛	散剂，0.3～0.9	本品又名罗锅底
冬凌草 (归肺、胃、肝经)	苦、甘，微寒	清热解毒，活血止痛	咽喉肿痛，虫蛇咬伤，癥瘕痞块	30～60	本品又名冰凌草
半边莲 (归心、小肠、肺经)	辛，平	清热解毒，利尿消肿	痈肿疔疮、蛇虫咬伤、鼓胀水肿、湿热黄疸、湿疹湿疮	9～15	本品有小毒，用量过大可引起中毒，呼吸中枢麻痹而死亡

续表

药名	性味	功能	主治	常用量(g)	备注
白 英 (归肝、胃经)	苦，微寒；有小毒	清热解毒，利尿，祛风湿	乳痈恶疮，感冒发热；湿热黄疸，腹水；风湿痹痛	9～60	本品又名苦茄。近年用于治疗肿瘤
白 蔹 (归心、胃经)	苦，微寒	清热解毒，消痈散结，敛疮生肌	疔疮、痈疽发背、瘰疬，水火烫伤	5～10	
四季青 (归肺、大肠、膀胱经)	苦、涩，凉	清热解毒，消肿祛瘀	肺热咳嗽、咽喉肿痛、痢疾、胁痛、热淋、外治烧烫伤、皮肤溃疡	15～60	
魔 芋 (归经不详)	辛，寒；有毒	消肿散结，解毒止痛	肿瘤、颈淋巴结核；痈疖肿毒；眼镜蛇咬伤	9～30	本品为天南星科植物魔芋的球状块茎，又名蒟蒻。全株有毒，块茎尤甚，但经加工脱毒则可食，其多聚糖吸水膨胀80～100倍，且不被人体吸收而促进排便，现在常用作肥胖、糖尿病等患者的保健食品。入药须去毒
菊 芋 (归经不详)	凉，平	清热解毒，接骨	热病，肠热泄血，跌打损伤	外用适量	本品为菊科植物菊芋的块根，俗称洋姜。姜不辣，多做菜蔬食用，是开发菊粉的好原料

（七）清热解暑药

药名	性味	功能	主治	常用量(g)	备注
荷　叶（归肝、脾、胃经）	苦，平	清热解暑，升发清阳，凉血止血	夏日中暑，暑温，暑湿泄泻；炒炭用于血热吐衄	3～10，荷叶炭3～6	荷叶的叶柄名荷梗；靠近叶中央剪下的叶片名荷蒂，均入药用，性味、功用与叶相似，炒炭能凉血止血
西瓜翠衣（归心、胃经）	甘，寒	清热解暑，止渴利尿	暑温或温热病热盛津伤，心烦口渴，小便不利	9～30	本品即西瓜皮，亦名西瓜翠。西瓜亦入药，功用与本品相同。西瓜霜为未成熟的西瓜加芒硝制成，是重要的吹喉药，治热病所致的咽喉肿痛。另有西瓜黑霜，为西瓜与大蒜火煨而成。治慢性肾炎、水肿、肝腹水。每次服3g，每日2次
绿　豆（归心、胃经）	甘，寒	清热消暑，解毒	暑热烦渴，温毒伤津口渴；痈肿疮毒；轻度药物及食物中毒	15～30	绿豆的种皮称绿豆衣，通常代绿豆用，性味、归经、功能同绿豆，而力较弱
大豆黄卷（归脾、胃、肺经）	甘，平	解表祛暑，清热利湿	暑湿感冒，湿温初起，发热汗少，胸闷脘痞，肢体酸重，小便不利	9～15	本品又名清水豆卷、大豆卷

四、芳香化湿药

药名	性味	功能	主治	常用量(g)	备注
藿 香 (归脾、胃、肺经)	辛，微温	和中止呕，芳香化湿，发表解暑	湿浊中阻，暑月感冒，霍乱吐利，发热倦怠，胸闷不舒	3～10	鲜藿香解暑力强，泡汤代茶饮。单用其叶，名藿香叶，偏于发表；单用其茎枝，名藿梗，偏于和中理气
佩 兰 (归脾、胃、肺经)	辛，平	芳香化湿，醒脾开胃，发表解暑	湿浊中阻，脘痞呕恶，口中甜腻，口臭，多涎，外感暑湿，发热倦怠，胸闷不舒	3～10	
苍 术 (归脾、胃、肝经)	苦、辛，温	燥湿健脾，祛风散寒、明目	风寒感冒，湿阻中焦，脘腹胀满，泄泻，水肿，脚气痿躄，风湿痹痛，夜盲，眼目昏涩	3～9	药理实验证明，生苍术煎剂对四氧嘧啶糖尿病动物有降低血糖的作用
白豆蔻 (归肺、脾、胃经)	辛，温	行气化湿，温中止呕，开胃消食	湿浊中阻，胸闷不饥；湿温初起，寒湿呕逆，胸腹胀痛，舌苔浊腻	3～6	本品又名白蔻。白豆蔻的壳、花也供药用，作用较缓弱
砂 仁 (归脾、胃、肾经)	辛，温	化湿开胃，温脾止泻，理气安胎	湿阻中焦和脾胃气滞的胸脘痞满，腹胀食少，呕吐便泻，腹痛；妊娠呕吐，胎动不安	3～6	本品又名缩砂仁、阳春砂。其外皮称砂壳，亦供药用，作用较砂仁弱

续表

药名	性味	功能	主治	常用量(g)	备注
草豆蔻 (归脾、胃经)	辛，温	燥湿行气，温中止呕	寒湿中阻，脘腹胀满冷痛，嗳气呕逆，不思饮食	3～6	本品又名草蔻
草　果 (归脾、胃经)	辛，温	燥湿温中，截疟除痰	寒湿中阻的胸脘满胀、呕吐；瘟疫瘴疟	3～6	

五、利水渗湿药

（一）健脾化湿药

药名	性味	功能	主治	常用量(g)	备注
茯 苓 (归心、肺、脾、肾经)	甘、淡，平	利水渗湿，健脾，宁心安神	脾虚失健，小便不利，水湿停滞，食少便溏；心神不安，惊悸失眠等	10～15	茯苓过去分赤白两种，通常用白茯苓。偏于湿热者，多用赤茯苓；茯苓之外皮称茯苓皮，功专利水消肿；茯苓中有松根的叫茯神，长于安神镇惊。《中国药典》与教科书已不收载赤茯苓
薏苡仁 (归脾、胃、肺经)	甘、淡，凉	利水渗湿，健脾止泻，除痹，排脓，解毒散结	水肿，脚气，小便不利，脾虚泄泻，湿痹痛拘挛，肺痈，肠痈，赘疣，疮痈	9～30	本品又名薏米。单味或配成复方，水煎内服，治皮肤扁平疣有效，还有抗癌作用，抗癌药康莱特即用此药制取
白扁豆 (归脾、胃经)	甘，微温	健脾化湿，和中消暑	脾虚食少，便溏；妇人带下；暑湿腹泻	9～15	白扁豆的种皮名扁豆衣，性味、功用与白扁豆相似而力弱；白扁豆的花也入药用，味甘、淡，性平，长于解暑化湿，常用量为5～10g

（二）利水消肿药

药名	性味	功能	主治	常用量(g)	备注
猪　苓 (归肾、膀胱经)	甘、淡，平	利水渗湿	小便不利，脚气水肿，泄泻、淋浊带下	6～12	
泽　泻 (归肾、膀胱经)	甘、淡，寒	利水渗湿，泄热，化浊降脂	水湿肿胀，小便不利，泄泻尿少，热淋涩痛，痰饮眩晕，高脂血症	6～10	
冬瓜皮 (归脾、小肠经)	甘，凉	利水消肿	水肿胀满，小便不利	9～30	冬瓜的种子称冬瓜子，性味与本品相同，功专清肺化痰排脓，治肺痈
葫　芦 (归心、小肠经)	甘，平	利水消肿	小便不利，大腹水肿	15～30	葫芦有2种，即葫芦和瓠瓜，前者即亚腰葫芦。药用以亚腰葫芦为上，亚腰葫芦也称京葫芦、小葫芦、苦葫芦
香加皮 (归肝、肾、心经)	苦、辛，温；有毒	利水消肿，祛风湿，强筋骨	下肢浮肿，心悸气短，风寒湿痹，腰膝酸软	3～6	本品为萝摩科植物杠柳的根皮，习称北五加皮，能强心利尿，有毒，不宜多用、久用
蝼　蛄 (归膀胱、大肠、小肠经)	咸，寒	利水消肿，通淋	大腹水肿，小便不利，石淋	3～5只，研末服1～2只	本品又名土狗。宜研末冲服
蟋　蟀 (归膀胱、大肠、小肠经)	辛、咸，温；有小毒	利水消肿	癃闭，水肿	2～6只，研末服1～2只	本品又名促织、蛐蛐、斗鸡

续表

药名	性味	功能	主治	常用量(g)	备注
泽 漆 (归肺、大肠、小肠经)	辛、苦，微寒；有小毒	利水消肿，散结解毒	水气肿满，痰饮喘满；瘰疬痰核	5～9	本品又名猫眼草。为大戟科植物，能祛痰散结消肿。熬膏外敷，治结核性瘘管有良效

（三）利尿通淋药

药名	性味	功能	主治	常用量(g)	备注
车前子 (归肺、肝、肾、小肠经)	甘，寒	清热利尿通淋，渗湿止泻，明目，祛痰	热结膀胱，小便淋涩作痛，暑湿泄泻；肝经湿热，目赤肿痛、肺热咳嗽	9～15	本品宜用布包煎。车前草亦入药用，长于清热解毒
滑 石 (归胃、肺、膀胱经)	甘、淡，寒	利尿通淋，清热解暑，外用祛湿敛疮	热淋、石淋，尿热涩痛，暑湿烦渴，湿热水泻；外用治疗湿疹、湿疮、痱子等	10～20	
木 通 (归小肠、心、膀胱经)	苦，寒	利尿通淋，清心除烦，通经下乳	湿热淋证、水肿、心烦、尿赤；口舌生疮；乳汁不下；湿热痹痛	3～6	本品孕妇慎用。现在用的有木通科木通、三叶木通和白木通及毛茛科小木通与绣球藤数种。关木通为马兜铃科植物，含马兜铃酸有毒，现已禁用

续表

药名	性味	功能	主治	常用量(g)	备注
通　草 (归肺、胃经)	甘、淡，微寒	清热利尿，通气下乳	湿热淋证、水肿尿少、乳汁不下	3～5	今之木通，古称通草；今之通草，古称通脱木
冬葵子 (归大肠、小肠经)	甘、涩，凉	清热利尿，消肿	水肿，口渴，二便不利；乳汁不下，乳房胀痛	3～9	本品孕妇慎用。药店常以苘麻子充当本品，疗效是否相同，有待研究。《中国药典》另有冬葵果，为蒙药，亦能清热利尿、消肿；但未收录冬葵子
瞿　麦 (归心、小肠经)	苦，寒	利尿通淋，活血通经	热淋、血淋、石淋，淋沥涩痛；经闭	9～15	本品孕妇忌服
石　韦 (归肺、膀胱经)	苦、甘，微寒	利尿通淋，清肺止咳，凉血止血	热淋、血淋、石淋，小便淋沥涩痛；肺热咳喘，吐血、衄血、崩漏	6～12	
海金沙 (归小肠、膀胱经)	甘、咸，寒	清利湿热，通淋止痛	膀胱湿热所致的热淋、血淋、石淋、膏淋，尿道涩痛	6～15	本品为蕨类植物海金沙的孢子，不是矿物。其茎藤也入药用，功用与本品相同，名海金沙藤
萹　蓄 (归膀胱经)	苦，微寒	利尿通淋，杀虫，止痒	热淋涩痛；皮肤湿疹；阴道滴虫、阴痒	9～15	
地肤子 (归肾、膀胱经)	辛、苦，寒	清热利尿，祛风止痒	下焦湿热，小便不利，淋漓涩痛；皮肤湿热疮毒，瘙痒	9～15	本品又名扫帚子

续表

药名	性味	功能	主治	常用量(g)	备注
萆　薢 (归肾、胃经)	苦，平	利湿去浊，祛风除痹	下焦湿浊郁滞的小便浑浊、膏淋、白带；风湿痹痛，关节不利，腰膝疼痛	9～15	本品以粉萆薢、绵萆薢两种为正品
椒　目 (归肺、肾、膀胱经)	苦，寒	利水消肿，降气平喘	水肿胀满，痰饮喘息	3～10	本品即青椒或花椒的种子。以四川产者为优，故习称川椒目
赤小豆 (归心、小肠经)	甘、酸，平	利水消肿，解毒排脓	水肿脚气，小便不利；痈肿疮毒，肠痈腹痛	9～30	
灯心草 (归心、肺、小肠经)	甘、淡，微寒	清心火，利小便	心烦少眠，尿少涩痛；口舌生疮	1～3	
肾精子 (归肾、膀胱经)	不详	化石通淋	尿路结石，前列腺增生之癃闭	1～3	本品为猪、牛的膀胱结石，亦称肾金子

（四）利湿退黄药

药名	性味	功能	主治	常用量(g)	备注
茵　陈 (归脾、胃、肝、胆经)	苦、辛，微寒	清利湿热，利胆退黄	湿热黄疸，大小便不利，腹满尿黄，湿疮瘙痒	6～15	茵陈是菊科植物滨蒿或茵陈蒿的地上部分，而春季采收者称绵茵陈，秋季采割者称茵陈蒿

续表

药名	性味	功能	主治	常用量(g)	备注
金钱草 (归肝、胆、肾、膀胱经)	甘、咸，微寒	利湿退黄，利尿通淋，解毒消肿	胆结石、泌尿系结石；湿热黄疸；痈肿疮毒，蛇虫咬伤	15～60	入药以报春花科植物过路黄(又称大金钱草)为正品
玉米须 (归膀胱、肝、胆经)	甘，平	利胆退黄，利尿消肿，降压	热结膀胱，小便淋漓作痛，水肿；湿热黄疸；高血压	15～60	
虎　杖 (归肝、肺、胆经)	微苦，微寒	利湿退黄，清热解毒，散瘀止痛，止咳化痰，通便	湿热黄疸，淋浊，带下，风湿痹痛，痈肿疮毒，水火烫伤，经闭，癥瘕，跌打损伤，肺热咳嗽，通导大便	9～15	孕妇慎用
垂盆草 (归肝、胆、小肠经)	甘、淡，凉	利湿退黄，清热解毒	湿热黄疸，小便不利；痈疡疮毒，毒蛇咬伤、烫伤等	15～30	
三白草 (归肺、膀胱经)	甘、辛，寒	清热解毒，利尿消肿	水肿，小便不利，淋沥涩痛；带下；外治疮疖痈肿，皮肤湿疹，毒蛇咬伤	15～30	
地耳草 (归肝、胆经)	苦，平	利湿退黄，清热解毒，活血消肿	湿热黄疸；肺痈、肠痈，湿疹；跌打损伤	15～30	

六、祛风湿药

（一）祛风湿散寒药

药名	性味	功能	主治	常用量(g)	备注
独　活 (归肾、膀胱经)	辛、苦，微温	祛风除湿，通痹止痛	风寒湿痹，腰膝酸重、疼痛；外感风寒，头疼身痛	3～10	
木　瓜 (归肝、脾经)	酸，温	舒筋活络，化湿和胃	肌肉关节酸重痹痛；脚气水肿，霍乱吐泻转筋挛痛	6～9	本药品种较多，以蔷薇科贴梗海棠的近成熟果实为正品
威灵仙 (归膀胱经)	辛、咸，温	祛风湿，通经络	风寒湿痹；脚气肿痛；筋脉拘挛	6～10	
制川乌 (归心、肝、肾、脾经)	辛、苦，热；有大毒	祛风除湿，温经止痛	风寒湿痹，历节疼痛；心腹冷痛，寒疝腹痛，跌打损伤之疼痛	1.5～3	本品孕妇忌服。本品即毛茛科乌头的母根加工炮制品，川产者质优，故习称川乌。生品有大毒，功用与本品相同，但较少使用。同科植物北乌头入药称草乌，功用及用法用量同川乌，但毒性更大
乌梢蛇 (归肝经)	甘，平	祛风，通络，止痉	风湿痹痛，半身不遂，惊风抽搐、痉挛，皮肤瘙痒，麻风，疥癣	6～12	蛇蜕也称蛇衣，是多种蛇蜕下来的皮膜，功用类似乌梢蛇，长于治皮肤病，常用量为2～3g

续表

药名	性味	功能	主治	常用量(g)	备注
蕲　蛇 (归肝经)	甘、咸，温；有毒	祛风通络，止痉	风湿痹痛，肢体麻木，筋脉拘急；中风、口眼㖞斜，半身不遂，惊风，破伤风；麻风、疥癣、痈疽恶疮	3～9	本品为毒蛇五步蛇的干燥虫体，又名大白花蛇。另有金钱白花蛇，系眼镜蛇科银环蛇幼蛇的干燥虫体，性味、功用、用量与蕲蛇相似而药力较强大
透骨草 (归经不详)	辛，温	祛风湿，活血通络	风湿痹痛，筋骨不利	6～9	透骨草有多种，多用珍珠透骨草和铁线透骨草
伸筋草 (归肝、脾、肾经)	微苦、辛，温	祛风除湿，舒筋活络	风湿痹痛，筋骨不利，转筋，跌打损伤	3～12	
老鹳草 (归肝、肾、脾经)	苦、辛，平	祛风湿，通经络，止泻痢	风湿痹痛，筋骨酸痛，麻木拘挛；湿热泄泻、痢疾	9～15	本品有牻牛儿苗和老鹳草两种，前者称长嘴老鹳草，后者习称短嘴老鹳草
寻骨风 (归肝经)	苦，平	祛风通络、止痛	风湿痹痛，肢体麻木，筋骨拘挛，跌打损伤	9～15	本品又名巡骨风
海风藤 (归肝、肾经)	甘、咸，温	祛风湿，通经络，止痹痛	风寒湿痹，腰膝、关节疼痛，筋脉不利	6～12	

续表

药名	性味	功能	主治	常用量(g)	备注
松　节 (归肝、肾经)	苦，温	祛风湿，止痛	风湿痹痛，历节风痛；跌打损伤	9～15	松树的花粉称松花粉，味甘性温，治溃疡病，咯血；外用治诸疮湿烂。近年来研究发现本品是一良好的保健品。常用量为3～6g。果实名松子，能补虚润肠通便
白花菜籽 (归经不详)	苦、辛，温；有小毒	祛风散寒，活血止痛	风湿疼痛，关节冷痛；跌打损伤，痔疮	3～6，外用适量	另有西洋白花菜，即醉蝶花，不能入药，应予以区别
徐长卿 (归肝、胃经)	辛，温	祛风化湿，止痛，止痒	风湿痹痛，胃痛胀满，牙痛，腰痛，跌打损伤；风疹，湿疹，痈肿疮毒，蛇虫咬伤	3～12	本品不宜久煎
丁公藤 (归肝、脾、胃经)	辛，温；有小毒	祛风除湿，消肿止痛	风湿痹痛，半身不遂；跌打损伤	3～6	本品宜作酒剂。本品有强烈的发汗作用，虚弱者慎服，孕妇忌服

（二）祛风湿清热药

药名	性味	功能	主治	常用量(g)	备注
秦　艽（归胃、肝、胆经）	苦、辛，平	祛风湿，清湿热，止痹痛，退虚热	风湿痹痛，中风半身不遂，筋脉挛急，关节酸痛，湿热黄疸，骨蒸潮热，小儿疳积发热	3～10	
防　己（归肺、膀胱经）	苦，寒	祛风止痛，利水消肿	风湿痹痛，脚气湿肿，水肿，小便不利，湿疹疮毒	5～10	防己有汉防己（粉防己）和木防己（广防己）两种，前者利水较佳，后者祛风湿、止痛较好。但本品含马兜铃酸，宜慎用
桑　枝（归肝经）	微苦，平	祛风湿，利关节	风湿痹痛，肩臂关节酸痛麻木	9～15	
蚕　沙（归肝、脾、胃经）	甘、辛，凉	祛风除湿，和胃化浊	风湿痹痛；霍乱吐泻转筋	3～10	本品即蚕的干燥粪便，又名蚕矢
海桐皮（归肝、肾经）	苦、辛，平	祛风通络，杀虫止痒	风湿痹痛，四肢拘挛；疥癣	3～15	
豨莶草（归肝、肾经）	苦、辛，寒	祛风湿，利关节，解毒	风湿痹痛，筋骨无力，腰膝酸软，四肢麻痹，半身不遂；生用治痈疮、风疹	9～12	

续表

药名	性味	功能	主治	常用量(g)	备注
臭梧桐 (归肝、脾经)	辛、苦、甘，凉	祛风湿，平肝活络	风湿痹痛，筋脉不利；肝阳上亢，头风头痛	5～15	本品即海州常山的嫩枝及叶，有降压作用，不宜高温煎煮，否则减弱降压作用
雷公藤 (归心、肝经)	苦、辛，寒；有大毒	祛风除湿，活血和络，消肿止痛，杀虫解毒	风湿痹痛，疗疮肿毒、带状疱疹，皮肤瘙痒，类风湿、红斑狼疮，白塞病	研末服1～4，外用适量	本品为卫矛科植物雷公藤，以根、叶、花、果实入药，毒性大，内服宜慎。现有雷公藤多苷片供应，同科同属植物昆明山海棠以根及全草入药，功用、毒性与雷公藤相似，孕妇忌用
穿山龙 (归肝、肾、肺经)	甘、苦，温	祛风除湿，舒筋和络，活血止痛，止咳平喘	风湿痹痛，筋骨不利，疼痛麻木；跌打损伤，闪腰岔气；痰喘咳嗽	9～15	药理研究表明，本品有显著的平喘和抗菌作用
络石藤 (归心、肝、肾经)	苦，微寒	祛风通络，凉血消肿	风湿痹痛，筋脉拘挛，腰膝酸痛；痈肿疮毒，跌仆损伤	6～12	
菝葜 (归肝、肾经)	甘、苦、微涩，平	利湿去浊，祛风除痹，解毒散瘀	小便淋浊，带下量多，风湿痹痛，疮痈、风疹	10～15	近年来用于治多种肿瘤，有一定疗效

续表

药名	性味	功能	主治	常用量(g)	备注
路路通 (归肝、肾经)	苦，平	祛风活络，利水通经	风湿痹痛，麻木拘挛；经闭；乳汁不下，乳房胀痛；小便不利、水肿	5～10	本品即枫香树的成熟果序，故又名枫实。其树脂名枫香脂、白胶香、白云香，亦入药，能止血、生肌、解毒、定痛。常用量为1.5～3g
丝瓜络 (归肺、胃、肝经)	甘，平	祛风，通络，活血，下乳	风湿痹痛，胸胁疼痛；妇人气血壅滞，乳汁不下，乳痈	9～15	丝瓜种子亦能入药，性味甘寒，用于肺热咳嗽，还可用于驱蛔。常用量为9～15g
夏天无 (归肝经)	苦、微辛，温	活血止痛，舒筋活络，祛风除湿	中风偏瘫，瘀血头痛，跌仆损伤，风湿痹痛，腰腿疼痛等	6～12	本品异名很多，系罂粟科植物伏生紫堇的块茎，含有延胡索乙素、原阿片碱

（三）祛风湿强筋骨药

药名	性味	功能	主治	常用量(g)	备注
塞隆骨 (归肝、肾经)	咸，微温	祛风寒、除湿，通络止痛，补益肝肾	风寒湿痹引起的肢体关节疼痛，屈伸不利，肌肤麻木，腰膝酸软	5～10	本品是西北地区产的一种小动物，高原鼢鼠去脑的全架骨骼，用以代替虎骨，已于1999年经国家药品监督局正式批准上市使用。北京同仁堂已制成药酒出售。孕妇慎服

续表

药名	性味	功能	主治	常用量(g)	备注
狗　骨 (归肝、肾经)	辛、咸，温	祛风湿，强筋骨	风湿性关节痛，腰腿酸软	散剂，6～9	本品是家犬的骨骼，以四肢骨入药为优。山东曾用狗骨制成胶，名狗骨胶，和狗骨一样入药，有镇痛、抗炎之功。犬胃中的结石名狗宝，也能入药，味甘、咸，性平。治噎嗝反胃，痈疽疮疡。常用量为 0.9～1.5g，研粉冲服
桑寄生 (归肝、肾经)	苦、甘，平	祛风湿，补肝肾，强筋骨，安胎元	肝肾不足的风湿痹痛，腰膝酸软，筋骨无力；冲任不固之胎动不安，崩漏下血	9～15	本品为桑寄生科桑寄生的茎枝，同科的槲寄生过去做桑寄生入药，《中国药典》现已单列收载
千年健 (归肝、肾经)	苦、辛，温	祛风湿，壮筋骨	风寒湿痹，腰膝冷痛，下肢拘挛麻木，筋骨痿软	5～10	
五加皮 (归肝、肾经)	辛、苦，温	祛风除湿，补益肝肾，强筋壮骨，利水消肿	风寒湿痹，筋骨痿软，小儿行迟，体虚乏力，水肿，脚气	5～10	本品商品习称南五加皮。另有香加皮，习称北五加皮，与本品不同，且有毒，不能混用

续表

药名	性味	功能	主治	常用量(g)	备注
续　断 (归肝、肾经)	苦、辛，微温	祛风湿，补肝肾，强筋骨，续折伤，安胎，固冲任	肝肾不足，血脉不利，风湿痹痛及跌打损伤；冲任不固的胎动不安、崩漏下血。	9～15	本品习称川断、川续断。酒续断多用于风湿痹痛，跌仆损伤，筋伤骨折。盐续断多用于腰膝酸软
骨碎补 (归肝、肾经)	苦，温	祛风湿，补肝肾，活血止痛	风湿日久，肝肾虚弱，腰膝疼痛；跌打损伤，瘀血肿痛	10～15	
狗　脊 (归肝、肾经)	苦、甘，温	祛风湿，补肝肾，强腰膝	风湿痹痛，腰背酸痛，足膝无力	6～12	本品习称金毛狗脊
石楠叶 (归肝、肾经)	辛、苦，平；有小毒	祛风通络，强腰膝	风湿痹痛，腰膝软弱，偏头痛、风疹瘙痒	4.5～9	石楠的茎藤叫石楠藤，也入药用，功用与叶同。历来学者对石楠补肾有所争论，《别录》还有言："女子久服思男"，验之今日，诸多妇科专家常用本品治疗女性诸疾及辅助生育等，皆有专功，应视为确有其效
雪莲花 (归肝、肾经)	甘、微苦，温	祛风除湿，补肾壮阳，调经	风湿性关节炎；肾虚腰痛，阳痿，妇人小腹冷痛	6～12	另有天山雪莲花，又称新疆雪莲花，味苦、辛，性热，有毒，功用与雪莲花相似。煎服 0.6～1.5g，过量易中毒

续表

药名	性味	功能	主治	常用量(g)	备注
常春藤 (归肝、肾经)	辛、苦、甘，平	祛风湿，强腰膝，解毒，活血	老人、虚人的风湿痹痛，四肢拘挛，腰膝酸痛；疮痈痒疹，目赤肿痛	9～15	

（四）祛风湿活血止痛药

药名	性味	功能	主治	常用量(g)	备注
八角枫 (归心、肝经)	辛，温；有毒	祛风，活血，定痛	风湿痹痛，四肢麻木，跌打损伤，瘀血疼痛	<3	八角枫药用多为侧根；其须根名白龙须，作用强，毒性也大，用量宜小，一般不超过3g。孕妇忌服
两面针 (归肝、胃经)	苦、辛，平；有小毒	活血化瘀，行气止痛，祛风通络，解毒消肿	风湿痹痛，跌打损伤；胃痛、牙痛；毒蛇咬伤、烧烫伤	5～10	本品为芸香科植物两面针的干燥根
两头尖 (归脾经)	辛，热；有毒	祛风湿，消痈肿	风湿痹痛，四肢拘挛；痈肿溃烂	1～3	本品为毛茛科植物多被银莲花的根状茎。又名竹节香附
雪上一枝蒿 (归心、肝、脾经)	苦、辛，温；有大毒	祛风湿，活血止痛	跌打损伤及风湿痹痛，疮毒肿痛	0.02	孕妇、心脏病、溃疡病及小儿忌服
祖司麻 (归心、肝经)	辛、苦，温；有小毒	祛风湿、活血、止痛	风湿痹痛，跌打损伤疼痛	3～6	本品又名祖师麻、黄瑞香

续表

药名	性味	功能	主治	常用量(g)	备注
闹羊花 (归肝经)	辛、温；有大毒	祛风除湿，散瘀定痛	风湿痹痛，跌打损伤疼痛；偏正头痛，顽癣	0.6～1.5,浸酒或入丸散。外用适量，煎水洗	本品即杜鹃花科植物羊踯躅的花，其根、茎、叶和果也入药，皆有毒。治风湿、跌仆损伤宜用根，根的常用量1.5～3g；果实名六轴子（八厘麻）长于镇痛，入丸散服0.6～1.2g。多作丸散服。孕妇忌用

七、温 里 药

药名	性味	功能	主治	常用量(g)	备注
附　子 (归心、脾、肾经)	辛、甘，大热；有毒	回阳救逆，补火助阳，散寒止痛	亡阳虚脱，肢冷脉微，心阳不足，胸痹心痛，阴寒水肿，脘腹冷痛，肾阳虚衰，阳痿宫冷，阳虚外感，寒湿痹痛。	3～15	本品为毛茛科植物乌头子根的加工品。主根名乌头，不生侧根者名天雄，均可入药。其主要成分都是乌头碱，需经炮制方入药用，过量易中毒。孕妇忌服
干　姜 (归脾、胃、肾、心、肺经)	辛，热	温中散寒，回阳通脉，温肺化饮	脾胃虚寒所致的脘腹冷痛，呕吐泄泻，四肢厥逆，寒饮喘咳，痰饮稀而色白	3～10	
肉　桂 (归肾、脾、心、肝经)	辛、甘，大热	补火助阳，引火归原，散寒止痛，温经通脉	阳痿宫冷，腰膝冷痛，肾虚作喘，虚阳上浮，下元虚寒，心腹冷痛，呕吐泄泻，寒疝腹痛，血寒经闭、痛经	1～5，研末服1～2	肉桂为肉桂树的老树干皮，官桂为较小的干皮或粗枝皮，作用相似而力弱。肉桂树带宿萼的未成熟果实，名桂子或肉桂子、桂丁香，也入药用，能温中止痛。常用量为2～5g。孕妇忌服

续表

药名	性味	功能	主治	常用量(g)	备注
吴茱萸 (归肝、脾、胃、肾经)	苦、辛，热；有小毒	散寒止痛，降逆止呕，助阳止泻	厥阴头痛，寒疝腹痛，经行腹痛，脘腹胀痛，脚气，呕吐吞酸，五更泄泻	2～5	
花　椒 (归脾、胃、肾经)	辛，温	温中止痛，杀虫止痒	脘腹冷痛，呕吐泄泻，虫积腹痛，外治湿疹、阴痒	3～6	本品为芸香科青椒或花椒的成熟果皮，以产于四川者为佳，故习称川椒、蜀椒。其种子名椒目，性味苦寒，功专利尿
胡　椒 (归胃、大肠经)	辛，热	温中散寒，下气消痰	胃寒呕吐，腹痛泄泻，食欲不振	0.6～1.5，研粉	本品别名古月。有黑白之分，功用相同，药用多为白胡椒。宜研粉服
荜　茇 (归大肠、胃经)	辛，热	温中散寒，下气止痛	脘腹冷痛，呕吐，泄泻，寒凝气滞，胸痹心痛，头痛，牙痛	1～3，外用适量，研末塞龋齿孔中以止痛	本品宜入散、丸用
荜澄茄 (归脾、胃、肾、膀胱经)	辛，温	温中散寒，行气止痛	胃寒呕逆、冷痛、反胃；寒疝腹痛	1～3	本品宜入散、丸用
丁　香 (归胃、脾、肺、肾经)	辛，温	温中降逆，补肾助阳	脾胃虚寒，呃逆呕吐，食少吐泻，心腹冷痛，肾虚阳痿	1～3	本品为桃金娘科植物，公丁香为花蕾，母丁香又名鸡舌香，为成熟的果实，以前者为优

续表

药名	性味	功能	主治	常用量(g)	备注
高良姜 (归脾、胃经)	辛，热	温胃止呕，散寒止痛	脘腹冷痛、呕吐，嗳气吞酸	3～6	大高良姜的果实名红豆蔻，能温中散寒、醒脾燥湿，治寒湿阻滞所致的脘腹冷痛，呕吐反胃；解酒毒，用量为2～6g
小茴香 (归肝、脾、胃、肾经)	辛，温	散寒止痛，理气和胃	寒疝腹痛，少腹冷痛，痛经。脘腹胀痛，纳呆吐泻。盐小茴香暖肾散寒止痛。用于寒疝腹痛，睾丸偏坠，宫寒腹痛	3～6	另有大茴香，亦名八角茴香，功用、性味与本品相近，但多用作调味品

八、芳香开窍药

药名	性味	功能	主治	常用量(g)	备注
麝　香 (归心、脾经)	辛，温	开窍醒神，活血通经，消肿止痛	热病神昏，中风痰厥，气郁暴厥，中恶昏迷，经闭，癥瘕，难产死胎，胸痹心痛，心腹暴痛，跌仆伤痛，风湿痹痛麻木，痈肿瘰疬，咽喉肿痛	0.03～0.1	入丸散，不入煎剂。孕妇忌服。天然麝香现已匮乏，临床上主要使用人工合成品；另外有取自大灵猫和小灵猫的灵猫香，功能、性味与麝香基本相同
冰　片 (合成龙脑) (归心、肺、脾经)	辛、苦，微寒	开窍醒神，清热止痛(外用)	热病神昏，惊厥，中风痰厥，气郁暴厥，中恶昏迷，胸痹心痛，目赤，口疮，咽喉肿痛，耳道流脓	0.15～0.3	合成龙脑——冰片，《中国药典》已收载。考冰片原为龙脑香科龙脑香树脂的加工品，故又称龙脑香，习称龙脑冰片或梅片；由菊科植物艾纳香制取的习称艾片；主要成分是消旋龙脑，目前已少见。本品吸收迅速，5 分钟即可透过血-脑脊液屏障，在中枢神经系统蓄积较高，时间也较长，血药浓度在较高水平上维持较长时间。不入煎剂。孕妇慎用

续表

药名	性味	功能	主治	常用量(g)	备注
苏合香 (归心、脾经)	辛，温	开窍，辟秽止痛	中风痰厥，猝然昏倒，胸痹心痛，胸腹冷痛，惊痫	0.3～1	本品不入煎剂
石菖蒲 (归心、胃经)	辛、苦，温	开窍豁痰，醒神益智，化湿开胃	热入心包或痰迷心窍所致的神昏谵语，惊痫抽搐，癫痫发狂，耳聋健忘	3～10	本品为天南星科植物。同科的白菖蒲，习称水菖蒲，性味、功用同石菖蒲；九节菖蒲为毛茛科植物阿尔泰银莲花的根茎，与前述之品种不同，功用有别
牛　黄 (归心、肝经)	甘，凉	清心，豁痰，开窍，凉肝，息风，解毒	温热病热入心包、中风之神昏、口噤；高热惊厥抽搐；咽喉肿痛，痈疮疔毒	0.15～0.35	本品只入丸散，不入汤剂。另有人工牛黄，系由人工合成或人工培植而成，功能与本品相似，已广为应用
蟾　酥 (归心经)	辛，温；有毒	解毒，止痛，开窍醒神	痈疽疔疮，咽喉肿痛，中暑神昏，痧胀腹痛吐泻	0.015～0.03	本品只入丸散或外用。孕妇忌服。蟾蜍的干燥虫体称干蟾；剥下的皮晾干称蟾皮或干蟾皮，亦入药用，每次0.3～0.9g，性味辛凉，有小毒，能清热解毒、利水消胀，治痈疽疮毒、肿瘤等

续表

药名	性味	功能	主治	常用量(g)	备注
安息香 (归心、脾经)	辛、苦,平	开窍醒神,行气活血,止痛	中风、中恶或气郁暴厥,心腹疼痛,产后血晕,小儿惊风	0.6～1.5	本品入丸散用,不做煎剂
樟　脑 (归心、脾经)	辛,热;有毒	开窍辟秽,除浊杀虫,消肿止痛	内服治神昏不语,霍乱心腹作痛;外用疮疡疥癣,跌打损伤,瘀血肿痛	0.1～0.2	本品入丸散用,不做煎剂。孕妇忌服

九、安 神 药

（一）重镇安神药

药名	性味	功能	主治	常用量(g)	备注
朱 砂（归心经）	甘，微寒；有毒	清心镇惊，安神，明目，解毒	心火亢盛所致的心悸易惊，失眠多梦，癫痫发狂，小儿惊风，口疮，喉痹，疮疡肿毒	0.1～0.5，外用适量	本品又名辰砂、丹砂。本品主含硫化汞。宜水飞后用，作丸散服
琥 珀（归心、肝、膀胱经）	甘，平	镇惊安神，利水通淋，活血祛瘀	惊风、心悸失眠，癫痫；小便癃闭，血淋、热淋；癥瘕疼痛，经闭	1.5～3	本品宜入丸散剂服，或研细面冲服。外用可作为治疗疮疡的生肌收口药
龙 骨（归心、肝、肾经）	甘、涩，平	镇惊安神，平肝潜阳，收敛固涩	神志不宁，心悸失眠，多梦；肝阳上亢所致的头晕目眩；煅用治遗精崩漏，自汗，腹泻，带下；湿疮痒疹及溃疡久不收口	15～30	本品系古生物之化石；另有龙齿，系古生物的牙齿化石，亦入药用，长于镇心安神
磁 石（归心、肝、肾经）	咸，寒	镇惊安神，平肝潜阳，聪耳明目，纳气定喘	惊悸失眠，头晕目眩，视物昏花，耳鸣耳聋，肾虚气喘	9～30	本品宜火煅后打碎先煎，入丸散，宜饭后服，且不可多服
紫石英（归肾、心、肺经）	甘，温	温肾暖宫，镇心安神，温肺平喘	肾阳亏虚所致的宫冷不孕，惊悸不安，失眠多梦，肺肾虚寒咳喘	9～15	另有白石英，与本品作用相似，长于温肺定喘。常用量为9～15g

（二）养心安神药

药名	性味	功能	主治	常用量(g)	备注
酸枣仁 (归心、肝、胆经)	甘、酸，平	养心补肝，宁心安神，敛汗，生津	心肝血虚所致的虚烦不眠，惊悸多梦，体虚自汗，津伤口渴	10～15	
柏子仁 (归心、肾、大肠经)	甘，平	养心安神，润肠通便，止汗	阴血不足，虚烦失眠，心悸怔忡，虚人、老人、妇人产后及阴虚所致的肠燥便秘	3～10	
远　志 (归心、肺经)	辛、苦，微温	安神益智，祛痰利窍，消散痈肿	痰迷心窍，惊痫，精神迷乱，惊悸失眠，益智慧，治健忘；咳嗽多痰；痈疽疮毒	5～10	
合欢花 (归心、肝经)	甘，平	解郁安神	心神不安，忧郁失眠	5～10	合欢皮亦能安神，兼能活血消肿止痛，治痈肿、骨折等
首乌藤 (归心、肝经)	甘，平	养血安神，活络	阴虚血少所致的虚烦不眠、多梦，以及风湿痹痛；外用治皮肤瘙痒	9～30	本品为何首乌的蔓茎，入夜则交互扭结在一起，故名夜交藤，也称首乌藤
小　麦 (归心经)	甘，平	养心安神	神志不宁，精神恍惚，失眠	15～30	
秫　米 (归肺、大肠经)	甘，微寒	和胃安神	脾胃虚弱，胃气不和所致的失眠	9～15	本品又名北秫米。入药的品种各地尚不统一

十、平肝息风药

（一）平抑肝阳药

药名	性味	功能	主治	常用量(g)	备注
石决明 （归肝经）	咸，寒	平肝潜阳，清肝明目	肝阳上亢的头痛眩晕，肝火上炎所致的目赤肿痛，风热目疾，青盲雀目，视物昏花	6～20	
珍珠母 （归肝、心经）	咸，寒	平肝潜阳，安神定惊，明目退翳	肝阳上亢所致的头痛眩晕，惊悸失眠，目赤翳障，视物昏花	10～25	本品为蚌科三角帆蚌或珍珠贝科马氏珍珠贝类的外壳，壳内形成的颗粒状物名真珠或珍珠，故其外壳名珍珠母，均入药用。珍珠甘、咸，寒，能平肝定惊，安神、除目翳，生肌收敛。价昂贵，故常用贝壳内层刮下的粉代替，名珍珠层粉
牡　蛎 （归肝、胆、肾经）	咸，微寒	重镇安神，平肝潜阳，软坚散结	生用治肝阳上亢所致的头晕、失眠；煅牡蛎收敛固涩，制酸止痛。用于治疗自汗盗汗，遗精滑精，崩漏带下，胃痛吞酸	10～30	

续表

药名	性味	功能	主治	常用量(g)	备注
紫贝齿（归肝经）	咸，平	平肝潜阳，清肝明目，镇静安神	肝阳上亢所致的头晕头痛，目赤，角膜云翳，热盛风动，抽搐，惊悸失眠	9～15	中药贝齿有紫贝齿、白贝齿之分，药用以紫贝齿为优，它是宝贝科动物多种贝的贝壳，药用宜打碎先煎
赭　石（归肝、心经）	苦，寒	平肝潜阳，降逆，止血	肝阳上亢，头痛眩晕，呕吐嗳气，气逆喘息；吐血，崩漏	10～30	本品又名代赭石。孕妇慎用
铁　落（归肝经）	辛，平	平肝镇惊	癫狂、惊痫，喜怒无常	15～60	本品即锻铁时落下的铁屑，宜先煎代水或布包入煎
玳　瑁（归心、肝经）	甘，寒	潜阳镇惊，清热解毒	热病神昏，惊风，肝阳头晕、头痛；外用治痈疡疮毒	3～9	
罗布麻叶（归肝经）	甘、苦，凉；有小毒	平肝安神，清热利水	肝阳上亢所致的高血压、头痛、眩晕，心悸失眠，肾炎浮肿小便不利	6～12	本品之根也入药，平肝降压宜用叶，利尿消肿宜用根，使用不能过量，也不宜长服，以防中毒
蒺　藜（归肝经）	辛、苦，微温；有小毒	平肝解郁，活血祛风，明目，止痒	肝阳上亢所致的头痛眩晕，肝气郁结的胁肋胀痛，目赤多泪，风疹瘙痒等皮肤病	5～10	本品又名刺蒺藜、白蒺藜

（二）息风止痉药

药名	性味	功能	主治	常用量(g)	备注
羚羊角 （归肝、心经）	咸，寒	平肝息风，清肝明目，散血解毒	肝风内动，惊痫抽搐，妊娠子痫，高热惊厥，肝火头痛眩晕，目赤翳障，毒热发瘢，痈肿疮毒	1～3	本品昂贵，宜锉粉冲服或镑片炖汁服之。现在多用山羊角代替，用量10～15g
天　麻 （归肝经）	甘，平	息风止痉，平抑肝阳，祛风通络	小儿惊风，癫痫抽搐，破伤风，肝阳上亢所致的头痛眩晕，半身不遂，肢体麻木，风湿痹痛	3～10	市售蜜环菌片是由与天麻的共生菌蜜环菌制成，功用与天麻相似
钩　藤 （归肝、心包经）	甘，凉	息风止痉，清热平肝	肝风内动的惊痫抽搐，高热惊厥，妊娠子痫，高血压所致的头痛眩晕、抽搐	3～12	本品不宜久煎
地　龙 （归脾、肝、膀胱经	咸，寒	清热定痉，通络，平喘，利尿	高热神昏，惊痫抽搐；关节痹痛，肢体麻木，半身不遂，肺热喘咳，热结尿闭水肿	5～10	本品又名蛐蟮、蚯蚓
僵　蚕 （归肝、肺、胃经）	咸、辛，平	息风止痉，祛风止痛，化痰散结	肝风夹痰，惊痫抽搐，小儿急惊风，破伤风，中风口眼㖞斜，风热头痛，目赤咽痛，风疹瘙痒，发颐痄腮	5～10	本品又名天虫、僵虫、白僵蚕。现代有用蚕蛹为底物，经白僵菌发酵制成僵蛹，以代替僵蚕，并已制成片剂上市

续表

药名	性味	功能	主治	常用量(g)	备注
全　蝎 (归肝经)	辛,平;有毒	息风止痉，通络止痛，攻毒散结	小儿惊风，中风口㖞，半身不遂，破伤风，风湿顽痹，偏正头痛，疮疡瘰疬	3～6，研末0.6～1	本品又名全虫。孕妇慎用
蜈　蚣 (归肝经)	辛,温;有毒	息风止痉，解毒散结，通络止痛	急慢惊风，破伤风；疮疡肿毒，瘰疬溃烂，毒蛇咬伤；头痛，风湿痹痛	3～5，研末0.6～1	孕妇忌服。蜈蚣对痉挛性咳嗽有良好的镇咳作用
守　宫 (归心、肝经)	咸,寒;有小毒	息风定惊，散结	中风惊痫；破伤风，历节风痛；瘰疬结核，以及癌肿	研粉，0.9～1.5	本品又名壁虎、天龙。宜制丸散服

十一、理 气 药

（一）理气开胃药

药名	性味	功能	主治	常用量(g)	备注
陈 皮 (归脾、肺经)	辛、苦，温	理气健脾，降逆止呕，燥湿化痰	脾胃气滞，脘腹胀满，呕吐哕逆，腹痛食少；痰湿滞塞，胸膈满闷，气逆喘咳	3～10	本品即橘子的成熟果皮，药材中以陈久者为佳，故又称陈皮，产于广东新会者称新会皮或广陈皮。果皮内的筋络名橘络，性味苦平，长于通络行气，主治痰滞经络，胁痛咳嗽。常用量为3～5g。种子名橘核，味苦，性温，主治疝气、腹痛。常用量为3～9g。叶子名橘叶，辛、苦，平，能舒肝散结，治乳痈、胁痛等。常用量为3～9g
青 皮 (归肝、胆、胃经)	辛、苦，温	舒肝破气，消积化滞	胁肋胀痛，疝气疼痛，肝郁气滞的乳房胀痛，食积气滞，脘腹胀痛	3～10	本品即未成熟柑橘的幼果或果皮，前者习称个青皮，后者纵剖成四瓣名四花青皮

续表

药名	性味	功能	主治	常用量(g)	备注
枳　实 (归脾、胃经)	苦、辛、酸，微寒	破气消积，化痰散痞	痰湿积滞内停，痞满胀痛，泻痢后重，热结大便不通，痰滞气阻所致的胸痹、结胸；脏器下垂	3～10	芸香科植物酸橙及其栽培变种或甜橙的幼果称枳实，其近成熟果实（去瓤）称枳壳，两者性味、功用相似，但后者作用较缓。本品能增强平滑肌紧张力，可用于子宫脱垂、疝气及脱肛等
香　橼 (归肝、脾、肺经)	辛、苦、酸，温	疏肝理气，宽中，化痰	肝胃气滞，胸胁胀痛，脘腹痞满，呕吐噫气，痰多咳嗽	3～10	
佛　手 (归肝、脾、胃、肺经)	辛、苦、酸，温	疏肝理气，和胃止痛，燥湿化痰	肝胃气滞，胸胁胀痛，胃脘痞满、气滞所致的食少呕吐，咳嗽多痰	3～10	佛手的花也可入药，名佛手花，功用与本品相同，但力较缓弱
大腹皮 (归脾、胃、大、小肠经)	辛，微温	行气宽中，行水消肿	湿阻气滞，脘腹胀闷，水肿胀满，脚气浮肿	5～10	本品即槟榔的干燥果皮，系冬季至次春采收未成熟的果实，煮后干燥而剥取所得，故又称槟榔衣；春末至秋初采收的成熟果实，煮后干燥，剥取果皮，打松，晒干，习称大腹毛

（二）理气解郁药

药名	性味	功能	主治	常用量(g)	备注
厚　朴 (归脾、胃、肺、大肠经)	苦、辛，温	燥湿消痰，下气除满	湿滞伤中所致的脘腹胀满、便秘，食积气滞，腹胀腹痛、呕逆，痰饮喘咳	3～10	厚朴的花也能入药，称厚朴花，性味辛温，作用与厚朴相似，但力较缓。常用量为3～6g
香　附 (归肝、脾、三焦经)	辛、微苦、微甘，平	疏肝解郁，理气宽中，调经止痛	肝郁气滞的胸胁胀痛，脾胃气滞，脘腹痞闷，胀满疼痛，月经不调，乳房胀痛，经闭痛经	6～10	
绿萼梅 (归肝、胃、肺经)	微酸、涩，平	开郁和中，化痰	郁闷心烦，口干，梅核气，胸脘满闷，胃痛	3～6	梅有数种，药用以花萼为绿色者较多，故名绿萼梅，也称绿梅花，入药部分为干燥的花蕾
玫瑰花 (归肝、胃、脾经)	微甘、苦，温	理气和血，解郁调经、止痛	肝胃不和所致的恶心呕吐，食欲缺乏，胁脘疼痛；月经不调	1.5～6	另有玳玳花，甘香微苦，治胸闷气滞、肝胃不和的呕恶，食欲缺乏等。常用量为1.5～3g
白残花 (归胃、肝经)	苦、涩，寒	顺气和胃，清暑化浊	湿浊郁滞引起的胸闷，口渴纳呆，口疮	3～10	本品即野蔷薇之花，故又名野蔷薇花，其根称野蔷薇根，功能活血通络，常用量为15～30g

（三）理气止痛药

药名	性味	功能	主治	常用量(g)	备注
木　香 （归脾、胃、大肠、三焦、胆经）	辛、苦，温	健脾和胃，行气止痛，安胎	肠胃气滞，消化不良，胸、脘、腹满胀痛，泄泻、痢疾引起的里急后重；煨木香则能止泻	3～9	川木香在《中国药典》中已单列，功用与木香基本相同。另有青木香，系马兜铃的干燥根，虽有降压作用，但因含马兜铃酸，易引起中毒
檀　香 （归脾、胃、心、肺经）	辛，温	行气温中，开胃止痛	胸腹气滞，脘腹疼痛，胸痹	2～5	
乌　药 （肺、脾、肾、膀胱经）	辛，温	行气止痛，温肾散寒	寒郁气滞，胸腹胀满疼痛，疝气；小便频数；妇人肝郁经痛	6～10	习惯上认为本品产于浙江天台山者品质较优，故又名天台乌药
薤　白 （归心、肺、胃、大肠经）	辛、苦，温	通阳散结，行气导滞	寒湿痰滞，咳喘胸闷、胸痹；脘腹疼痛，泻痢后重	5～10	
川楝子 （归肝、小肠、膀胱经）	苦，寒	疏肝泄热，行气止痛，杀虫	肝郁化火的胸胁痛、虫积腹痛、胸痹心痛、疝痛	5～10	本品又名川楝实、金铃子。其树皮或根皮称川楝皮，功专杀虫，常用量为9～15g
甘　松 （归脾、胃经）	辛、甘，温	理气止痛，开郁醒脾；外用祛湿消肿	脾胃受寒，气郁不舒，心腹满痛，食欲缺乏；牙痛，脚肿	3～6	本品同科植物缬草，也能入药，性温，味辛、甘，功能为理气止痛，兼能安神。常用量为3～6g

续表

药名	性味	功能	主治	常用量(g)	备注
荔枝核 (归肝、肾经)	甘、微苦，温	行气散结，祛寒止痛	肝寒气滞引起的疝气，睾丸肿痛，胃脘痛，以及妇女血气痛	5～10	
娑罗子 (归肝、胃经)	甘，温	疏肝理气，和胃止痛	肝胃气滞引起的胸脘胀痛；疳积；疟疾	3～9	本品又名梭罗子
九香虫 (归肝、脾、肾经)	咸，温	理气止痛，温中助阳	气郁不畅，肝气犯胃引起的胃脘胀痛；肾虚腰酸无力，阳痿	3～9	
山　奈 (归胃经)	辛，温	行气温中，消食，止痛	胸腹胀满，腹中冷痛	6～9	
八月札 (归肝、肾经)	甘，温	疏肝理气止痛	肝郁气滞引起的胸胁疼痛，肝胃气痛，睾丸肿痛	6～12	本品又名八月炸、八月瓜。本品为木通科植物白木通的近成熟果实。8～9月成熟后沿腹线开裂，故名

（四）理气降逆药

药名	性味	功能	主治	常用量(g)	备注
沉　香 (归脾、胃、肾经)	辛、苦，微温	行气止痛，温中止呕，纳气平喘	中下焦虚寒，胸腹胀痛，呕吐呃逆；肾虚气逆、喘息	1～5	本品宜研末冲服。沉香曲由沉香等24种中药制成，功能为疏表化滞，调中和胃

续表

药名	性味	功能	主治	常用量(g)	备注
柿　蒂 (归胃经)	苦、涩，平	降逆止呃	胸满呃逆不止	5～10	本品又名柿钱。本品为柿树果实上的宿萼，果实可制柿饼。柿饼表面浮起的白霜，名柿霜，性凉，治口舌生疮、劳嗽等
刀　豆 (归胃、肾经)	甘，温	温中、下气、止呃	虚寒呃逆、呕吐；肾虚腰痛	6～10	本品又名刀豆子、挟剑豆。其种皮也入药，名刀豆壳、刀豆衣，功用与刀豆相同

十二、活 血 药

(一)活血定痛药

药名	性味	功能	主治	常用量(g)	备注
延胡索(归肝、脾经)	辛、苦,温	活血、行气、止痛	气血阻滞,心腹诸痛,经痛,疝痛,跌打损伤,肿硬作痛	3～10	本品又名元胡、玄胡索。孕妇慎服
郁 金(归肝、心、肺经)	辛、苦,寒	活血止痛,行气解郁,清心凉血,利胆退黄	气滞血瘀;胸腹胁肋疼痛,痛经;浊邪蒙蔽心窍,神志不清,惊痫癫狂;血热血瘀引起的吐血、衄血、尿血;黄疸	3～10	姜科植物温郁金、广西莪术、姜黄或蓬莪术的干燥块根,在中药材中均称郁金
姜 黄(归肝、脾经)	辛、苦,温	破血行气,通经止痛	瘀血气滞引起的胸胁疼痛,经闭痛经,跌打损伤,痈肿疼痛;风寒湿痹,肩臂疼痛	3～10	孕妇慎用。温郁金的干燥根茎切厚片,《中国药典》已单列,名片姜黄
五灵脂(归肝经)	咸,温	散瘀止痛、止血	瘀血阻滞引起的诸痛症;血滞经闭引起的痛经,产后恶露不下引起的腹痛;胃脘痛,心绞痛;跌打损伤;蛇虫咬伤	3～10	本品为鼯鼠科动物复齿鼯鼠类的干燥粪便。商品根据外形分为灵脂块及灵脂米,前者又称糖灵脂,质优

续表

药名	性味	功能	主治	常用量(g)	备注
毛冬青 (归心、肺经)	辛、苦，寒	活血止痛，凉血解毒	冠心病、血栓闭塞性脉管炎、中心性视网膜脉络膜炎，半身不遂；烧烫伤	3～9	

(二)活血调经药

药名	性味	功能	主治	常用量(g)	备注
川　芎 (归肝、胆、心包经)	辛，温	活血行气，祛风止痛	经闭痛经、难产，胞衣不下，产后瘀滞，头痛身痛；风湿痛	3～10	又名芎藭
赤　芍 (归肝经)	苦，微寒	清热凉血，散瘀止痛	瘀血经闭，经痛，胸胁疼痛；跌打损伤，疮痈肿痛；热入血分引起的血热妄行、斑疹、吐血、衄血	6～12	
丹　参 (归心、肝经)	苦，微寒	活血祛瘀，通经止痛，清心除烦，凉血消痈	胸痹，心腹疼痛，痛经，经闭癥瘕；痈肿疮毒；热病伤营，心烦不寐	10～15	
益母草 (肝、心包、膀胱经)	苦、辛，微寒	活血调经，利尿消肿，清热解毒	月经不调，经前腹胀痛，产后血滞腹痛，癥瘕；疮疡；水肿	9～30，鲜品 12～40	又名坤草。种子名茺蔚子，有清肝明目及降压作用。本品有与麦角相似的收缩子宫作用，孕妇忌用。全草对急性肾炎有很好的疗效

续表

药名	性味	功能	主治	常用量(g)	备注
红　花 (归心、肝经)	辛，温	活血通经，散瘀止痛	血滞经闭，痛经、癥瘕；创伤瘀血疼痛；痈疡肿痛	3～10	本品又名红兰花、南红花。另有西红花，亦称番红花、藏红花，属鸢尾科，作用与本品相近，兼能凉血解毒，解郁安神，但价昂难得。常用量为 1.5～3g。孕妇忌服
桃　仁 (归心、肝、大肠经)	苦、甘，平	活血祛瘀，润肠通便，止咳平喘	血瘀经闭腹痛；跌打损伤，瘀血肿痛；肺痈、肠痈，肠燥便秘	5～10	孕妇忌用。本品还有与杏仁相似的止咳平喘作用
泽　兰 (归肝、脾经)	苦、辛，微温	活血调经，祛瘀消痈，利水消肿	经闭癥瘕，产后腹痛；水瘀互结所致的身面水肿；跌打损伤	6～12	
穿山甲 (归肝、胃经)	咸，微寒	通经下乳，消肿排脓，祛瘀通络	经闭不通，乳汁不下，疮疡初起，脓成不溃；跌打损伤	3～10	孕妇忌用
王不留行 (归肝、胃经)	苦，平	活血通经，下乳消肿，利尿通淋	经闭不通，乳汁不下，乳痈肿痛；小便不利、石淋	5～10	本品又名王不留、不留子。孕妇慎服
川牛膝 (归肝、肾经)	甘、微苦，平	逐瘀通经，通利关节，利尿通淋	经闭，癥瘕，胎死腹中；腰膝关节疼痛；跌打损伤，小便淋痛、尿血，引火(血)下行	5～10	孕妇忌用。另有同科植物牛膝，原产于河南怀庆府，习称怀牛膝，长于补肝肾，强筋骨

续表

药名	性味	功能	主治	常用量(g)	备注
月季花 (归肝经)	甘，温	活血调经，疏肝解郁	妇女肝郁不舒，月经不调，胸胁胀痛，瘰疬等	3～6	本品又名月月红。不宜久煎
凌霄花 (归肝、心包经)	甘、酸，寒	活血通经，凉血祛风	经闭，癥瘕；血热疮癣，皮肤瘙痒，酒渣鼻	5～9	本品又名紫葳。孕妇忌服。泡桐的花性状与凌霄花相似，但效用不同，不宜混用
马鞭草 (归肝、脾经)	苦，凉	活血散瘀、解毒，利水退黄、截疟	妇人月经不调，经闭，腹部肿块，水肿，腹胀，痈肿，疮毒	5～10	孕妇忌服
芸苔子 (归肝经)	辛，温	活血散结	产后瘀血腹痛，丹毒	1.5～9	本品即油菜籽，据称有避孕作用

（三）活血疗伤药

药名	性味	功能	主治	常用量(g)	备注
自然铜 (归肝经)	辛，平	散瘀止痛，续筋接骨	跌打损伤，骨折瘀血疼痛	3～9	本品为黄铁矿的硫化铁矿石
土鳖虫 (归肝经)	咸，寒；有小毒	破血逐瘀，续筋接骨	血瘀经闭，癥瘕积聚，折伤、瘀血肿痛	3～10	即䗪虫，又名地鳖虫、土元。孕妇忌用。有报道称由美洲大蠊制取的康复新液具有良好的创面修复功能，治疗胃、十二指肠溃疡、溃疡性结肠炎、口腔溃疡及烧烫伤等创面相关疾病疗效显著

续表

药名	性味	功能	主治	常用量(g)	备注
苏 木 (归心、肝、脾经)	甘、咸,平	活血祛瘀,消肿止痛	跌打瘀痛,产后瘀阻,血滞经闭	3～9	孕妇忌用
乳 香 (归心、肝、脾经)	辛、苦,温	活血定痛,消肿生肌	血瘀脘腹痛,经闭经痛,风湿痹痛;疮疡久溃不敛,跌打损伤,肌肉肿痛	3～5	乳香、没药作用相似，常合用，简称“乳没”。一般认为乳香偏于行气、舒筋，没药偏于散血化瘀。孕妇忌服
没 药 (归心、肝、脾经)	辛、苦,平	散瘀定痛,消肿生肌	血瘀脘腹痛,经闭经痛,风湿痹痛;疮疡久溃不敛,跌打损伤,肌肉肿痛	3～5	
血 竭 (归心、肝经)	甘、咸,平	活血定痛,化瘀止血,生肌敛疮	外伤跌仆,瘀血凝滞作痛;疮疡久不收口	丸散服 1～2	本品原为进口货，名麒麟竭，现已有国产的，名木血竭，龙血竭，功用相同
儿 茶 (归肺、心经)	苦、涩,微寒	活血止痛,止血生肌,收湿敛疮,清肺化痰	外伤瘀肿,出血，疮痈,湿疮等	1～3	本品多入丸散用
刘寄奴 (归心、脾经)	苦，温	活血疗伤,破血通经,止痛	跌仆出血作痛，经闭,产后瘀痛、癥瘕、白带。湿热黄疸,血淋水肿	4～10	本品为阴行草的全草,另有南刘寄奴,为菊科植物奇蒿带花的全草，性味、功能与本品不同

续表

药名	性味	功能	主治	常用量(g)	备注
鬼箭羽 (归经不详)	苦，寒	活血止痛，破血通经	跌打损伤，妇人月经不调，产后瘀滞腹痛，以及风湿痹痛	4.5～9	本品即卫矛科卫矛的带翅嫩枝叶。孕妇忌用

（四）破血消癥药

药名	性味	功能	主治	常用量(g)	备注
三　棱 (归肝、胃经)	甘、微苦，温	散瘀止血，消肿定痛	血滞经闭，产后瘀痛，癥瘕积聚；食积腹痛	3～9	孕妇忌服
莪　术 (归肝、脾经)	辛、苦，温	行气破血，消积止痛	血滞经闭，腹痛，癥瘕；食积气滞；胸腹胀满作痛；宫颈癌，外阴癌，皮肤癌	6～9	本品原名蓬莪术。据研究有抗癌作用的系姜科植物温郁金的根茎，药材名温莪术，现有注射剂应市，以宫颈癌瘤体内注射为主，可以缓解症状
水　蛭 (归肝经)	咸、苦，平；有小毒	破血通经，逐瘀消癥	血瘀经闭，干血成痨；癥瘕积聚，坠仆瘀痛，冠心病、心绞痛	1～3，研末服	本品宜作丸、散剂服。孕妇忌用。现代研究认为本品无毒
虻　虫 (归肝经)	咸、苦、平；有小毒	破血通经，消癥	血滞经闭，癥瘕坚积，蓄血，跌损瘀痛	1～1.5	孕妇忌用

续表

药名	性味	功能	主治	常用量(g)	备注
斑 蝥 (归肝、胃、肾经)	辛，热；有大毒	破血逐瘀，散结消癥，攻毒蚀疮	癥积，经闭；肝癌；痈疽恶疮，顽癣，瘰疬	0.03～0.06	本品只入丸散服，或外用。本品毒烈，内服宜慎，孕妇忌用
干 漆 (归肝、脾经)	辛，温；有毒	破瘀通经，消积杀虫	瘀血阻滞，经闭，癥瘕；虫积腹痛	2～5	孕妇忌服。本品须炒至不冒烟后入药，宜作丸散用
急性子 (归肺、肝经)	微苦、辛，温	破血，软坚，消积	妇人经闭，积块，难产，骨刺鲠喉	3～5	本品即凤仙花子，又名指甲花子。孕妇忌用
水红花子 (归肝、胃经)	咸，微寒	散血消癥，消积止痛，利水消肿	癥瘕痞块，瘿瘤，食积不消、胃脘胀痛，水肿腹水	15～30	本品近年来也试用于治疗肿瘤。地上部分称荭草，也称狗尾巴花，入药作抗风湿药
鼠 妇 (归肝、膀胱经)	酸，温	破血利水，解毒	经闭癥瘕，小便不利，水肿，口疮	3～6	孕妇忌用
石见穿 (归经不详)	苦、辛，平	活血止痛，清热解毒	痈肿，肝炎及食管癌等消化道肿瘤	9～15，大量可用30	本品又名紫参。孕妇忌用

十三、止　血　药

（一）凉血止血药

药名	性味	功能	主治	常用量(g)	备注
小　蓟 （归心、肝经）	甘、苦，凉	凉血止血，散瘀解毒消痈	血热咯血、尿血、鼻出血、崩漏下血；热毒疮肿	5～12	又名刺儿菜。另有大蓟，性味功用与小蓟相似，常同用，称大小蓟。飞廉的性状与大蓟相似，常常有混用不分的现象
茜　草 （归肝经）	苦，寒	凉血，祛瘀，止血，通经	血热吐血、便血、鼻出血、血痢、崩漏；瘀血经闭；跌打损伤	6～10	有些地方称血见愁
地　榆 （归肝、大肠经）	苦、酸、涩，微寒	凉血止血，解毒敛疮	下焦湿热的便血，血痢、血尿、崩漏等出血；烫火伤、痈肿疮疡	9～15	止血宜炒用，治烫火伤宜生用
槐　角 （归大肠经）	苦，寒	清热泻火，凉血止血	肠热便血、痔疮出血；肝热头痛、眩晕目赤	6～9	又名槐实，系指国槐所结之果实。未开放的花蕾名槐米，已开放者称槐花，性味、功用两者相似。孕妇慎用。现代研究表明槐花中的芸香苷有助于治疗高血压；胡萝卜素和维生素A可治疗夜盲和干眼症

续表

药名	性味	功能	主治	常用量(g)	备注
侧柏叶（归肺、肝、脾经）	苦、涩，寒	凉血止血，化痰止咳，生发乌发	热证吐血、咯血、便血、尿血、崩漏；肺热咳嗽，血热脱发，须发早白等	6～12	止血宜炒炭用；化痰止咳宜生用
白茅根（归肺、胃、膀胱经）	甘，寒	凉血止血，清热利尿	热盛吐血、鼻出血；热淋水肿、尿血，热病口渴尿赤	9～30	本品又名茅根。其花穗称茅花，炒炭入药用，功能为止血
荠　菜（归肝、胃、小肠、膀胱经）	甘，凉	凉血止血，清热利尿，明目降压	血热妄行引起的尿血、崩漏；膏淋，水肿、小便不利；高血压，目赤涩痛	15～30，鲜品30～60	
羊　蹄（归心、大肠经）	苦、微涩，寒	凉血止血，杀虫治癣	各种出血；皮肤疥癣	10～15	本品又名土大黄，也有泻下之功
苎麻根（归心、肝、肾、膀胱经）	甘，寒	凉血止血，清热安胎、解毒	热病出血；胎动不安，胎漏下血；痈肿疮毒，麻疹；热淋、血淋，水肿	10～30	
山茶花（归心、肝经）	辛、苦，寒	清热止血	血热吐血、鼻出血、下血及水火烫伤	3～9	

（二）化瘀止血药

药名	性味	功能	主治	常用量(g)	备注
三　七 (归肝、胃经)	甘、微苦，温	散瘀止血，消肿定痛	人体各部位出血，跌打损伤，瘀血疼痛，疮痈肿痛	3～9	本品与人参同为五加科植物，习惯上认为本品有补益之性，故又名参三七，也称田三七，品质最好；另外还有土三七，有菊叶三七和景天三七之分，两者有类似三七的功效，但力弱
蒲　黄 (归肝、心包经)	甘，平	止血，化瘀，通淋	吐血便血、崩漏，外伤出血；又能化瘀治脘腹刺痛，产后儿枕痛；血淋	5～10	止血宜炒用。孕妇忌用
花蕊石 (归肝经)	酸、涩，平	化瘀止血	瘀血吐血、咯血，产后瘀血，血晕，外伤出血	多研末服，4.5～9	孕妇忌服
降　香 (归肝、脾经)	辛，温	化瘀止血，理气止痛	瘀血，胸痹心痛，胸胁刺痛，跌仆出血、吐血、衄血	9～15	

（三）收敛止血药

药名	性味	功能	主治	常用量(g)	备注
白 及 (归肺、肝、胃经)	苦、甘、涩，微寒	收敛止血，消肿生肌	肺胃出血；手足皲裂，肛裂，烫伤，疮疡肿痛	6～15	
仙鹤草 (归心、肝经)	苦、涩，平	收敛止血，截疟，止痢，解毒，补虚	咯血、吐血、尿血，血痢；滴虫性阴道炎，痈肿疮毒、疟疾，脱力劳伤等	6～12，外用适量	本品又名龙芽草；其地下冬芽名鹤草芽，功长杀虫
紫 珠 (归肺、肝、胃经)	苦、涩，凉	收敛止血，解毒敛疮	内外出血；烧伤；疮痈肿毒	10～15	本品又名紫珠草
棕榈炭 (归肺、肝、大肠经)	苦、涩，平	收敛止血	鼻出血、咯血、便血，崩漏下血	5～10	本品又名陈棕炭。棕榈的成熟果实，名棕榈子或棕榈实，也入药用，性味、功用与本品相同
鸡冠花 (归肝、大肠经)	甘、涩，凉	收敛止血，止带，止痢	妇人崩漏，赤白带下；便血；久痢不止	6～12	本品又名鸡冠头。有赤、白鸡冠花两种，都可入药
藕 节 (归肝、肺、胃经)	甘、涩，平	收敛止血，化瘀	鼻出血、吐血、咯血、尿血、便血、崩漏	9～15	一般多炒炭入药，故又名藕节炭。鲜藕捣碎榨汁入药名藕汁，功能为凉血止血，治血热妄行的吐血、衄血等
血余炭 (归肝、胃经)	苦，平	收敛止血，化瘀，利尿	崩漏、尿血等多种出血；外用止鼻出血	5～10	人发亦称血余，故本品即人发焖煅制成的炭化物

续表

药名	性味	功能	主治	常用量(g)	备注
檵　木 (归肝、胃、大肠经)	苦、涩，平	收敛止血，清热解毒	内外伤出血，水火烫伤	花6～9，根6～15，叶15～30	本品以叶、花、根入药
刺猬皮 (归胃、大肠、肾经)	苦，平	收敛止血，化瘀止痛，固精缩尿	痔疮便血，肠风下血；反胃胃痛；遗精，遗尿	3～10	
墓头回 (归肝经)	苦、微酸、涩，微寒	收敛止血，清热解毒	妇人崩漏，赤白带下，痈肿疮毒	9～15	
牛角腮 (归心、肝经)	苦、涩，温	收敛止血	崩漏便血、血痢	3～9	本品即牛角内的坚硬骨心，清水漂净，晾干，炒炭入药用
花生衣 (归肺、肝、脾经)	甘、涩，平	收敛止血	血友病、类血友病、血小板减少性紫癜；肝病出血等	6～10	本品即落花生的种皮，有抗纤维蛋白溶解，促进骨髓制造血小板的功能，可缩短出血时间，对血友病等不仅能止血，还有一定的治疗作用。落花生的外果皮称花生皮，敛肺止咳，并有一定的降血脂作用。落花生的叶子有安神之功，可用于神经衰弱的失眠等症

（四）温经止血药

药名	性味	功能	主治	常用量(g)	备注
炮 姜 (归肝、脾经)	苦、涩，温	温经止血，止痛	虚寒性便血、吐血、崩漏下血，瘀血腹痛	3～6	
艾 叶 (归肝、脾、肾经)	辛、苦，温；有小毒	温经止血，散寒止痛；外用祛湿止痒	虚寒性崩漏下血，月经过多，妊娠下血，小腹冷痛、痛经	3～9	止血宜炒炭用，名艾叶炭。制成艾绒，可用于灸疗。近年来用其挥发油祛痰平喘，有一定疗效
伏龙肝 (归脾、肾经)	辛，温	温经止血，止呕止泻	虚寒性吐血、便血、呕吐；脾虚久泻及妊娠恶阻	15～30	本品即土灶中心的焦土，故又名灶心土。宜先煎，取清汁代水煎药
百草霜 (归肺、胃、大肠经)	辛，温	止血，止泻	吐血，鼻出血，崩中带下，外伤出血；食积泻痢、便脓血等	1.5～4.5	本品即烧柴草的炉灶内结成的烟煤或烟囱中的黑灰，宜入丸散用

十四、补 益 药

(一)补气药

药名	性味	功能	主治	常用量(g)	备注
人 参 (归脾、肺、心、肾经)	甘、微苦,微温	大补元气,复脉固脱,补脾益肺,生津养血,安神益智	虚脱,脾虚脘痞,呕吐泄泻,虚喘;消渴,热病津伤,气血不足所致的怔忡、失眠健忘;阳痿宫冷	3～9 急症可用至15～30	人参有数种,常用的有红参、生晒参和糖参、参须4种,一般认为参须力弱。进口品主要是高丽参(朝鲜红参)。人参的叶亦入药用,性味甘、苦、寒,补益力较弱。人参的芦头称参芦,也可入药用。近年发现其花蕾药用价值更高
刺五加 (归脾、肾、心经)	辛、微苦,温	益气健脾,补肾安神	脾肾阳虚,腰膝酸软;体虚乏力,失眠、多梦,食欲缺乏	9～27	本品与人参一样,同为五加科植物,药用其根及根茎,有与人参相似的药理作用。刺人参也称刺参,也是五加科植物,药用其根及根状茎。性甘温,能滋补强壮,有近似人参的作用,但不是一物。我国东北地区还用于调整血压

续表

药名	性味	功能	主治	常用量(g)	备注
党　参 (归脾、肺经)	甘，平	健脾益肺，养血生津	同人参，而力较弱	9～30	本品在《中国药典》分党参、素花党参（西党参）和川党参，功用三者基本相同。
太子参 (归脾、肺经)	甘、微苦，平	益气健脾，生津润肺	脾虚体弱，食欲缺乏，病后虚弱，心悸口干。肺虚燥咳	9～30	本品又名孩儿参
红景天 (归肺、心经)	甘、苦，平	益气活血，通脉平喘	正气亏虚，老年心力衰竭，免疫功能低下，辐射病，风湿痹痛，高原反应等	3～6	本品《中国药典》收载为景天科植物大花红景天，药用其根及根茎，实际使用者恐非此一种。本品现代研究很热，在航天、军事及运动医学上有开发前途
灵　芝 (归心、肺、肝、肾经)	甘，平	补气安神、止咳平喘	心神不宁、失眠心悸、肺虚喘咳、虚劳短气、不思饮食	6～12	本品俗称灵芝草，以往使用的是子实体，而现在多用的是其孢子粉，且需破壁，才能更好吸收。研究认为，灵芝是一个天然的免疫调节药

续表

药名	性味	功能	主治	常用量(g)	备注
黄　芪 (归脾、肺经)	甘，温	补气升阳，固表止汗，利水消肿，生津养血，行滞通痹，托毒排脓，敛疮生肌	气虚体倦，短气自汗，中气下陷所致的脱肛、子宫脱垂；痈疮外疡久不溃脓或溃而不敛；脾虚水肿，半身不遂、痹痛麻木	9～30，大量可用到30～60	本品又名黄耆。一般认为生用固表，炙用补气为优
白　术 (归脾、胃经)	苦、甘，温	健脾益气，燥湿利水，止汗，安胎	脾胃虚弱，食少胀满，泄泻，水湿肿满；表虚自汗；胎动不安	6～12	
山　药 (归脾、肺、肾经)	甘，平	补脾养胃，生津益肺，补肾涩精	脾胃虚弱，食少倦怠，便溏久泄，脾虚带下，肺虚咳嗽；肾虚遗精，消渴尿频	9～30	本品原名薯蓣。以产于河南焦作一带者品质优良，习称怀山药，为四大怀药之一
大　枣 (归脾、胃、心经)	甘，温	补中益气，养血安神	脾胃虚弱，倦怠无力；脏躁	6～15	本品又名红枣。对过敏性紫癜有效。近年来发现本品含有大量的cAMP
甘　草 (归心、肺、脾、胃经)	甘，平	补脾益气，清热解毒，祛痰止咳，缓急止痛，调和诸药	脾胃虚弱，气血亏损；心悸；疮疡肿毒；咳嗽喘息；挛急疼痛	2～10	炙甘草补中；生甘草泻火解毒；甘草梢治尿道痛

续表

药名	性味	功能	主治	常用量(g)	备注
饴　糖 (归脾、胃、肺经)	甘，微温	补虚，缓急止痛，润肺止咳	中气虚弱，劳倦脾伤；虚寒性腹痛挛急；肺虚咳嗽	30～60	本品又名麦芽糖、胶饴。宜烊化或冲服，不需要煎煮

（二）补阳药

药名	性味	功能	主治	常用量(g)	备注
鹿　茸 (归肝、肾经)	甘、咸，温	补肾壮阳，益精血，强筋骨，调冲任，托疮毒	肾阳不足，畏寒无力，四肢痿软，小儿发育不良，遗尿阳痿，宫寒不孕，带脉不固的崩漏带下；肾阳虚损的疮疡久溃不敛、阴疽疮毒内陷	丸散服，1～2	鹿茸为雄鹿未骨化之幼角，骨化后即成鹿角，味咸性温，作用类似鹿茸，但补力弱，多用于虚寒性疮疡，常用量为6～15g。宜入丸、散剂，不作汤剂
鹿角胶 (归肾、肝经)	甘、咸，温	温补肝肾，益精血	功用类似鹿茸，但长于益精血和止血	烊化服，6～9	鹿角胶系鹿角经煎熬而成。熬胶的渣滓名鹿角霜，具有温肾阳、收敛止血的作用，常用量30g
蛤　蚧 (归肺、肾经)	咸，平	补肺益肾，纳气定喘，助阳益精	虚劳咳嗽、咯血、虚喘，肾虚阳痿、尿频	研末服，3～6	用时去头、足，炙后研面入丸、散剂服，不入煎剂

续表

药名	性味	功能	主治	常用量(g)	备注
紫河车(归心、肺、肾经)	甘、咸,温	温肾补精,补气养血	肾虚体弱,虚劳喘咳,盗汗,遗精,阳痿,不孕	研末服,2～3	本品又名人胞,即人之胎盘。烤干研末服,或入丸散中,不作汤剂。脐带也入药,称坎炁,功用同紫河车。本品虽然有悠久的用药历史,但现在对其功用有严重的争议,已被禁用
海狗肾(归肾经)	咸,热	补肾壮阳	肾阳虚寒引起的阳痿,精寒无子,畏寒肢冷	入丸散或浸酒,1～3	本品又名腽肭脐,是海狗或海豹的干燥阴茎及睾丸,焙干研末入散、丸剂中用,价格昂贵。另有狗肾、驴肾、鹿肾,都是干燥睾丸及阴茎,功用同海狗肾,但较缓弱,且价格较低易得
冬虫夏草(归肺、肾经)	甘,平	补肾益肺,止血化痰	劳嗽咯血,肺肾两虚而喘咳;肾虚阳痿遗精,病后虚损,盗汗	3～9	市场多以人工发酵的冬虫夏草菌丝体供药用。市售的金水宝胶囊、至灵胶囊都是这种制剂

续表

药名	性味	功能	主治	常用量(g)	备注
海　马 (归肾、肝经)	甘、咸，温	补肾壮阳，散结消肿	肾虚阳痿，早泻，腰膝酸软；宫冷不孕；虚寒性喘息；跌打损伤，瘰疬瘿瘤，腹部肿块；阴疽疮肿(外用)	3～9，外用适量	另有海龙，性味、功用同海马，一般认为较海马力强
雄蚕蛾 (归肝、肾经)	咸，温	补肝益肾，壮阳涩精	阳痿、遗精，白浊，创伤，溃疡	1～3	现代研究表明本品有雄激素样作用，能促进精子生成，抗疲劳，延缓衰老
肉苁蓉 (归肾、大肠经)	甘、咸，温	补肾阳，益精血，润肠通便	肾虚阳痿、腰膝冷痛，妇女不孕；年老体弱的肠燥便秘	6～10	本品又名大芸
锁　阳 (归肾、肝、大肠经)	甘，温	补肾阳，益精血，润肠通便	肾虚阳痿，遗精，筋骨痿弱；血虚津伤，肠燥便秘	5～10	
巴戟天 (归肾、肝经)	辛、甘，微温	补肾阳，强筋骨，祛风湿	肾虚阳痿，遗精早泻；女子月经不调，不孕；腰膝酸软，风湿痹痛	3～10	
仙　茅 (归肾、脾、肝经)	辛，热；有毒	补肾壮阳，强筋骨，祛风湿	肾虚火衰，阳痿精冷，小便频数，遗尿，脾肾虚寒，脘腹冷痛，泄泻；肾虚的腰膝无力，拘挛痹痛	3～10	

续表

药名	性味	功能	主治	常用量(g)	备注
淫羊藿 (归肝、肾经)	辛、甘，温	补肾壮阳，祛风湿、强筋骨	肾阳不足，阳痿遗精，小便频数，肾虚筋骨痿软；风湿痹痛，四肢拘挛麻木	6～10	本品又名仙灵脾。动物实验表明，淫羊藿苷能够增强雌性动物阴道充血，增强其性唤起过程
补骨脂 (归肾、脾经)	辛、苦，温	温肾助阳，纳气平喘，温脾止泻；外用消风祛斑	肾虚阳衰，遗精阳痿，遗尿，腰膝冷痛；脾肾阳虚的久泄或五更泄泻；肾不纳气的虚喘。外用治疗白癜风	6～10	本品又名破故纸
杜　仲 (归肝、肾经)	甘，温	补肝肾，强筋骨，安胎	肾虚腰痛，腰膝乏力，阳痿，小便频数；肾经虚寒所致的妊娠漏血，胎动不安；高血压	6～10	本品一般以炒用疗效较佳
菟丝子 (归肝、肾、脾经)	辛、甘，平	补益肝肾，固精缩尿，安胎，明目，止泻；外用消风祛斑	肝肾不足，阳痿，尿频余沥，遗精，腰痛；头眩，两目昏花；妇人胎动不安	6～12	本品外用治白癜风
韭菜子 (归肝、肾经)	辛、甘，温	温补肝肾，壮阳固精	肾阳虚衰，遗精阳痿，尿频遗尿	3～9	
沙苑子 (归肝、肾经)	甘，温	补肾助阳，固精缩尿，养肝明目	肾虚腰痛、遗精早泻，尿频，肝肾不足，目昏眼花，视力减退	9～15	本品又名潼蒺藜、沙苑蒺藜

续表

药名	性味	功能	主治	常用量(g)	备注
核桃仁 (归肺、肾、大肠经)	甘，温	补肾，温肺，润肠	肾虚腰痛，小便频数；肺肾两虚之喘咳；津血虚亏，肠燥便秘	9～30	本品又名胡桃肉。核桃的木质隔膜称分心木或思仙木，治滑精遗尿；胡桃外面的青皮称青龙衣，有小毒，外涂治癣
胡芦巴 (归肾经)	苦，温	温肾助阳，祛寒止痛	命门火衰，寒凝下焦的腹痛、疝气、寒湿脚气	5～10	本品又名芦巴子。现代研究表明本品有降糖、降脂作用
阳起石 (归肾经)	咸，微温	温肾壮阳	肾气虚寒，阳痿遗精，早泻；妇人宫寒不孕；腰膝酸软	3～6	
钟乳石 (归肺、胃、肾经)	甘，温	温肺，助阳，平喘，制酸，通乳	肺肾虚亏，咳嗽气喘，吐血，肾虚阳痿、遗精；胃酸过多	3～9	本品又名石钟乳、滴乳石。宜煅用。文献均把本品列入补肾药中，但现在已少用
紫梢花 (归肝、肾经)	甘，温	补肾助阳，涩精	肾虚遗精、阳痿，尿有余沥，小便不禁，阴疮湿痒，带下	1.5～3	本品又名紫霄花、淡水海绵。本品不是植物。而是动物淡水海绵的干燥群体
楮实子 (归肝、肾经)	甘，寒	补肾清肝，明目，利尿	肝肾虚亏的腰膝无力，阳痿，头晕眼花；水肿胀满	6～12	本品为桑科植物构树的果实。其叶、树皮也可入药

（三）补血药

药名	性味	功能	主治	常用量(g)	备注
熟地黄 (归肝、肾经)	甘，微温	补血滋阴，益精填髓	血虚萎黄，心悸怔忡，失眠；崩漏，月经不调；肾阴不足引起的骨蒸潮热、盗汗、耳鸣、目眩，须发早白，遗精，消渴	9～15	本品为生地黄加工而成，故名熟地黄，简称熟地，长于补益阴血
何首乌 (归肝、心、肾经)	苦、甘、涩，微温	补肝肾，乌须发，解毒，消痈，截疟，润肠通便	肝肾两虚引起的头昏眼花，须发早白，筋骨不健；瘰疬疮痈；肠燥便秘	生用3～6，制用6～12	补肝肾，益精血，用制首乌；通便解毒，用生首乌
鸡血藤 (归肝、肾经)	苦、甘，温	活血补血，调经止痛，舒筋活络	血虚血瘀引起的经闭，月经不调，痛经；肢体麻木；风湿痹痛	9～15	另有鸡血藤膏，系由鸡血藤加工而成，长于补血。常用量为 9～30g，烊化服
白　芍 (归肝、脾经)	苦、酸、甘，微寒	养血调经，敛阴止汗，柔肝止痛，平抑肝阳	血虚出汗，月经不调，痛经，崩漏；肝气郁滞的胸胁脘腹疼痛；手足拘挛疼痛；肝阳上亢，头痛眩晕	6～15	白芍、赤芍原植物同属毛茛科，白芍多为栽培品，采挖后经过水煮和去栓皮；赤芍为不去栓皮也不水煮，多为野生
当　归 (归肝、心、脾经)	辛、甘，温	补血活血，调经止痛，润肠通便	血虚腹痛，月经不调；心悸、头昏；跌打损伤，痈肿疮毒；肠燥便秘	6～12	习惯上认为，当归身补血，当归尾活血，当归头补血，上行

续表

药名	性味	功能	主治	常用量(g)	备注
阿 胶 (归肺、肝、肾经)	甘，平	补血滋阴，润燥，止血	血虚萎黄，心悸不眠；虚痨咳血、咯血，崩漏下血	3～9	本品由驴皮煎熬而成，故又名驴皮胶，宜烊化服。黄明胶系由牛皮煎熬而成，性味、功用与阿胶相似，但长于止血。鱼鳔胶系鱼鳔制成，功能为补肾益精，长于涩精
龙眼肉 (归心、脾经)	甘，温	补益心脾，养血安神	心脾血虚引起的失眠健忘，惊悸怔忡，病后体虚，脑力衰退	9～15	本品又名桂圆肉
墨旱莲 (归肾、肝经)	甘、酸，寒	滋补肝肾，凉血止血	肝肾阴虚，头昏目眩，须发早白；阴虚血热的各种出血	6～12	本品为菊科植物鳢肠的全草，又名旱莲草
桑 葚 (归心、肝、肾经)	甘、酸，寒	滋阴补血，生津润燥	阴血虚亏，口干舌燥，须发早白，头目晕眩，失眠；消渴，便秘	9～15	

（四）补阴药

药名	性味	功能	主治	常用量(g)	备注
北沙参 (归肺、胃经)	甘、微苦，微寒	养阴清肺，益胃生津	肺热燥咳，胃燥咽干，口渴	5～12	

续表

药名	性味	功能	主治	常用量(g)	备注
西洋参（归肺、心、肾经）	微苦、甘，凉	补气养阴，清热生津	肺阴不足，虚热喘咳，咯血，干咳无痰；肺胃津伤，烦渴少气	另煎兑服 3～6	
百　合（归心、肺经）	甘，寒	养阴润肺，清心安神	肺燥或肺热久咳，痰中带血；百合病，神思恍惚，不知所苦；虚烦、失眠、多梦	6～12	
麦　冬（归心、肺、胃经）	甘、微苦，微寒	养阴生津，润肺清心	阴虚肺燥的干咳痰稠，气逆；热病伤津，咽干口渴，热传心营，心烦不眠	6～12	本品又名麦门冬
天　冬（归肺、肾经）	甘、苦，寒	养阴润燥，清肺生津	阴虚内热，津枯口渴，盗汗，潮热；阴虚肺燥，干咳痰稠，咯血、气逆	6～12	本品又名天门冬，与麦冬作用相似，一般是麦冬作用偏上，在肺胃；天冬作用兼顾下焦，在肺肾
石　斛（归胃、肾经）	甘，微寒	益胃生津，滋阴清热	胃阴不足，口渴干呕，胃脘疼痛；热病伤津，虚热微烦；养肝明目，强筋骨	6～12	本品为兰科植物，有多个品种；药用其茎，价格差异甚大
玉　竹（归肺、胃经）	甘，微寒	养阴润燥，生津止渴	肺胃阴伤，口渴，干咳，糖尿病	6～12	本品又名葳蕤
黄　精（归肺、脾、肾经）	甘，平	补气养阴，健脾，润肺，益肾	体虚乏力，心悸短气，肺虚燥咳，病后虚弱，糖尿病	9～15	黄精是脾肾两补的平和药，有所谓“九制黄精”，功能近似人参而缓弱

续表

药名	性味	功能	主治	常用量(g)	备注
枸杞子 (归肝、肾经)	甘，平	滋补肝肾，益精明目	精血亏虚，腰膝酸软，头晕耳鸣，眼目昏花，视物不清	6～12	有报道捣如泥外用治疗疮肿等有良效
女贞子 (归肝、肾经)	甘、苦，凉	滋补肝肾，明目乌发	肝肾阴虚，头晕目眩，腰膝酸软，须发早白，视物不清	6～12	冬青子为冬青科植物冬青的果实，性味、功用与女贞子相似
黑　豆 (归脾、肾经)	甘，平	益精明目，养血祛风，利水，解毒	阴虚烦热，自汗盗汗；头风头痛，头晕眼花	9～30	本品又名黑大豆、黑料豆。其种皮称黑豆衣、黑豆皮，也入药用，功能为养血祛风，治阴虚盗汗，头晕目昏。常用量为6～12g
黑芝麻 (归肝、肾、大肠经)	甘，平	补肝肾，益精血，润肠燥	肝肾不足，头晕眼花，耳鸣，须发早白，病后脱发；肠燥便秘	9～15	本品为脂麻科植物脂麻的黑色成熟种子；另有亚麻子，又名胡麻，系亚麻科植物亚麻的成熟种子，其性甘、平，功能为养血祛风、润肠通便，长于治疗皮肤病等外症。常用量为9～15g。有报道亚麻油中含丰富的α亚麻酸，它在体内能合成DHA

续表

药名	性味	功能	主治	常用量(g)	备注
蜂　蜜（归肺、脾、大肠经）	甘，平（生凉，熟温）	补中，润燥，止痛，解毒；外用生肌敛疮	诸虚百损，燥咳，虚寒挛痛，解诸毒，润肠通便，作赋型剂	冲服，15～30	蜂产品还有蜂乳，也称蜂王浆、蜂皇浆，味甘、酸，性平，是常见的高级滋补强壮营养品；蜂胶气味芳香，有多种医疗保健价值；蜂蜡也称黄蜡，治下痢痈疮，亦可作赋型剂。蜂巢民间用治过敏性鼻炎
龟　甲（归肾、肝、心经）	咸、甘，微寒	滋阴潜阳，益肾强骨，养血补心，固经止崩	肾阴不足，骨蒸劳热，腰膝痿软，筋骨不健；以及阴虚阳亢，热病伤津的虚风上旋；血热的崩漏带下	9～24	龟甲胶系龟甲熬制而成，滋补力更强。常用量为9～15g，烊化服。既往药用为“龟板”，即乌龟的下甲，现在研究称上甲、下甲功用相同，所以两者同等作药用
鳖　甲（归肝、肾经）	咸，微寒	滋阴潜阳，退热除蒸，软坚散结	阴虚劳热，骨蒸盗汗，热邪伤阴，阴虚风动；疟母，癥瘕积聚	9～24	滋阴潜阳宜生用，软坚散结消痞宜醋炙用。鳖甲胶是鳖甲熬制而成，滋阴又兼软坚散结。常用量为9～15g，烊化服

续表

药名	性味	功能	主治	常用量(g)	备注
鸡子黄 (归心、脾、胃经)	甘，平	养阴安神，补脾胃，治疮癣	热病后期虚烦不寐；胃逆呕吐，产后虚利；疮癣	1～2枚 (冲服)	本品即鸡蛋的卵黄。鸡蛋膜即小鸡孵出后留下的卵膜，药名凤凰衣，性味甘平，能润肺、止咳，治久嗽气急失音。常用量为2～5g。蛋黄油，即鸡蛋黄加热炒制熬出的油，外用治疮癣、皲裂等
蛤蟆油 (归肺、肾经)	甘、咸，平	补肾益精，养阴润肺	身体虚弱，虚劳咳嗽；神经衰弱，神疲乏力，失眠，盗汗	5～15	本品又名田鸡油、哈士蟆油。本品为中国林蛙或黑龙江林蛙的干燥输卵管及附着的脂肪。其去内脏的干燥蛙尸，也入药用，称哈士蟆，性味咸凉，功能为养肺滋肾
手　参 (归经不详)	甘，平	补虚生津，止血	久病虚弱，肺虚咳嗽，咯血，肾虚阳痿	3～9	本品又名手掌参、佛手参，因其外形似手掌，故名，属兰科植物，和人参大不相同

续表

药名	性味	功能	主治	常用量(g)	备注
十大功劳叶 (归肺、肾经)	苦，凉	滋阴、凉血	肺痨,阴虚骨蒸潮热，腰膝痿软，头晕耳鸣	9～15	十大功劳的茎名功劳木，性味苦寒，归肝、胃、大肠经，能清热燥湿、泻火解毒，治湿热痢疾、黄疸、目赤肿痛；牙痛；疮疖。用量为9～15g
银　耳 (归肺、胃经)	甘，平	补肺益气，养阴润燥	病后体虚，肺虚久咳，痰中带血，崩漏，便秘；高血压	9～15	本品又名白木耳。另有黑木耳，性味甘平，亦能补气血、润肺、止血。治气虚血亏，四肢麻木，肺虚咳嗽，吐血，高血压等。常用量为3～6g

十五、消 导 药

药名	性味	功能	主治	常用量(g)	备注
莱菔子 (归肺、脾、胃经)	辛、甘，平	消食除胀，降气化痰	食积气滞引起的胸闷腹胀，嗳气吞酸，泻痢不爽；咳嗽气喘，痰多	5～12	萝卜古称莱菔，本品即萝卜的成熟种子，故名。萝卜的干枯块根名地骷髅或枯萝卜，性味甘平，能利水消肿。常用量为9～15g；鲜萝卜也可入药，功用同莱菔子。萝卜的叶子称莱菔缨，能消食滞、解酒毒
山 楂 (归脾、胃、肝经)	酸、甘，微温	消食健胃，行气散瘀，化浊降脂	肉食积滞，饱胀腹痛，泄泻痢疾；产后恶露不尽，瘀血腹痛，癥瘕；高脂血症	9～12	山楂的种子名山楂核，长于治疝气痛、瘀血经痛、腹痛。叶子名山楂叶，可理气通脉，治胸痹
麦 芽 (归脾、胃经)	甘，平	行气消食，健脾开胃，回乳消胀	食积，小儿乳积，消化不良，乳汁郁积引起的乳房胀痛	10～15	一般认为本品退乳宜炒用，且用量宜大，60～120g，水煎服
谷 芽 (归脾、胃经)	甘，温	消食和中，健脾开胃	脾胃虚弱，食积胀满，消米面薯芋食滞	10～15	谷芽在南方习用稻芽；在北方则习用粟芽。一般认为本品作用较麦芽弱

续表

药名	性味	功能	主治	常用量(g)	备注
神　曲 (归脾、胃经)	甘、辛，温	消食健胃	饮食积滞，消化不良	6～15	本品又名六神曲。另有建神曲(也称范志曲、万应曲)、采云曲，都是用六神曲再加多种中药制成，除能消食外，兼有解表化湿作用
鸡内金 (归脾、胃、小肠、膀胱经)	甘，平	健胃消食，涩精止遗，通淋化石	脾虚食积，小儿疳积；遗尿，泌尿系结石	3～10，研末服1.5～3	本品又名鸡肫皮。不宜久煎，研粉吞服效果最佳。鸭内金，即鸭的胃内壁皮层，有的地区将其作为鸡内金的代用品，亦有消食去积之功，但作用不及鸡内金
阿　魏 (归脾、胃经)	辛、苦，温	消积，化癥，散痞，杀虫	肉食积滞，虫积，胸腹胀满，积聚痞块	1～1.5	本品为油胶状树脂，有蒜臭气；宜作丸剂或外用。孕妇禁用
枳椇子 (归胃经)	甘，平	解酒，止渴除烦	解酒醉酒毒，烦渴呕吐，小便不利	3～10	

十六、化痰止咳平喘药

（一）温化寒痰药

药名	性味	功能	主治	常用量(g)	备注
白　前（归肺经）	辛、苦，微温	降气，消痰，止咳	肺气壅实，痰多咳嗽，气逆喘促	3～10	
半　夏（归脾、胃、肺经）	辛，温；有毒	燥湿化痰，降逆止呕，消痞散结	脾湿痰盛的咳嗽气喘；胸脘痞满、呕吐；痈毒痰核	3～9	半夏有毒，需经炮制后使用。商品中有清半夏，可祛痰止咳；姜半夏长于降逆止呕；法半夏长于燥湿且温性较弱
旋覆花（归肺、脾、胃、大肠经）	苦、辛、咸，微温	降气，消痰，行水，止呕	咳喘多痰，痰饮气逆，噫气脘痞，呕吐	3～9	条叶旋覆花花朵及旋覆花的茎叶都称金沸草，功用相似；但前者的花不入药用，因能致吐
橘　红（归脾、肺经）	辛、苦，温	理气宽中，燥湿化痰	痰湿咳嗽，痰白量多，胸膈胀满，嗳气恶心	3～10	橘红原为橘及栽培变种的果皮外层红色部分；化橘红系化州柚或柚的果皮，习称化州橘红或毛橘红。过去将果皮割成5瓣或7瓣，故又称五爪红或七爪红

续表

药名	性味	功能	主治	常用量(g)	备注
紫　菀 (归肺经)	辛、苦，温	润肺下气，消痰止咳	外感内伤诸般咳嗽、气喘、多痰，润肠通便	5～10	
款冬花 (归肺经)	辛、微苦，温	润肺下气，止咳化痰	各种痰喘咳嗽	5～10	
百　部 (归肺经)	甘、苦，微温	润肺下气止咳，杀虫灭虱	新久咳嗽，肺痨，百日咳；外用可治头虱、体虱、阴虱、蛲虫病	3～9	

（二）清化热痰药

药名	性味	功能	主治	常用量(g)	备注
桔　梗 (归肺经)	苦、辛，平	宣肺，利咽，祛痰，排脓	肺气不宣，咳嗽痰多，胸膈满闷，咽痛音哑；肺痈胸痛，咳吐脓血，痰黄腥臭	3～10	
前　胡 (归肺经)	苦、辛，微寒	降气化痰，散风清热	风热郁肺，肺气不降，痰稠咳喘	3～10	
南沙参 (归肺、胃经)	甘，微寒	养阴清肺，益胃生津，化痰，益气	肺热燥咳，阴虚劳嗽，干咳、痰黏不爽、气阴亏耗的烦热口干	9～15	
浙贝母 (归肺、心经)	苦，寒	清热化痰止咳，解毒散结消痈	肺热咳嗽，痰黄黏稠；疮痈瘰疬	5～10	一般认为，川贝母有润肺之功效，适用于肺虚久咳者；浙贝母开泄力大，适用于新感肺热咳嗽及疮痈者
川贝母 (归肺、心经)	苦、甘，微寒	清热润肺，化痰止咳，散结消痈	阴虚燥咳，肺痨咳痰带血	3～10	

续表

药名	性味	功能	主治	常用量(g)	备注
竹 茹 (归肺、胃、心、胆经)	甘，微寒	清化热痰，除烦止呕	肺热咳嗽，痰火内扰，心烦不宁；胃热呕恶	5～10	
瓜 蒌 (归肺、胃、大肠经)	甘、微苦，寒	清热涤痰，宽胸散结，润燥滑肠	痰热咳嗽，痰稠不出；胸痹结胸，心胸闷痛；肠燥便秘；乳痈	9～15	本品又名栝楼。习惯上将果皮、果仁分用，果皮称瓜蒌皮，长于宽胸止咳；果仁名瓜蒌仁或瓜蒌子，长于润肠通便
枇杷叶 (归肺、胃经)	苦，微寒	清肺止咳，降逆止呕	风热咳嗽；胃热呕哕	6～10	
胖大海 (归肺、大肠经)	甘，寒	清热润肺，利咽开音，润肠通便	肺气闭郁，痰热咳嗽，风热咽喉痛、音哑；热结便秘	2～3 枚	本品又名膨大海、通大海
明党参 (归肺、脾、肝经)	甘、微苦，微寒	润肺化痰，养阴和胃，平肝，解毒	肺燥咳嗽；胃热津亏的呕哕反胃	6～12	
冬瓜子 (归肺、胃、大肠、小肠经)	甘，寒	清热化痰，排脓利湿	痰热咳嗽；肺痈咳吐脓血，肠痈、白带	9～30	本品又名瓜瓣
荸 荠 (归肺、胃、大肠经)	甘，微寒	清热化痰，生津，明目	痰热咳嗽；热病口渴，便秘；目赤热痛及障翳	30～90	本品又名地栗、马蹄
梨 (归心、肺经)	甘、酸，微寒	润肺消痰，清热止咳，解酒毒	肺热燥咳，痰黏不爽；热病消渴、便秘；饮酒过度	1～2 枚	本品通常打汁服。市售之雪梨膏，系由本品加工而成

续表

药名	性味	功能	主治	常用量(g)	备注
木蝴蝶（归肺、肝、胃经）	苦、甘，凉	清肺利咽，疏肝和胃	咳嗽音哑；肝胃气痛	1～3	本品又名玉蝴蝶、千张纸、云故纸、千层豆
瓜子金（归肺经）	辛、苦，平	祛痰止咳，活血消肿，解毒止痛	咳嗽痰多；咽喉肿痛，跌打损伤；肠痈疖肿，毒蛇咬伤	15～30	本品为远志科植物瓜子金或卵叶远志的全草
蔊　菜（归肺、肝经）	甘、淡，凉	祛痰止咳，解毒利湿	咳嗽痰喘；咽喉红肿，痈肿疮毒，湿热黄疸	30～60	本品又名江剪刀草

（三）止咳平喘药

药名	性味	功能	主治	常用量(g)	备注
苦杏仁（归肺、大肠经）	苦，微温；有小毒	降气止咳平喘，润肠通便	痰喘咳嗽；肠燥便秘	5～10	杏仁有苦、甜两种，药用为苦杏仁，含有苦杏仁苷，分解产生氢氰酸，故过量服用易中毒。据相关实验表明，杏树皮解苦杏仁中毒之说不确切，也不可信
紫苏子（归肺经）	辛，温	降气化痰，止咳平喘，润肠通便	痰壅咳喘，胸膈不利；便秘	3～10	另有白苏子，亦入药，名玉苏子，作用与本品基本相同。紫苏子的油，含亚麻酸丰富，可调节血脂，是优良的保健品

续表

药名	性味	功能	主治	常用量(g)	备注
葶苈子 (归肺、膀胱经)	苦、辛，大寒	泻肺平喘，利水消肿	痰涎壅盛，咳嗽气喘；肺气闭塞的水肿，小便不利，肺心病水肿	3～10	葶苈子有南葶苈子、北葶苈子，同等入药。两者均含有强心成分
桑白皮 (归肺经)	甘，寒	泻肺平喘，行水消肿	肺热喘咳；水肿，小便不利	6～12	
白　果 (归肺、肾经)	甘、苦、涩，平；有毒	敛肺定喘，止带缩尿	喘嗽多痰；带下、白浊，尿频	6～10	本品又名银杏。不宜多服，以防中毒。银杏叶近年来已开发为重要的心脑血管药物
马兜铃 (归肺、大肠经)	苦、微辛，寒	清肺化痰，平喘止咳，清肠消痔	肺热咳嗽，痰盛喘促；肺虚久咳，痔疮肿痛	3～10	北马兜铃含有马兜铃酸，大剂量可引起肾损害。马兜铃的茎藤名天仙藤，性味苦温，治风湿痹痛及妊娠水肿。常用量为4.5～9g
洋金花 (归肺、肝经)	辛，温；有毒	平喘止咳，解痉定痛	寒喘咳嗽，吐痰；风寒湿痹，关节疼痛，心腹冷痛	研末服，花与叶0.3～0.6	本品又名曼陀罗花、川金花、山茄子花、风茄花。青光眼、外感喘咳初起者忌用，心脏病、高血压、肝肾功能不正常者及孕妇禁用

续表

药名	性味	功能	主治	常用量(g)	备注
满山红 (归肺、脾经)	辛、苦，寒	止咳祛痰	急、慢性支气管炎	25～50	本品即兴安杜鹃的叶片。市售成药满山红油滴丸即由本品制成
矮地茶 (归肺、肝经)	辛、微苦，平	化痰止咳，清利湿热，活血化瘀	慢性支气管炎引起的痰喘咳嗽，湿热黄疸、痢疾	15～30	本品又名紫金牛

（四）化痰散结药

药名	性味	功能	主治	常用量(g)	备注
白芥子 (归肺经)	辛，温	温肺豁痰利气，散结通络止痛	寒痰壅滞，咳嗽上气，胸胁胀满；痰湿阻滞经络引起的肢体关节疼痛及痈肿，痰核	3～9	另有黄芥子，多用作调味料，也可入药外用
黄药子 (归肺、肝经)	苦，平；有毒	消痰散结，清热解毒	瘿瘤；疮疡肿毒；毒蛇咬伤；多种肿瘤	5～15	本品为薯蓣科植物黄独的块茎，不是种子类药材
昆　布 (归肝、胃、肾经)	咸，寒	消痰软坚散结，利水消肿	瘰疬，瘿瘤，水肿	6～12	昆布及海带均作昆布入药用。另有海藻，功用、主治、用量与昆布相同
海　蜇 (归肝、胃经)	咸，平	清化痰热，软坚消积，润肠，降压	痰热咳嗽；瘰疬痰核；大便燥结，高血压	30～60	

续表

药名	性味	功能	主治	常用量(g)	备注
海蛤壳 (归肺、肾、胃经)	苦、咸，寒	清热化痰，软坚散结，制酸止痛；外用收湿敛疮	肺热咳嗽，痰黏稠；瘿瘤痰核	6～15	本品研粉名海蛤粉、蛤粉，功用相同，常用量为1～3g。另有海粉，系软体动物海兔的卵群带。性味甘、咸，寒，功能为解血热，止血；清化痰热，软坚散结。治鼻出血，痰火结核，瘿瘤瘰疬。常用量为5～9g
瓦楞子 (归肺、胃、肝经)	咸，平	消痰化瘀，软坚散结，制酸止痛	痰核瘿瘤，癥瘕痞块；胃痛泛酸	9～15	制酸止痛宜煅用，名煅瓦楞子
浮海石 (归肺、肾经)	咸，寒	清肺化痰，软坚散结，利尿通淋	痰热咳嗽，咳痰黏稠，久咳痰中带血；瘰疬结核、瘿瘤、血淋、石淋	6～15	商品中的浮海石包括两大类：一是胞孔科动物脊突苔虫或瘤苔虫的干燥骨骼，又名石花；二是火山岩浆形成的多孔状石块，又名浮石、海浮石

（五）豁痰、祛风痰药

药名	性味	功能	主治	常用量(g)	备注
禹白附（归胃、肝经）	辛，温；有毒	祛风痰，定惊搐，解毒散结，止痛	中风痰壅，口眼㖞斜，破伤风之抽搐，语言謇涩及偏头痛等头面部诸病；毒蛇咬伤，瘰疬痰核	3～6	本品原名独角莲，也有称白附子者。另有关白附，为毛茛科植物黄花乌头加工而成，性味辛、甘、温，有毒，长于祛寒湿，止痛，因其毒性大，现已少用。孕妇慎用
天南星（归肺、肝、脾经）	辛、苦，温；有毒	燥湿化痰，祛风止痉，散结消肿	痰湿壅滞，咳逆胸满，风痰眩晕，中风、癫痫、破伤风，口噤抽搐；痈疽，毒蛇咬伤	3～9	胆南星系天南星用牛胆汁炮制者，味苦性凉，能清化痰热、息风定惊，适用于痰热惊风等证。常用量为3～6g
竹　沥（归心、肺、脾经）	甘，寒	清热豁痰，清心镇惊	中风痰壅，昏迷不省人事，以及惊痫癫狂；肺热痰壅，咳喘痰黏难出	30～60	本品又名竹沥水、竹沥油。若再加入适量炼蜜即成竹沥膏，可久贮，宜冲服
天竺黄（归心、肝经）	甘，寒	清热豁痰，凉心定惊	痰热惊悸；中风痰壅，小儿急惊，外涂治妇女外阴白色病变和肥厚性瘢痕有效	3～9，散剂0.6～1	印度古称天竺，本品原产于印度，故名。本品又名竹黄。货源紧缺，现已有人工天竺黄应市

续表

药名	性味	功能	主治	常用量(g)	备注
皂　荚 (归肺、大肠经)	辛、咸，温；有小毒	祛顽痰，开窍，祛风杀虫	顽痰阻塞，痰阻关窍引起的猝然晕厥，人事不省，癫痫；疮痈肿毒，皮癣	研末服 1～1.5	本品又名皂角，有猪牙皂、大皂荚（大皂角）之别，功用两者相似。大皂荚成熟种子也入药用，名皂角子，长于通利大便，宜入丸散或外用，不入煎剂。孕妇及咯血、吐血者忌服。皂荚树上的棘刺名皂角刺，性味辛温，功专消肿排脓，祛风杀虫。用于治疗痈疽、皮癣、麻风等。常用量为3～10g
礞　石 (归肺、肝经)	咸，平	坠痰下气，平肝镇惊	顽痰、老痰浓稠胶结，气逆咳喘；痰积惊痫，癫狂	丸散用 1.5～3	本品为矿石，有青檬石、金醵石两种，同等入药。宜入丸散用。孕妇忌用
猴　枣 (归心、肺、肝、胆经)	苦、咸，寒	豁痰定惊，清热解毒	痰热喘嗽，小儿痰热急惊；痈疽、瘰疬痰核	丸散用 0.3～0.9	本品即猴的颊囊或肠胃结石，价昂难得

十七、收 涩 药

（一）收涩敛汗药

药名	性味	功能	主治	常用量(g)	备注
麻黄根（归心、肺经）	甘、涩，平	固表止汗	自汗盗汗	3～9	
浮小麦（归心经）	甘，凉	止汗，益气	自汗、盗汗；骨蒸劳热	9～30	
糯稻根须（归心、肝经）	甘，平	止汗,退虚热	自汗、盗汗、虚热骨蒸	30～60	本品又名糯稻根

（二）敛肺涩肠药

药名	性味	功能	主治	常用量(g)	备注
五味子（归肺、心、肾经）	酸、甘，温	收敛固涩，益气生津，补肾宁心	肺虚咳喘，精滑不固，久泻不止，津亏口渴，自汗盗汗；心悸怔忡，失眠健忘	2～6	本品有南、北两种，以北五味子为优，故习称五味子即指北五味子
乌　梅（归肝、脾、肺、大肠经）	酸、涩，平	敛肺，涩肠，生津，安蛔	久咳不止；久痢滑泻；虚热消渴；蛔虫引起的呕吐腹痛；崩漏、便血	6～12	乌梅炭局部涂敷，用于治疗恶疮、胬肉有效
诃　子（归肺、大肠经）	苦、酸、涩，平	涩肠止泻，敛肺止咳，降火利咽	久泻久痢；肺虚喘咳，久嗽失音	3～10	本品又名诃黎勒。涩肠止泻宜煨熟用；敛肺降气宜生用

续表

药名	性味	功能	主治	常用量(g)	备注
肉豆蔻 (归脾、胃、大肠经)	辛，温	温中行气，涩肠止泻	久泻不止，五更泄泻；脾胃虚寒，腹痛少食	3～10	本品未经炮制去油，或用量过大，可引起中毒
罂粟壳 (归肺、大肠、肾经)	酸、涩，平；有毒	敛肺，涩肠，止痛	久咳肺虚；久泻久痢，脱肛；跌打损伤及一切疼痛	3～6	本品又名米壳、御米壳。本品含有阿片，故不宜多服、久服
五倍子 (归肺、大肠、肾经)	酸、涩，寒	敛肺降火，涩肠止泻，敛汗，止血，收湿敛疮	肺虚久咳，消渴盗汗，久泻久痢，便血脱肛；遗精遗尿；疮痈肿毒，湿疹	3～6，外用适量	本品为漆树科植物盐肤木叶上的虫瘿，宜入丸散剂用。百药煎为五倍子粉、茶叶、酒曲等拌匀和发酵而成，味酸、微甘，性平，功用与五倍子相似；常用量为6～9g
赤石脂 (归大肠、胃经)	甘、酸、涩，温	涩肠，止血，生肌敛疮	久泻不止或兼出血，崩漏带下，月经过多；痈疮破溃不敛	9～12，先煎。外用适量，研末敷患处	另有白石脂，功用与赤石脂相同
禹余粮 (归胃、大肠经)	甘、涩，微寒	涩肠止泻，收敛止血	脾虚久泻；月经过多及崩漏、带下	9～15，先煎；或入丸散	

续表

药名	性味	功能	主治	常用量(g)	备注
枯　矾(归肺、脾、肝、大肠经)	酸、涩，寒	收湿敛疮，止血化腐	久泻久痢；崩漏带下，便血；痈肿疮毒，湿疹疥癣	0.6～1.5，外用适量，研末敷或化水洗患处	枯矾为白矾(又名明矾,主含硫酸铝钾)煅烧而成。白矾亦入药用，功能为催吐，祛痰解毒，治风痰喉痹、癫痫，常用量为0.6～1.5g。另外有皂矾,也名绿矾。性味酸寒，能治黄疸痞块，缺铁性贫血。其主要成分是含水硫酸亚铁

（三）固精缩尿止带药

药名	性味	功能	主治	常用量(g)	备注
山茱萸(归肝、肾经)	酸、涩，微温	补益肝肾，收涩固脱	肝肾不足，腰膝酸软，阳痿遗精，小便频数；大汗亡阳虚脱，经崩漏下	6～12	本品入药应去核，故又名山萸肉。实验室证明，本品有良好的强心和抗心律失常作用，其强心作用的有效部位是以马钱素为代表的多种苷类成分
覆盆子(归肝、肾、膀胱经)	甘、酸，微温	益肾固精缩尿，养肝明目	肾虚小便频数，遗尿；遗精，早泻，阳痿，视物不清	6～12	
金樱子(归肾、膀胱、大肠经)	酸、甘、涩，平	固精缩尿，固崩止带，涩肠止泻	肾虚精滑，遗精遗尿，白浊带下及脾虚泄泻，久痢	6～12	

续表

药名	性味	功能	主治	常用量(g)	备注
桑螵蛸（归肝、肾经）	甘、咸，平	固精缩尿，补肾助阳	肾阳不足，遗尿、小便频数；遗精早泻	5～10	
海螵蛸（归脾、肾经）	咸、涩，温	收敛止血，涩精止带，制酸止痛，收湿敛疮	带下遗精，内外伤出血，血崩漏下；胃痛吞酸；疮疡多脓，湿疹	5～10	本品又名乌贼骨。宜作丸散剂
芡　实（归脾、肾经）	甘、涩，平	益肾固精，补脾止泻，除湿止带	脾虚久泻久痢，白浊带下；肾虚遗精，早泻；尿频，小便不禁	9～15	本品又名鸡头米
莲　子（归脾、肾、心经）	甘、涩，平	补脾止泻，止带，益肾涩精，养心安神	下焦虚损之遗精、白浊、带下；脾虚泄泻；心肾不交，心悸不眠	6～15	莲子入药时应去心（胚芽），故习称莲子肉；其胚芽入药称莲子心，能清心热，并治高血压，常用量为1.5～3g。石莲子为莲子经霜后沉没水中者，皮黑质坚。能去湿热，开胃消食。莲须是荷花的花蕊，又称莲蕊须，性味甘平，善治遗精，常用量为2～6g。莲房为莲的成熟花托，味苦、涩，温，炒炭用，止血化瘀，常用量为5～10g

续表

药名	性味	功能	主治	常用量(g)	备注
益智仁 (归脾、肾经)	辛，温	暖肾固精缩尿，温脾止泻摄唾	下元虚冷所致的遗精早泻，遗尿，尿频，白浊；脾虚泄泻，腹部冷痛，口多涎唾	3～10	

十八、驱 虫 药

药名	性味	功能	主治	常用量(g)	备注
使君子 (归脾、胃经)	甘，温	杀虫消积	蛔虫病、蛲虫病，小儿疳积	9～12，捣碎入煎剂	
苦楝皮 (归肝、脾、胃经)	苦，寒；有毒	杀虫，疗疥癣	蛔虫、蛲虫、钩虫病；外治疮癣，湿疮	3～6，外用适量，研末，用猪脂调敷患处	原植物的果实称苦楝子，能杀虫治癣
槟　榔 (归胃、大肠经)	苦、辛，温	杀虫，消积，行气，利水，截疟	绦虫病、姜片虫、蛔虫、蛲虫、血吸虫病；食积气滞，腹胀便难，水肿，脚气肿痛，疟疾	3～10，驱绦虫、姜片虫30～60	驱绦虫时宜整槟榔打碎煎服，陈旧者或饮片疗效甚差。本品炒焦名焦槟榔，属消食导滞药
南瓜子 (归胃、大肠经)	甘，温	杀虫	绦虫病、血吸虫病	60～120	本品需连皮捣碎用，常与槟榔联用。据报道，西瓜子对绦虫及蛔虫的驱杀作用不亚于南瓜子
蛇床子 (归肾经)	辛、苦，温；有小毒	燥湿祛风，杀虫止痒，温肾壮阳	阴部湿痒，阴痒白带，疥疮顽癣；肾虚阳痿，女子不孕	3～10，外用适量，多煎汤熏洗，或研末调敷	
大　蒜 (归脾、胃、肺经)	辛，温	解毒消肿，杀虫，止痢	疮痈肿毒、头癣；痢疾、钩虫病、蛲虫、百日咳，感冒	9～15	本品近年研究很热，不仅能抗炎，还能降脂、抗癌等；在食品方面也有研究开发，如黑蒜等

续表

药名	性味	功能	主治	常用量(g)	备注
鹤草芽 (归肝、小肠、大肠经)	苦、涩，寒	杀虫	绦虫感染	研末吞服，30～45	本品即仙鹤草的冬芽，又名狼牙草，是近年新发现的驱虫药，其有效成分是鹤草酚，不耐热，故不宜煎服
石榴皮 (归大肠经)	酸、涩，温	涩肠止泻，止血，驱虫	虫积腹痛、蛔虫病、绦虫病，久泻久痢，下血脱肛，崩漏带下	3～9	
鹤　虱 (归脾，胃经)	苦、辛，平；有小毒	杀虫消积	蛔虫病、蛲虫病、绦虫病，虫积腹痛，小儿疳积	3～9	本品有两种：一是天名精的果实称北鹤虱，为《中国药典》所收载；二是野胡萝卜的果实，习称南鹤虱，仅用于蛔虫病
雷　丸 (归胃、大肠经)	微苦，寒；有小毒	杀虫消积	绦虫病、蛔虫病、钩虫病，小儿疳积	15～21	不宜入煎剂，一般研粉服，一次 5～7g，饭后用温开水调服，每日 3 次，连服 3 日
榧　子 (归肺、胃、大肠经)	甘，平	杀虫消积，润肺止咳，润燥通便	蛔虫病、绦虫病，肠燥便秘；肺燥咳嗽	9～15	可作干果食用，含有丰富的蛋白质和多种微量元素
芜　荑 (归脾、胃经)	辛、苦，温	消疳杀虫	蛔虫，寸白虫，小儿疳积，腹泻	入丸散，2～3	本品为榆科植物大果榆果实的加工品

十九、涌 吐 药

药名	性味	功能	主治	常用量(g)	备注
瓜 蒂 (归胃经)	苦，寒；有毒	催吐，退黄	催吐治疗风痰食积及食物中毒，湿热黄疸，痰涎不化，癫痫	入丸散 0.3～1.0	本品即甜瓜的果蒂，又名苦丁香，研末吞服。甜瓜的种子名甜瓜子，性味甘寒无毒，功能清肺排脓，化痰，治肺痈、慢性支气管炎，常用量为3～5g
胆 矾 (归肝、胃经)	酸、辛，寒；有毒	涌吐风痰，燥湿收敛	风痰壅塞，急性咽喉炎，癫狂，烦躁；外治口疮、牙疳，祛腐蚀疮	0.3～0.6	本品主要成分是含水硫酸铜。外用适量，煅后局部撒敷
藜 芦 (归肝、肺、胃经)	辛、苦，寒；有毒	涌吐风痰，杀虫灭蛆	中风痰壅，癫痫，疥癣；毒蛇咬伤	0.3～0.6	本品作用峻烈，宜慎用。虚人、孕妇忌用
常 山 (归肺、肝、心经)	苦、辛，寒；有毒	涌吐痰涎，截疟	疟疾，痰饮停聚胸膈	5～9	催吐宜生用，截疟宜酒制用。常山的嫩枝叶名蜀漆，又名甜茶，与常山一样有抗疟作用

二十、抗肿瘤药

药名	性味	功能	主治	常用量(g)	备注
长春花 (归肝、脾经)	苦，凉；有毒	抗肿瘤，降压	恶性淋巴瘤、急性淋巴细胞性白血病、绒毛膜上皮癌、乳腺癌、肝阳上亢的高血压	9～15	
喜　树 (归脾、胃、肝经)	苦，寒；有毒	抗肿瘤	胃癌、结肠癌、食管癌、头颈部腺癌、慢性粒细胞性白血病、肺癌、膀胱癌、银屑病	果实3～9，根皮、树皮9～15	本品主要不良反应有恶心、呕吐、白细胞下降等
农吉利 (归肺、肝、大肠经)	苦，平；有毒	抗肿瘤，清热解毒	皮肤癌、宫颈癌、食管癌、直肠癌、痢疾、疮痈疖肿	15～60	
丽江山慈菇 (归肝、肾经)	苦，温；有毒	抗癌镇痛，止喘咳	乳癌、鼻咽癌、痛风；支气管炎	0.3～0.6	本品即百合科植物丽江山慈菇的鳞茎，主要含有秋水仙碱，毒性较大
龙　葵 (归肺、膀胱经)	微苦，寒；有小毒	清热解毒，利尿消肿	多种肿瘤及疮疖肿痛，湿热小便不利，热淋、水肿	9～30	
白花蛇舌草 (归胃、大肠、小肠经)	苦、淡，凉	清热解毒，利湿	消化道肿瘤、肠痈、疮疖肿毒及咽喉肿痛，毒蛇咬伤；湿热淋痛、黄疸	15～60	海南产者能减轻癌毒对肝细胞的损害，抑制血管生成

续表

药名	性味	功能	主治	常用量(g)	备注
半枝莲 (归肺、肝、肾经)	辛、苦，寒	清热解毒，化瘀利尿	肺癌、肝癌及胃癌；毒热疮痈，毒蛇咬伤；跌打损伤；湿热淋痛、水肿	15～30	
藤梨根 (归胃、肝、膀胱经)	苦、涩，寒	清热解毒，祛风除湿，利尿	胃肠道肿瘤及风湿痹痛，湿热黄疸，小便不利	15～60	本品为猕猴桃科的藤梨（软枣猕猴桃）或猕猴桃的根，故亦称猕猴桃根
马钱子 (归肝、脾经)	苦，温；有大毒	通络止痛，散结消肿	痈疽肿块，消化道癌及多种肿瘤与风湿痹痛，跌打损伤，瘀血肿痛	0.3～0.6，炮制后入丸散用	本品又名番木鳖、马前子。马钱子粉(《中国药典》)即本品的炮制加工品，入丸散用；主要含士的宁(马钱子碱)，外用能经皮吸收，勿大面积涂敷，以防中毒。孕妇禁用

二十一、痈疡与外用药

药名	性味	功能	主治	常用量(g)	备注
硫　黄 (归肾、大肠经)	酸，温；有毒	外用解毒杀虫疗疮；内服补火助阳通便	疥癣痈疽（外用）；脏寒便秘，虚寒腹痛，命门火衰，腰膝冷弱，阳痿；肾不纳气，咳逆气喘	外用适量，研末油调涂敷患处。 内服 1.5～3，炮制后入丸散服	本品入丸、散剂用，不入汤剂。孕妇忌服
砒　石 (归肝、肺经)	辛，大热；有大毒	外用蚀疮祛腐，内服截疟，祛痰平喘	痈疽，瘰疬，痔疮（外用）；疟疾，痰饮、哮喘	0.002～0.004	本品又名信石、人言。砒石升华精制品为白色粉末，即砒霜，毒性更剧。宜入丸、散服。不做汤剂。孕妇忌服。As_2O_3注射液治疗急性早幼粒性白血病有良效
轻　粉 (归大肠、小肠经)	辛，寒；有毒	外用杀虫，攻毒，敛疮；内服祛痰消积，逐水通便	疥癣，痈疽溃疡，湿疹，杨梅恶疮（外用）；水肿、大小便不利	外用适量，研末掺敷患处。 内服每次 0.1～0.2，每日 1～2 次，多入丸剂或装胶囊服，服后漱口	本品为水银的炼制品，其成分是氯化亚汞(甘汞)，内服毒性反应强烈。水银亦入药，性辛寒有大毒，能攻毒杀虫，外用治恶疮疥癣。孕妇忌用

续表

药名	性味	功能	主治	常用量(g)	备注
铅 丹 (归心、肝经)	辛，微寒；有毒	外用拔毒生肌，收湿止痒，内服坠痰截疟	疮疡脓多，湿疹；疟疾	0.3～0.6	本品又名黄丹、樟丹。本品为铅的氧化物(PbO)，有毒。多作外用丹剂及膏药用,殊少内服。铅粉也是铅的化合物，即碱式碳酸铅，又名粉锡、宫粉、胡粉，辛寒有毒。其功用与铅丹相似，外用于疥癣疮疡、多脓等
密陀僧 (归肝经)	咸、辛，平；有毒	外用收敛解毒,内服涩肠镇惊	诸疮肿毒，湿疹，狐臭；痰积惊痫，疟疾，泄泻	0.5～1.5	本品的成分是氧化铅，并含有铅、锑、铁等，现在殊少内服
炉甘石 (归肝、脾经)	甘，平	解毒明目退翳，收湿止痒敛疮	肝热目赤、风弦赤烂，多泪或生翳膜；疮疡、湿疹，脓水淋漓，或久不收口；皮肤瘙痒	外用适量	本品为一种含碳酸锌的天然矿石。一般不作内服，水飞后外用
硼 砂 (归肺、胃经)	甘、咸，凉	外用解毒防腐，内服清热化痰	咽喉肿痛，口舌糜烂，目赤肿痛；热痰壅滞，咳痰不利	入丸散，1～3	本品的主要成分是四硼酸钠。内服宜生用，外敷宜煅用

续表

药名	性味	功能	主治	常用量(g)	备注
雄　黄 (归肝、大肠经)	辛，温；有毒	解毒杀虫，燥湿祛痰，截疟	时疫、疟疾，恶疮疥癣，蛇虫咬蜇；肠寄生虫病	0.05～0.1，入丸散用。外用适量，熏涂患处	雄黄的成分主要是硫化砷(AsS)，切忌见火。另有雌黄，亦为硫化砷的矿石，外治疮癣，痈疽。宜做丸、散服，不入煎剂。孕妇忌用
硇　砂 (归肝、脾、胃经)	咸、苦、辛，温	消积软坚，破瘀去翳	经闭癥瘕，噎嗝反胃；痰饮咳嗽；外用治目翳胬肉，疣赘，疮疡肿毒，鼻息肉	0.3～0.6	本品为紫色石盐矿石，主含氯化铵
陈石灰 (归经不详)	辛，温；有毒	解毒止血	烫火伤、外伤出血、赘疣	外用适量	本品即陈久的熟石灰，殊见内服
大风子 (归脾、肾、肝经)	辛，热；有毒	祛风燥湿，攻毒杀虫	麻风癣疥、杨梅疮毒	0.3～0.9	
松　香 (归肝、脾经)	苦、甘，温	生肌止痛	痈疽疥癣、秃疮	外用适量	本品又名松脂、松胶
蜂　房 (归胃经)	甘，平	攻毒杀虫，祛风止痛	疮肿乳痈、乳癌、头癣、风湿痹痛，牙痛	3～5，外用适量，研末油调敷患处，或煎水漱，或洗患处	本品又名马蜂窝。以悬挂在树上露天的为优，故又名露蜂房

续表

药名	性味	功能	主治	常用量(g)	备注
山慈菇 (归肝、脾经)	甘、微辛，凉	清热解毒，化痰散结	痈疖发背，痈肿恶疮，瘰疬痰核，癥瘕痞块，蛇虫咬伤	3～9，外用适量	本品为兰科植物杜鹃兰、独蒜兰及云南独蒜兰的假鳞茎，前者习称毛慈菇，无毒
木槿皮 (归大肠、小肠经)	甘，平	清热，杀虫，止痒	皮肤疥癣	3～9	本品产于四川者效佳，故又名川槿皮。木槿开的花也入药用，称木槿花，能清湿热、凉血，治腹泻、痢疾，白带；外治疖肿，常用量为6～12g。另有土荆皮为松科植物金钱松的根皮，辛、温，有毒，归肺、脾经。功专杀虫止痒，治癣、神经性皮炎。局部涂敷使用
铜　绿 (归肝、胆经)	酸、涩，寒；有毒	蚀恶肉，吐风痰	眼弦赤烂、恶疮、疳疮及风痰卒中(内服)	1.5～3	本品又名铜青。本品即铜在潮湿环境中生成的碱式碳酸铜，一般不作内服

续表

药名	性味	功能	主治	常用量(g)	备注
蓖麻子（归大肠、肺经）	甘、辛，平；有毒	泻下通滞，消肿拔毒	疮疥肿毒，瘰疬结核；大便燥结不行	2～5，外用适量	本品又名大麻子。生蓖麻子毒性甚大，儿童每次服5～6粒，成人20粒即可致死。其有毒成分是蓖麻毒素和蓖麻碱，加热可使之破坏，本品压榨取油名蓖麻油，功专润肠通便和外用
木芙蓉（归经不详）	微辛，凉	清热凉血、止血，解毒排脓	疔疮肿毒，乳痈、肺痈；月经过多；烧伤烫伤	10～30	本品又名拒霜花。叶子也可入药，作用与本品相同
狼　毒（归肝、脾经）	辛，平；有毒	散结，杀虫	外用治皮肤疥癣，恶疮；淋巴结核、骨结核	熬膏外敷	商品中有大戟科的狼毒和瑞香科的瑞香狼毒两种，前者习称白狼毒，后者习称红狼毒。两者均有毒，多外用和杀农作物害虫，曾用于治骨结核等，确有良效
木鳖子（归肝、脾、胃经）	苦、微甘，温；有毒	消积块、追毒疗疮	痈肿、瘰疬、乳痈、恶疮、痔瘘、干癣等	0.9～1.2	本品又名土木鳖、方八
玉　簪（归经不详）	甘、辛，寒；有毒	清热解毒，消肿止痛	疮痈肿毒，烧烫伤；淋巴结核	3～6	本品以叶和花入药，又名白玉簪

附录

一、十 八 反 歌

本草明言十八反，半（夏）、（瓜）蒌、贝（母）、（白）及、（白）蔹攻乌（头）。

（海）藻、（大）戟、（甘）遂、芫（花）俱战（甘）草，诸参（人参、沙参、丹参、玄参、苦参）、（细）辛、芍（药）反藜芦。

二、十 九 畏 歌

硫黄原是火中精，朴硝一见便相争。
水银莫与砒霜见，狼毒最怕密陀僧。
巴豆性烈最为上，偏与牵牛不顺情。
丁香莫与郁金见，牙硝难合京三棱。
川乌草乌不顺犀（角），人参最怕五灵脂。
官桂善能调冷气，若逢石脂便相欺。
大凡修合看顺逆，炮爁炙煿莫相依。

三、妊娠服药禁忌歌

芫（菁）斑（蝥）水蛭及虻虫，乌头附子与天雄。
野葛水银并巴豆，牛膝薏苡与蜈蚣。
三棱芫花代赭（石）麝（香），大戟蝉蜕黄雌雄（雄黄、雌黄）。
牙硝芒硝牡丹（肉）桂，槐花牵牛皂角同。
半夏南星与通草，瞿麦干姜桃仁通。
硇砂干漆蟹爪甲，地胆茅根及䗪虫。

四、公制与市制计量单位的折算

1 斤＝16 两＝500g

1 两＝10 钱＝31.25g≈30g

1 钱＝10 分＝3.125g≈3g

1 分＝10 厘＝0.3125g≈0.3g

1 厘≈0.03g

方药索引

四 画

五画

六画

七　画

八 画

九 画

十一画

十二画

十三画

十四画

十五画

十六画

十七画

十八画

十九画

二十画

二十一画

二十三画